协和实用病理生理学精要

主 审 郭恒怡

主 编 高 雪

副主编 闫 莉

中国协和医科大学出版社

北 京

图书在版编目（CIP）数据

协和实用病理生理学精要 / 高雪主编. -- 北京：中国协和医科大学出版社，2024.9. -- ISBN 978-7-5679-2474-1

Ⅰ. R363

中国国家版本馆CIP数据核字第20241FD215号

主　　编　高　雪
责任编辑　李元君　胡安霞
封面设计　邱晓俐
责任校对　张　麓
责任印制　黄艳霞
出版发行　**中国协和医科大学出版社**
　　　　　（北京市东城区东单三条9号　邮编100730　电话010-65260431）
网　　址　www.pumcp.com
印　　刷　北京联兴盛业印刷股份有限公司
开　　本　787mm×1092mm　　1/16
印　　张　16.5
字　　数　390千字
版　　次　2024年9月第1版
印　　次　2024年9月第1次印刷
定　　价　98.00元

编者名单

主　　审　郭恒怡

主　　编　高　雪

副 主 编　闫　莉

编　　者　（按姓氏笔画排序）

王　婧　北京协和医学院基础学院

闫　莉　北京协和医学院基础学院

严雪敏　北京协和医学院临床学院

高　雪　北京协和医学院基础学院

前　言

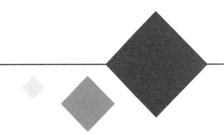

　　病理生理学是一门沟通基础医学与临床医学的桥梁课程，以自稳调节紊乱、偏离稳态的机体为对象，注重患病机体功能、代谢的异常变化，探究疾病发生、发展与转归的基本规律和机制，为疾病的防治提供理论和实验依据。学好病理生理学有助于学生由表及里地认识异常生命活动的本质，为进一步学习临床医学、预防医学和药学等专业课程奠定基础。

　　随着医学教育的发展和改革的不断深化，国内外出版了不少适应不同学制医学生学习需要的病理生理学教材和参考书，但作为一门与临床关系密切的桥梁课程，教学课时相对有限，这些教材和参考书还有一些不尽人意之处。国内教材通常由基础教师编写，编者多缺乏临床经验，编写的教材内容与临床联系不够紧密；而国外参考书通常由临床医生编写，内容贴切临床并细化到单一疾病，通常篇幅巨大、内容有较多重复。此外，近年高等医学教育改革中强调课程的整合，如何真正做到相关课程的有机融合，还需在实践中不断探索。

　　为适应课程改革的需要，在课程整合的实践中防止病理生理学知识的碎片化，我们组织了北京协和医学院基础学院和临床学院热衷病理生理学教学并富有多年教学经验的教师，汲取国内外主流病理生理学教材和参考书的精髓，历经协和八年制临床医学专业病理生理学5轮教学实践的锤炼，编写了这本符合临床前的医学生桥梁课程学习需要的《协和实用病理生理学精要》。

　　本书符合学科特点，以疾病概论、基本病理过程与器官系统功能障碍为框架，紧密结合临床阐述相关理论。在内容上，汇聚北京协和医学院病理生理学教学团队多年来病理生理学课程教学的经验和心得体会，纳入一些独具协和特色的内容。在文字表述上，力求简明扼要、条理清晰，重点突出、难点深入浅出，易于教师讲授、学生理解记忆。

　　本书能够使医学生较为方便地获取病理生理学必备的基本知识，作为单独开设的病理生理学课程的教材或有关整合课程中必要的补充，也可供有关专业研究生和规培住院医生参考。在本书的编写过程中，我们虽然仔细推敲，也曾几易其稿，但限于水平，书中疏漏之处在所难免，敬请批评指正。

编　者

2024年9月

目　录

第一章 绪 论

教学目的和要求

1. 掌握病理生理学的性质、目的和任务。
2. 熟悉病理生理学的主要内容和研究方法。
3. 了解病理生理学的发展简史和未来趋势。

病理生理学（pathophysiology）是一门研究疾病发生、发展、转归的规律和机制的科学，重点研究疾病中机体功能和代谢的变化，科学地揭示疾病的发生机制，阐明疾病的本质，为疾病的防治提供理论和实验依据。

第一节 病理生理学发展简史

病理生理学的发展历史同人类对疾病本质的认识过程密切联系，随着整个医学实践的需要而逐渐发展。病理生理学能够成为一门独立的学科，有其历史的前提和条件。

19世纪法国生理学家克劳德·伯纳德（Claude Bernard，1813—1878）意识到，仅用临床观察和尸体解剖的方法难以对疾病有全面、深刻的认识，随后便着手进行动物实验，研究疾病发生的原因、条件及疾病过程中功能、代谢的变化，形成实验病理学（experimental pathology）。病理生理学作为一门独立的学科从实验病理学分化而来，它揭示了疾病时各种临床表现和体内变化的内在联系，阐明了许多疾病发生的原因、条件、机制和规律。近年来随着分子生物学技术的发展，特别是人类基因组计划（human genome project，HGP）和功能基因组学（functional genome）的完成代表着人们对疾病的认识已经深入到基因水平。由于人体内正常或疾病时真正发挥功能的是蛋白质，在后基因组时代蛋白质组学（proteomics）的研究也已深入到疾病研究的各个领域，人们对疾病本质的看法提高到更深的理性认识阶段。

病理生理学在教学上作为一门独立的学科最早在1879年俄国的喀山大学由独立的病理生理学教研室讲授。后来在德国、苏联、东欧及西方一些国家都纷纷讲授病理生理学或设立病理生理学教研室。西欧和北美等国医学院校虽然未设独立的病理生理学教研室，但有相关课程，由生理学专家和相关临床医生联合讲授。

在我国，病理生理学作为一门独立学科始于1950年，1956年全国省级以上医学院校先后组建独立的病理生理学教研室，开设病理生理学课程。1961年召开第一次全国病理生理学学术讨论会，并成立了中国生理科学会病理生理专业委员会筹委会。1980年成立中国生理科学会病理生理学会，先后成立肿瘤、心血管疾病、动脉粥样硬化、微循环、休克、缺氧和呼吸、炎症发热和感染、实验血液学、消化、受体、免疫及危重病医学等专业委员会。1985年3月，中国科学技术协会批准成立中国病理生理学会（Chinese Association of Pathophysiology，CAP）。中国病理生理学会是国际病理生理学会（International Pathophysiological Society）的创建成员，各专业委员会也与国外相应学术机构有关联。

在科学研究方面，我国病理生理学工作者在肿瘤病因和发病、缺氧、发热、休克、微循环障碍、心血管疾病等多方面取得了可喜的成果。我国病理生理学的教学与研究不断与国际接轨，教学上吸取国外病理生理学教材中适合于我国使用的内容与方法。为及时介绍国内外重大进展，病理生理学的专家们分别编写了各种专著，对促进病理生理学的教学和学术交流起到了重要的作用。

2000年以来，国内在院校和学科调整合并中，病理生理学教研室或与生理学、或与病理解剖学教研室合并，仅少数院校保留独立设置。至于学科调整合并及与哪个学科合并的利弊，则见仁见智。

第二节　病理生理学的性质、目的与任务

病理生理学研究疾病发生、发展过程中机体功能和代谢改变的规律及其机制，是一门理论性较强的学科，它需要将正常人体中形态、功能、代谢的各种有关知识加以综合、分析后用到患病的机体，从而正确地认识发生疾病时患病机体内出现的各种变化。病理生理学与多学科密切交叉，在各门基础学科间起横向联系作用，在基础医学与临床医学间架起"桥梁"，起纵向沟通作用。

病理生理学作为一门研究疾病的"桥梁课程"，旨在将学生从学习正常人体的有关知识逐渐引向对患病机体的认识。病理生理学的目的在于运用既往已学到的基础知识，分析病例中一些病理现象的发病机制和发生、发展规律，为日后学习临床医学课程打下基础。

病理生理学的研究范围很广，但其主要任务是研究疾病发生发展的共有规律与机制，研究患病机体的功能、代谢的变化和机制，根据其病因和发病机制进行实验治疗，分析疗效原理，探讨疾病的本质，为疾病的防治提供理论和实验依据。

第三节　病理生理学的主要内容和研究方法

一、主要内容

疾病种类繁多，但是不同的疾病可以具有一些相同的变化和共同的发病规律，而不同器官系统的疾病及各种具体疾病，又有其特殊的变化和特殊的发生、发展规律。因此，病理生理学主要包括以下三部分内容。

1. 疾病概论

探讨疾病的概念，疾病发生、发展的普遍规律，即病因学和发病学的一般规律，为正确理解和掌握具体疾病的特殊规律打下基础。

2. 病理过程

病理过程（pathological process），或称基本病理过程，指存在于不同疾病中共同、系统的机体功能、代谢和形态结构的病理性变化。可以局部病变为主，也可以全身反应为主。一种疾病可包含几种病理过程，既可有局部病变，也可有全身反应，如水电解质代谢紊乱、酸碱平衡紊乱、缺氧、应激、发热、缺血－再灌注损伤、凝血－抗凝血平衡紊乱、休克等。

病理过程要注意与病理状态（pathological state）区分。后者指发展极慢的病理过程或病理过程的后果，可以在很长时间（几年至几十年）内无所变化。例如，皮肤烧伤（病理过程）→瘢痕形成（病理状态）。

3. 器官系统病理生理学

体内主要器官系统的某些疾病，在发生、发展过程中出现类似于病理过程的一群复合并有内在联系的临床表现，临床上称为综合征（syndrome）。例如，循环系统疾病的心血管功能障碍，呼吸系统疾病的呼吸功能障碍，消化系统疾病的糖代谢紊乱、脂代谢紊乱，严重肝脏疾病的肝功能障碍，泌尿系统疾病的肾功能障碍，神经系统疾病的脑功能障碍以及多器官功能障碍综合征等。

个别疾病的病理生理变化通常在临床各科结合具体疾病讲授，病理生理学一般不会涉及太多。

二、主要研究方法

为了探讨疾病发生、发展的一般规律及发生疾病时体内功能代谢的变化，病理生理学工作者必须从事科学研究。常用的病理生理学研究方法有以下几种。

1. 实验研究

（1）在体（in vivo）研究，包括急性和慢性动物实验。

有关疾病的大部分实验研究不能直接在人体中进行，需要先在动物身上复制类似人类疾病的模型（animal model of human diseases）。

人类疾病的动物模型可分为：①自发性动物模型（spontaneous animal models），实验动物未经任何有意识的人工处置，在自然情况下所发生的疾病，包括突变系的遗传疾病和近交系的肿瘤模型，这类动物疾病模型罹患的疾病在自然条件下发生、发展，与人类相应疾病十分相似，在病理生理学研究中应用广泛，如自发性高血压大鼠（spontaneous hypertension rat，SHR）模型等；②诱发性或实验性动物模型（experimental animal models），研究者通过物理性、化学性和生物性致病因素作用于动物，造成动物一定的损害，出现某些类似于人类疾病时的功能、代谢或形态结构的病变，即人工诱导出特定的疾病，供研究使用，如静脉注射内毒素，复制内毒素性休克动物（兔或大鼠）模型。随着医学科学的发展，近年还通过基因工程技术将外源基因导入动物胚胎细胞，并整合到基因组使该胚胎细胞获得某个基因，体内出现相应的变化，该动物称为转基因动物（transgenic animal），如剔除某个基因，则该动物为基因敲除动物（gene knock out animal），如载脂蛋白E（ApoE）基因敲除大鼠诱导动脉粥样硬化。

应用人类疾病的动物模型进行科学研究具有其他方法无法替代的优越性：①避免在人体进行实验；②可用动物复制出临床不易见到的疾病；③可以规避某些人类疾病潜伏期长、病程长和发病率低的限制；④可以严格控制疾病的条件，增强研究的可比性；⑤可简化实验操作和样品收集的手段（如处死取材等）；⑥通过人畜共患病的比较研究，可充分认识同一病原体（或病因）对不同机体造成的各种损害，有助于更全面地认识疾病的本质。

应该注意的是，人与动物虽有共同点，但又有本质上的区别，疾病的动物模型和人类自然产生的疾病存在一定的差异。动物实验的结果不能直接用于临床，动物实验结果和临床资料相互比较、分析和综合后，才能被临床医学借鉴和引用，为探讨临床疾病的病因、发病机制及防治提供依据。

（2）体外（in vitro）实验，近年来动物和人组织细胞的培养广泛应用于生物医学研究。具体可分三个层次：①组织培养（tissue culture），从体内取出组织，模拟体内环境在无菌、适当的温度和一定的营养条件下，使之生存、生长并维持其结构和功能；②细胞培养（cell culture），用与组织培养同样的方法，培养单个细胞或细胞群；③器官培养（organ culture），用与组织培养相似的条件，培养器官的原基、器官的一部分或整个器官，使之在体外生存、生长，且保持一定的功能。

病理生理学研究的实验手段很多，除了各种经典的功能测定外，近年来细胞培养、放射免疫、聚合酶链反应（polymerase chain reaction，PCR）、核酸探针、DNA凝胶电泳、Southern Blot、Northern Blot、Western Blot、原位杂交等技术均已得到广泛应用。

2. 临床研究

病理生理学研究患病机体中的功能代谢变化，人体是其主要对象。很多研究必须在对患者做周密细致的临床观察后得出结论，有时甚至要在对患者长期的随访中探索疾病动态发展的规律。为此应在不损害患者健康的前提下，进行周密的临床观察、一系列必要的临床检查与实验研究。

3. 流行病学研究

对疾病进行群体流行病学调查和研究，探讨疾病发生的原因和流行趋势。为了从宏观和微观世界中探讨疾病发生的原因、条件，疾病发生、发展的规律和趋势，从而为疾病的预防、控制和治疗提供依据，传染病和非传染病的群体流行病学研究和分子流行病学研究，已成为疾病研究中重要的方法与手段。

近年来，人们给予循证医学（evidence based medicine，EBM）充分的重视。循证医学以证据为基础，以实践为核心，要求慎重、准确和明智地应用现有临床研究中得到的最新、最有力的科学研究证据来对患者作出医疗决策。病理生理学的研究也必须遵循该原则，运用各种研究手段，获取、分析和综合从社会群体水平、个体水平、器官系统水平、细胞水平和分子水平上获得的研究结果，为探讨人类疾病的发生、发展规律，发病机制与实验治疗提供充分的理论与实验依据。

第二章 疾病概论

教学目的和要求

1. 掌握疾病发生的原因和条件。
2. 熟悉健康与疾病的相关概念。
3. 熟悉疾病的经过与转归。
4. 熟悉死亡相关概念。
5. 了解疾病发生、发展的一般规律和基本机制。

医务工作者的职责是防治疾病（disease），守护人民大众的健康（health）。随着社会的进步和科学的发展，人类疾病的模式已由单纯的生物-医学模式（biomedical model）向生物-心理-社会医学模式（bio-psycho-social medical model）转变。人们对于生命现象的本质，疾病与社会的关系，疾病发生时的身心变化，人与社会间的协调等问题日趋关注，对健康和疾病的认识不断深化。

第一节 健康与疾病

一、健康

健康是维持人类生存、生活和社会活动的重要基础，是人生第一财富，人的基本权利。健康的概念或标准并非是固定不变的，它随社会进步、经济发展而变化。

以往人们一般认为"无病即健康"。现代人注重整体健康。世界卫生组织（World Health Organization，WHO）提出，健康不仅是没有疾病和病痛，而且是在躯体、精神和社会适应上均处于完好状态。这就是说，健康不仅包括维持生命、保持躯体的完好，而且强调健康个体与环境保持协调的关系，具有在其所处环境中进行有效活动和工作的能力。

二、疾病

疾病指机体在内外环境中一定致病因素的作用下，由于自稳调节（homeostasis）紊乱而导致的异常生命活动过程。

异常生命活动过程中机体功能、代谢和结构的变化，临床表现为症状、体征和社会行为异常。

人类疾病谱随着物质条件和社会文明的发展而改变。

三、"亚健康"

健康和疾病是生命活动过程中相互联系而对立的状态，两者之间缺乏明确的界限。

二十世纪八十年代中期，苏联学者布希赫曼通过研究发现，在健康和疾病之间存在一个既非健康又非疾病的中间状态（第三状态）。二十世纪九十年代中期，国内有人提出，这种介乎健康与疾病之间的中间状态就是"亚健康"（sub-health），又称慢性疲劳综合征（chronic fatigue syndrome，CFS）。"亚健康"的表现错综复杂，其自发过程是向疾病演变，如自觉防范、及时干预，可阻断其向疾病发展。

值得注意的是，"亚健康"的提法当今往往被推销保健品的"有心人"滥用。考虑到真正的"健康人"其实并不多见，强烈建议将"健康和疾病之间既非健康又非疾病的中间状态"称为"亚临床"（sub-clinic），又称"无症状疾病"，与"亚健康"的区别在于虽然没有临床症状、体征，但可能存在生理性代偿或病理性改变的临床检测证据。"亚临床"有明确的医学标准，强调患者已处于疾病早期，需引起重视，需要医生综合判断、积极监测、谨慎处理，否则可能出现明显的临床表现。

第二节　病因学基本概念

病因学（etiology）主要研究疾病发生的原因与条件。

一、疾病发生的原因

疾病发生的原因简称病因，是作用于机体的众多因素中能引起某一疾病并赋予该病特征的特定因素。

凡是疾病均有原因。所谓"原发性"疾病，只是其病因尚未阐明而已。

病因的特征包括决定性和特异性。决定性能引起相关疾病，特异性赋予该疾病特征。

病因种类繁多，主要可分以下几类。

1. 生物性因素

是比较常见的一类病因。主要包括病原微生物（如细菌、病毒、真菌、立克次体等）和寄生虫（如原虫、蠕虫等）。

此类病因作用于机体会引起传染性或感染性疾病，其致病作用与病原体致病力的强弱及侵入宿主机体的数量、侵袭力（invasiveness，致病因素侵入机体并在体内扩散和蔓延的能力）、毒力以及逃避或抵抗宿主攻击的能力有关。

随着卫生防疫工作的广泛开展和医疗水平的不断提高，部分传染性疾病得到有效控制。然而，值得注意的是，在旧的传染性疾病被征服的同时，新的传染性疾病又不断出现。生物性因素引起的传染性疾病仍然是威胁人类健康的主要杀手。

2. 理化因素

（1）物理性因素，如机械暴力、温度、气压、电流、电离辐射等，致损伤作用与其作用于机体的强度、时长及范围密切相关。

（2）化学性因素，如强酸、强碱、毒物等，致病作用与其性质、剂量（或浓度）就作用于机体的时长有关。

理化因素通常在突发事故、特殊环境中致病。

3. 先天性不良因素

先天性不良因素指能够损害胎儿先天发育的有害因素，能引起先天性疾病。如孕妇在妊娠早期受风疹病毒感染可能引起胎儿先天性心脏病。

4. 遗传性因素

遗传物质改变，如基因突变（gene mutation，基因结构改变）或染色体畸变（chromosomal aberration，染色体总数或结构改变），直接致病引起遗传病。

此外，某些家族成员具有易患某些疾病（多基因遗传病，如高血压、消化性溃疡、糖尿病、缺血性心脏病、精神分裂症等）的遗传特性，称为遗传易感性（genetic predisposition）。

5. 营养性因素

生命必需物质缺乏或过多。包括：①基本物质，水、氧；②营养素，糖、脂肪、蛋白质、维生素、无机盐等；③微量元素，铁、铜、氟、硒、锌、碘等；④纤维素。

6. 免疫性因素

某些机体的免疫系统发生异常的免疫反应。

（1）变态反应（allergy）或超敏反应（hypersensitivity），异常强烈的免疫反应，导致机体组织、细胞损伤和生理功能障碍。

（2）自身免疫性疾病（autoimmune disease），某些个体对自身抗原发生免疫反应并引起自身组织损害。

（3）免疫缺陷病（immunodeficiency disease），因体液免疫或细胞免疫缺陷而致病。

7. 精神、心理、社会因素

长期忧虑、悲伤、恐惧、沮丧等不良情绪和强烈的精神创伤与神经官能症、消化性溃疡、高血压、甲状腺功能亢进（甲亢）等应激性或应激相关性疾病的发生密切相关。

变态心理、环境污染、社会经济及文化教育水平与变态人格、职业病或地方病的发生密切相关。

随着医学模式的转变人们日益重视心理和社会因素在疾病发生中的作用。

二、疾病发生的条件

疾病发生的条件指病因作用于机体的前提下，能够决定或影响疾病发生、发展的各种内外因素。其特点是本身不引起某一疾病，但可以左右病因对机体的影响或直接作用于机体促进疾病的发生。正因如此，在有些疾病的病因学预防中，考虑疾病发生的条件的作用也很重要。

通过作用于病因或机体而促进疾病发生的因素，称为诱因或诱发因素（precipitating factor），也可视为疾病发生的一种条件，如昏迷患者吸入气道带菌分泌物而诱发肺炎，老年患者肺部感染诱发心力衰竭等。

应该强调的是，疾病发生、发展中病因和条件的划分，是针对某一具体疾病而言，是相对的。对于不同疾病，同一因素可以是某一疾病的病因，也可以是另一疾病发生的条件。例如，寒冷是冻伤的病因，也可为感冒、肺炎等疾病发生的条件。

此外，虽然疾病可以由单一因素引起，但许多疾病发生往往是遗传因素和后天环境因素综合作用的结果，其原因和条件错综复杂、不易区分，有学者提出，不妨笼统地将其称为"危险因素"（dangerous factor）。

第三节　发病学基本概念

发病学（pathogenesis）主要研究疾病发生、发展过程中的一般规律和共同机制。

一、疾病发生、发展的一般规律

疾病发生、发展的一般规律主要指各种疾病过程中一些普遍存在的共同的基本规律。

1. 自稳调节紊乱

疾病发生、发展的基本环节是病因通过其对机体的损害性作用而使体内自稳调节发生紊乱。正常机体主要经神经和体液的调节，维持内环境的动态稳定，各器官系统功能和代谢得以正常进行，这就是自稳调节控制下的自稳态或称内环境稳定（homeostasis）。在自稳态的维持中，反馈调节起着重要作用。反馈调节机制失灵，自稳态发生紊乱而引起一系列异常变化。

2. 损伤与抗损伤

疾病中损伤与抗损伤常同时出现，两者之间的斗争贯穿于疾病的始终。不同疾病中损伤与抗损伤的斗争不尽相同，构成各种疾病的不同特征。

损伤与抗损伤反应的斗争以及它们之间力量的对比常影响疾病发展的方向和转归。应该指出的是，有些损伤与抗损伤反应之间并无严格的界限，在一定条件下两者可互相转化（图2-1）。

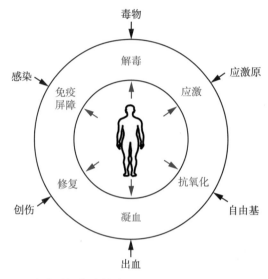

图2-1　疾病时损伤（箭头所示）与抗损伤反应（圆圈内）

3. 因果交替

疾病发生、发展过程中，原始病因作用于机体，机体发生一定的变化（产生"结果"），在一定的条件下这些结果又会成为另一些后续变化的原因，即原因和结果可以交替形成因果转化链。应该强调的是，即使原始病因不复存在，因果交替转化也可推动疾病过程不断发展。现以创伤大出血为例，说明其发展过程中的因果交替（图2-2）。

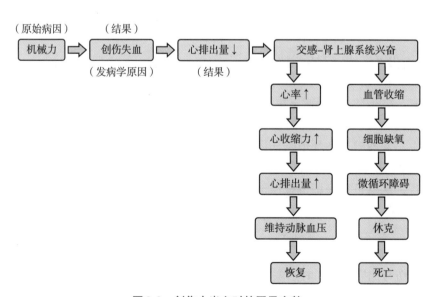

图2-2　创伤大出血时的因果交替

在因果交替规律的推动下，疾病可能向两个不同的方向发展：①良性循环（virtuous circle），机体通过对原始病因及发病学原因的代偿和适当的治疗，病情缓解、最后恢复健康；②恶性循环（vicious circle），机体的损伤不断加重，病情进行性恶化，甚至死亡。

4. 局部与整体

任何疾病都有局部病变和全身整体反应。一方面，局部病变可通过神经-体液途径引起机体的整体反应；另一方面，机体全身功能状态和整体反应也可影响局部病变的发展。

在疾病过程中局部与整体相互影响、彼此制约，谁占主导地位应作具体分析。

二、疾病发生、发展的基本机制

疾病发生、发展的基本机制指参与诸多疾病发病的共同机制，而非个别疾病发病的特殊机制。近年来对疾病发生、发展基本机制的研究，从系统水平、器官水平、组织细胞水平逐步深入到分子水平。以下从神经机制、体液机制、组织细胞机制和分子机制4个方面探讨。

1. 神经机制

神经系统在调控人体生命活动中起重要作用。致病因素直接损害神经系统或通过神经反射引起相应器官组织的功能代谢变化，或干扰神经传导而引起疾病的发生。

2. 体液机制

体液因子通过内分泌（endocrine）、旁分泌（paracrine）和自分泌（autocrine）等方式（图2-3）作用于机体局部或全身，在维持机体内环境稳定中发挥重要的作用。病因引起体液调节障碍，体液成分和量的改变，造成内环境紊乱，导致疾病的发生。

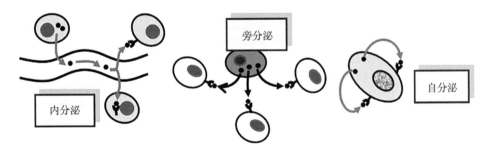

图2-3 体液因子的作用方式

神经机制与体液机制密不可分。在疾病发生、发展中神经机制与体液机制往往同步启动、共同参与，常称为神经-体液机制。

3. 组织细胞机制

细胞是构成人体的基本单位，病因直接或间接作用于某些组织细胞，使其功能代谢障碍甚至组织结构损伤而致病。

某些病因，如外力、高温等，可无选择地直接损伤组织细胞。而致病微生物等另一些病因则有选择地侵袭某些组织细胞。

致病因素引起的细胞损伤除直接破坏外，主要引起细胞膜和细胞器结构和功能异常。

4. 分子机制

核酸和蛋白质是有机体生命现象的主要分子基础，生命的信息贮存于核酸，构成生命过程的化学反应由蛋白质调控、制约。

各种致病原因无论通过何种途径引起疾病，都会表现出某种形式分子水平上的异常，进而在不同程度上影响正常生命活动，导致疾病的发生。

从分子水平研究疾病的发生机制，使人们对疾病本质的认识进入一个新的阶段。近年来形成的分子病理学（molecular pathology）即是在研究生命现象的分子基础上，探索疾病发生、发展过程中的分子生物学现象。分子病理学有广义和狭义之分。广义的分子病理学研究所有疾病的分子机制，狭义的分子病理学则主要研究生物大分子在疾病机制中的作用。

第四节　疾病的经过与转归

疾病都有一个发生发展的过程，进展到一定阶段终将结束，这就是疾病的经过与转归。

一、疾病的经过

疾病的经过一般可分为四期，在急性传染病中较明显，在有些疾病中则不尽然。

1. 潜伏期

致病因素作用于机体到出现临床表现的一段时期。机体防御代偿功能与致病因子斗争，无临床表现，成败决定疾病的终结或继续发展。

潜伏期的长短随病因的特性和机体本身的状态而异。创伤无潜伏期，传染病潜伏期明显，如确定或怀疑某些个体已罹患某种传染病应及早隔离。

2. 前驱期

潜伏期后至出现特征性临床表现之间的一段时期，临床仅有非特异性一般表现，如全身不适、食欲缺乏、疲乏无力、头痛、发热等。

前驱期的及时发现有利于早期诊断、治疗。

3. 临床表现明显期

出现某一疾病特有并具有鉴别诊断意义的症状和体征。其持续时间和严重程度除急性传染病较为确定外，大多因病、因人而异。

4. 终结（转归）期

疾病发展至最后的阶段，有康复与死亡两种形式，取决于损伤与抗损伤力量的对比，受治疗是否正确、及时的影响。

二、疾病的转归

疾病发展至最后的结果，称为疾病的转归（prognosis），有康复（rehabilitation）与死亡（death）两种形式。

（一）康复

疾病较为理想的结局，分完全康复（complete recovery）与不完全康复（incomplete recovery）两种形式。

1. 完全康复

疾病时的损伤性变化完全消失，受损结构得到完全修复，机体的自稳调节恢复正常。

2. 不完全康复

损伤性变化得到控制，但基本病理变化未完全消失，可能留有后遗症或不可修复的残缺。有的患者经代偿一定时间内可维持相对正常的生命活动，但隐患依然存在。

（二）死亡

机体的生理功能随着年龄的增长而缓慢减退的不可逆过程称为衰老（senescence）。

死亡是生命活动不可逆转的终结，生命的必然规律。有生理性死亡（physiological death）与病理性死亡（pathological death）之分。

生理性死亡指机体组织器官自然老化所致的死亡，又称老死或自然死。有学者提出，哺乳动物的寿命为生长成熟期的5～7倍，人的最高寿命为120～160岁，故真正的生理性死亡实为罕见。

病理性死亡包括病死、灾害事故致死、他杀或自杀等。病死是医学中最常见的死亡类型，为疾病进行性恶化导致的最不幸的结局。

1. 死亡的标志

（1）心肺死亡：心跳、呼吸永久性停止。包括三个阶段：①濒死期（agonal stage）又称临终状态；②临床死亡期（stage of clinical death）一般持续6～8分钟，心跳、呼吸虽已停止，经抢救可"死而复生"；③生物学死亡期（stage of biological death）认定死亡的最后阶段，机体已不可能复活。

（2）脑死亡（brain death）：全脑（枕骨大孔以上，包括大脑半球、间脑和脑干各部分）功能的永久性不可逆丧失，即机体作为一个整体的功能永久性停止，但并不意味着体内各器官组织同时均死亡。

脑死亡是近代判断死亡的重要标志，由于世界各国思想、文化等方面的差异，脑死亡的诊断标准及其接受程度不尽相同，不少国家根据自己的国情制定了各自的脑死亡诊断标准。

判断脑死亡的"哈佛标准"：迄今的八十多种诊断标准中，美国哈佛大学医学院在1968年提出的"哈佛标准"是比较有代表性的一种。

1）感受性和反应性丧失：对外界刺激和内在需要完全无知觉和反应，甚至最强烈的疼痛刺激也不能引起发音、呻吟、肢体退缩或呼吸加快等。

2）自发性肌肉运动和自主呼吸消失：经医生观察至少1小时，关闭呼吸机3分钟，仍无自主呼吸。

3）反射消失：包括瞳孔对光反应消失，头－眼反射及眼前庭反射消失，瞬目运动、吞咽、呵欠、发音、角膜反射和咽反射消失，各种深浅反射消失。

4）脑电图示脑电波变平或等电位脑电图。

5）所有上述表现持续24小时无变化。

6）排除低温（体温低于32.2℃）和中枢神经系统抑制药物（如巴比妥类药）的影响后才能确立。

中国脑死亡诊断标准（成人）：由国家卫生部脑死亡法起草小组制定，在2002年10月26日于武汉举行的全国器官移植学术会议上被专家首次披露。

脑死亡是包括脑干在内的全脑功能丧失的不可逆转的状态。

1）先决条件：昏迷原因明确，排除各种原因的可逆性昏迷。

2）临床诊断：深昏迷，脑干反射全部消失，无自主呼吸（靠呼吸机维持，呼吸暂停试验阳性）。以上必须全部具备。

3）确认试验：脑电图平直，颅脑多普勒超声呈脑死亡图型，体感诱发电位P14以上波形消失。此三项中必须有一项阳性。

4）脑死亡观察时间：首次确诊后，观察12小时无变化，方可确认为脑死亡。

上述"中国脑死亡诊断标准"仅为专家建议，社会不同阶层尚有争议，尚有待立法认可。

最新说法，有些国家究竟是用"心死"还是"脑死亡"作为死亡的标志，可由患者及其家属自行选择。

2. 死亡相关概念

（1）植物人（vegetative patient）：皮层下生存状态，没有意识，认知功能完全丧失，但有自主呼吸与心跳，存在脑干反射。医护条件好，可生存相当长的时间，甚至恢复意识（"复活"）。需注意的是植物人没有脑死亡，最明显的区别在于有无自主呼吸。

（2）临终关怀（hospice care）：为临终患者及其家属提供医疗、护理、心理、社会等方面全位的服务与照护，使其能较为安详、平静地接纳死亡。

（3）"安乐死"（euthanasia）：源于希腊文，意为"快乐的死亡"或"有尊严的死亡"。目前理解为"一种为了使不治之症患者从痛苦中解脱出来而终止生命的方式"（《美国百科全书》1985）。是否可行，伦理道德、法律和适应证等方面尚有争论。

第三章 水、电解质代谢紊乱

教学目的和要求

1. 掌握水、钠平衡的维持：水平衡与渗透压调节，钠平衡与血容量调节。
2. 掌握水钠代谢紊乱的分类和常见水钠平衡紊乱。
3. 掌握钾代谢紊乱：尤其是高钾血症与低钾血症。
4. 熟悉体液的概念：容量、分布、组成及不同部位特点。

体内水、电解质的动态平衡是维持机体内环境稳定的重要因素。体内水的容量以及电解质的成分和浓度，通过机体的自稳调节机制控制在一个相对稳定的范围。任何引起这一调节功能紊乱的因素，或水、电解质代谢的变化超过了机体调节的限度，就会导致水、电解质代谢紊乱。水、电解质代谢紊乱常发生于许多疾病过程之中，如得不到及时纠正，往往会加重疾病，甚至危及患者生命。临床上经常使用的液体疗法是纠正水、电解质代谢紊乱的重要治疗手段。

第一节　正常水、电解质代谢

一、体液的概念

体内并无纯水，体内的水与溶解在其中的物质共称为体液（body fluid）。体液不仅构成细胞的环境，同时也是构成细胞本身必不可少的成分，所有细胞的正常活动要求体液的容量及组成相对恒定。

1. 体液的容量及其分布

体液容量与分布随年龄、性别和体型胖瘦而异（图3-1）。新生儿体液总量占体重的80%，婴儿约占70%，学龄儿童约占65%。成年男性体液总量约占体重的60%，成年女性约占50%。老年人仅占45%左右，极度肥胖者甚至不足40%。

细胞膜将体液分隔为细胞内液（intracellular fluid，ICF），约占体重的40%；细胞外液

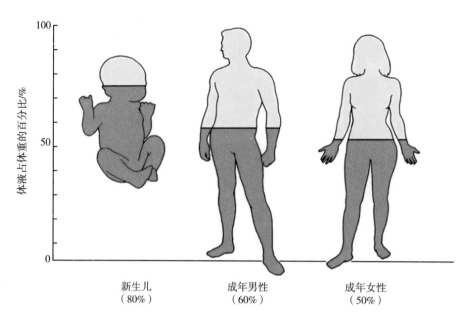

图3-1　体液容量因年龄、性别而异

（extracellular fluid，EFC），约占体重的20%。

细胞外液又可进一步分为组织间液（interstitial fluid，ISF），约占体重的15%；血浆（plasma），又称血管内液，约占体重的5%。细胞外液中还有极少一部分分布在密闭的腔隙（"第三腔"），称跨细胞液（transcellular fluid），由上皮细胞分泌，又称分泌液（secreted fluid），约占体重的1%（图3-2）。

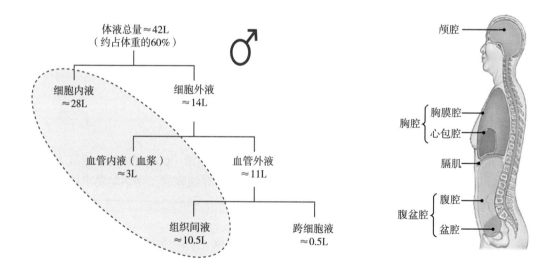

图3-2　体液的分布

2. 体液的主要电解质及其分布

体液中的溶质包括电解质与非电解质两大类。

非电解质指在溶液中不解离，因而不带电荷的溶质。

体液中主要的电解质有 Na^+、K^+、Ca^{2+}、Mg^{2+}、Cl^-、HCO_3^-、HPO_4^{2-} 和 SO_4^{2-}。其中，细胞外液中主要的阳离子为 Na^+，主要的阴离子为 Cl^- 和 HCO_3^-；而细胞内液主要阳离子为 K^+，主要的阴离子为 HPO_4^{2-}（图3-3）。

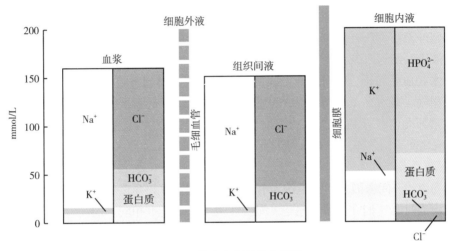

图3-3　体液中主要的电解质

3. 体液的渗透压

体液的渗透压由其所含的微粒总数所决定，包括阳离子、阴离子的个数和非电解质的分子数，与颗粒的大小、电荷或质量无关，正常范围为 $280 \sim 310$ mOsm/L。

体液中起渗透作用大的溶质主要是电解质。血浆中晶体物质微粒产生的渗透压称为晶体渗透压（crystalloid osmotic pressure），占血浆总渗透压的绝大部分，其中90% ～ 95%来源于单价离子 Na^+、Cl^- 和 HCO_3^-，另外5% ～ 10%由葡萄糖、氨基酸、尿素等其他颗粒贡献。晶体渗透压在维持细胞内外水的平衡中起决定性作用。而由血浆蛋白质等大分子胶体颗粒形成的渗透压称为胶体渗透压（colloid osmotic pressure），仅占血浆总渗透压的0.05%，与晶体渗透压相比似乎微不足道，但由于胶体大颗粒不能自由通透毛细血管壁，胶体渗透压在维持血管内外液体交换和血容量方面具有重要作用。

体液的容量、分布及渗透压正常时处于相对稳定的动态平衡状态。

二、体液中水与溶质的运动

体液中的水与溶解在其中的物质处于不停运动的状态。这种运动发生于机体与外环境，以及机体内血管内液–间质淋巴液–细胞内液之间，涉及主动转运与被动转运两种不同机制。

主动转运逆浓度或电荷、压力梯度进行，需要消耗能量。被动转运则以弥散与渗透等形式顺浓度或电荷、压力梯度进行，不需要消耗能量。

1. 水在各部位体液之间的运动

水可以通过弥散的形式在体内所有的膜之间穿梭。水在各部位体液之间的运动由渗透压和静水压两股力量驱动。

（1）水在细胞内、外的运动：水在细胞外液与细胞内液之间的运动主要决定于细胞内、外渗透压的高低。Na^+与K^+分别是细胞外液和细胞内液中主要的阳离子，在决定细胞外液和细胞内液的渗透压中起重要作用。正常情况下，细胞内液与细胞外液渗透压相等，细胞内、外的水只有等量的交换。出现渗透压差时，主要依靠水的转移来维持细胞内、外渗透压的平衡。当细胞外液渗透压升高时，水从渗透压相对较低的细胞内液外流至细胞外液，反之，水从细胞外液进入细胞内液。

（2）水在血浆与淋巴-间质液之间的运动：血浆与淋巴-间质液由Na^+等产生的晶体渗透压几乎相同，对水在血浆与淋巴-间质液之间的运动不起重要作用。反而血浆蛋白所产生的胶体渗透压与心脏泵血而产生的毛细血管静水压共同左右着水在血管内、外（血浆与淋巴-间质液之间）的分布，并在水肿的发生中起重要作用。

2. 溶质在各部位体液之间的运动

血浆与淋巴-间质液之间有毛细血管壁相隔，电解质和葡萄糖、氨基酸及尿素等小分子溶质可自由通过，它们在血浆与淋巴-间质液中的浓度基本相同。因此，临床上通常以其血浆浓度代表它们在细胞外液中的浓度。

溶质在细胞内液与淋巴-间质液之间运动的作用屏障是细胞膜。由脂蛋白组成的细胞膜允许尿素、氧及二氧化碳等脂溶性物质通过，细胞膜上的一些小孔允许葡萄糖、阴阳离子等较小的水溶性物质通过，较大的蛋白质分子则不易通过。由于一部分溶质不易通过细胞膜自由移动，再加上Na^+-K^+-ATP酶等的作用，细胞外液与细胞内液的化学组成及含量差异很大。

三、水、电解质平衡及其调节

水、钠是体液的主要成分，正常时在神经内分泌的调节下，机体摄入和排出的水、钠处于动态的平衡。

水的排出量基本等于水的摄入量（表3-1）。

表3-1　正常人每日水的摄入量与排出量

	摄入量/ml		排出量/ml
饮水	1000～1500	尿	≈1500
食物水	700～1200	皮肤蒸发	450
代谢水	300	呼出气	400
		粪便	150
合计	2000～2500	合计	2000～2500

正常成人含钠总量为40～50mmol/kg，其中60%为可交换的（50%存在于细胞外液，约10%存在于细胞内液），约40%是不可交换的，结合在骨的基质中。

成人每天饮食摄入钠100～200mmol。天然食物中含钠极少，主要来自于食盐。摄入的钠几乎全部由小肠吸收，主要由肾脏排出。粪便和汗液也可少量排出，大汗和腹泻时排出增多。正常情况下，摄入多，排出亦多；摄入少，排出亦少。排出与摄入的钠量几乎相等。

水、钠平衡影响体液（主要关注血浆）的渗透压和血容量。

调节血浆渗透压与血容量的机制不同：血浆渗透压取决于钠与水的比例，渗透压的调节通过改变水平衡，影响血钠浓度实现；而血容量决定于钠与水的绝对量。血容量的调节通过肾脏控制钠的排出，增加体内钠的绝对保有量，继而在抗利尿激素（antidiuretic hormone，ADH）的协同下保留较多的水而完成。

1. 水平衡与血浆渗透压的调节

水平衡着眼于维持血浆等渗。血钠浓度增加，血浆渗透压增高，刺激下丘脑渗透压感受器，引起渴感及ADH释放。

（1）渴感的调节作用：渴感中枢位于下丘脑外侧区。血浆晶体渗透压的升高是渴感中枢兴奋的主要原因，其次为有效血容量的减少和血管紧张素Ⅱ的增多。渴感导致饮水增加，体内的水增多，血钠浓度因稀释而降低，血浆渗透压回降。

（2）抗利尿激素的作用：ADH改变肾脏远端小管和集合管对水的通透性，增加水的重吸收，排出较少量高渗尿，从而增加体内的血容量，血钠浓度降低，血浆渗透压恢复正常。

2. 钠平衡与血容量维持

血钠浓度的正常范围是130～150mmol/L，细胞内液中的钠浓度仅10mmol/L左右。Na^+及其结合的阴离子（Cl^-和HCO_3^-）的含量决定了血容量的多寡。钠平衡着眼于维持血容量及组织灌流，主要受醛固酮（aldosterone）调节，心房钠尿肽（atrial natriuretic peptide，ANP）也起一定的调节作用。

（1）醛固酮的调节作用：醛固酮是由肾上腺皮质球状带分泌的盐皮质激素，可促进远端小管和集合管对Na^+的主动重吸收，同时促进K^+的分泌，伴有Cl^-和H_2O的重吸收增多。

血容量减少可引起：①肾动脉压下降；②致密斑钠负荷减少；③交感神经兴奋，刺激球旁细胞分泌肾素，肾素最终促使肾上腺皮质球状带细胞分泌醛固酮。醛固酮作用于肾集合管，减少钠的排出，增加体内钠的绝对保有量，使血钠水平与血浆渗透压升高，继而启动ADH机制保留较多的水，恢复血容量。

（2）ANP的调节作用：ANP由心房肌细胞合成并贮存，具有利尿、排钠及松弛血管平滑肌的作用，亦可拮抗肾素-血管紧张素-醛固酮系统（renin-angiotensin-aldosterone system，RAAS），抑制和拮抗ADH的分泌和功能。

机体通过水平衡和钠平衡对血浆渗透压和血容量进行调节时，优先维持血容量正常。

第二节　水、钠代谢紊乱

水、钠代谢紊乱是临床上最常见的水、电解质代谢紊乱，常导致体液容量和渗透压改变。患者钠和水得失的量超过一定限度，会影响体液容量平衡，导致细胞外液不足或过量。若患者钠和水得失的比例与血浆基本相当，血钠浓度保持不变；若患者钠和水得失的比例与血浆差别较大，血钠浓度则会改变，发生高钠血症或低钠血症。由于 Na^+ 是细胞外液中最重要的渗透活性颗粒，血钠浓度异常势必导致血浆渗透压改变。

水、钠代谢紊乱关系密切，往往同时或相继发生，并相互影响，通常一起讨论，而且应同时考虑体液容量与渗透压（血钠浓度）的改变，两者的变化可能出现多种组合（表3-2）。

表3-2　水、钠代谢紊乱的可能组合

ECF 容量	血钠浓度		
	低钠血症 （＜130 mmol/L）	血钠正常 （130 ～ 150 mmol/L）	高钠血症 （＞150mmol/L）
容量减少	低容量性低钠血症 （"低渗性缺水"）	正常血钠性血容量减少 （"等渗性缺水"）	低容量性高钠血症 （"高渗性缺水"）
容量正常	等容量性低钠血症 （肾性失钠、纠正等渗性缺水不当早期）	正常	等容量性高钠血症 （意外摄入大量食盐或原发性高钠血症）
容量增多	高容量性低钠血症 （稀释性低钠血症，亦称"水中毒"）	正常血钠性血容量增多 （高容量血症；转移至组织间隙——水肿）	高容量性高钠血症 （过量高渗盐水快速扩容等，可致死）

一、水、钠代谢紊乱的分类

水、钠代谢紊乱有多种分类。一般是在以细胞外液容量或血钠浓度的高低为主线划分的基础上，再依据另一参数进一步区分。

1. 主要依据体液容量分类

（1）体液容量不足：参考血钠浓度（渗透压）的高低，进一步区分为低渗性体液容量不足、等渗性体液容量不足和高渗性体液容量不足。

（2）体液容量过多：参考血钠浓度（渗透压）的高低，进一步区分为低渗性体液容量过多、等渗性体液容量过多和高渗性体液容量过多。

（3）体液容量正常：参考血钠浓度（渗透压）的高低，进一步区分为等容量性高钠血症和等容量性低钠血症。

2. 主要依据血钠浓度分类

（1）血钠浓度降低：参考血容量的高低，进一步区分为低容量性低钠血症、等容量性低钠血症和高容量性低钠血症。

（2）血钠浓度增高：参考血容量的高低，进一步区分为低容量性高钠血症、等容量性高钠血症和高容量性高钠血症。

（3）血钠浓度正常：参考血容量的高低，进一步区分为等渗性高容量血症和等渗性低容量血症。

应该指出的是，由于血钠测定的普遍开展，血钠浓度的高低易于明确，有人倾向于以血钠浓度为主线对水、钠代谢紊乱进行分类。然而，同为高钠血症或低钠血症，血容量不足或血容量过多的患者，临床处理原则截然不同。更何况，临床上纠正水、钠代谢紊乱时，大多数情况下是先着眼于恢复血容量，再兼顾调整血钠水平。笔者提倡以血容量为主线，探讨水、钠代谢紊乱。

二、体液容量不足

体液容量不足（body fluid volume deficit）有人称之为脱水（dehydration），在临床相当常见。考虑到"脱水"仅适用于描述因水的丢失而导致的高钠血症，本书不再沿用"等渗性脱水""高渗性脱水""低渗性脱水"等不甚确切的名词，而作为对机体水、钠代谢状态的描述，称之为"等渗性缺水""高渗性缺水""低渗性缺水"。

（一）等渗性缺水

等渗性缺水，亦称低容量血症。体液容量减少，水、钠按其在正常血浆中的浓度比例丢失，此时血钠浓度和血浆渗透压维持在正常范围。即使水、钠未按比例丢失，经过机体调节后，血钠浓度维持在130 ～ 150mmol/L，渗透压在280 ～ 310mOsm/L，但血容量尚未恢复，也称为等渗性缺水。

1. 病因和发病机制

等渗性缺水主要因短时间内大量等渗体液丢失所引起。常见原因如下。

（1）经消化道丢失：见于剧烈呕吐、腹泻，最为常见。

（2）经体表丢失：见于大面积烧伤、软组织损伤。

（3）失血或大量抽放胸腔积液、腹水。

2. 对机体的影响

等渗性缺水患者，细胞外液容量减少但渗透压在正常范围，细胞内液量变化不大。缺水初期通常无明显渴感。

血容量不足，回心血量减少，心排出量降低。大量失血患者，若血容量减少严重、进展迅速，可能发生休克。

等渗性缺水在临床上虽然经常发生，却较为少见，因其存在一般不会持久。等渗性缺水如处理不及时，患者可通过不感蒸发继续丢失水分而转变为高渗性缺水。如补给过多的低渗液体，甚至只补水不补钠，则可转变为低渗性缺水。当容量补足甚至过多，但钠依然短缺时甚至转变为高容量性低钠血症（水中毒）。

3. 防治的病理生理基础

（1）尽早查明病因。

（2）尽快补充血容量，补水量多于补钠量。

（3）宜用平衡盐溶液纠正，避免只用生理盐水。

（二）高渗性缺水

机体缺水、缺钠，且缺水甚于缺钠，在体液容量减少的同时，血钠浓度＞150mmol/L，血浆渗透压＞310mOsm/L。

1. 病因和发病机制

除一部分可由等渗性缺水转变而来外，主要是由于机体与外环境之间水、钠交换的动态平衡紊乱，水的入不敷出比钠更为严重。

（1）水丢失过多：水的丢失超过钠的丢失，机体丢失低渗体液。可经不同途径。①经皮肤，见于高热、甲亢、大汗和烧伤暴露等；②经胃肠道，见于剧烈呕吐、腹泻及消化道引流等；③经呼吸道，见于任何原因引起的过度通气，呼吸道黏膜不感蒸发加强；④经肾，因ADH分泌和释放减少，或肾远端肾小管及集合管对ADH的反应性降低，导致肾脏排水多于排钠，排出大量低渗尿，见于尿崩症。另一原因是使用高渗液体引起渗透性利尿，而导致大量失水。

（2）水摄入不足：不能、不会、不想或喝不到水，见于水源断绝、进食或饮水困难、渴感障碍等。

2. 对机体的影响

（1）口渴感：因失水大于失钠，细胞外液渗透压增高，刺激渴觉中枢（渴感障碍者除外）产生渴感，促使患者喝水。

（2）体液变动：细胞外液渗透压增高，随从渗透压相对较低的细胞内液向细胞外液转移。

（3）尿液改变：除尿崩症患者外，细胞外液渗透压增高，刺激ADH释放增多，肾脏重吸收水分增加，尿量减少而尿比重增高。尿钠含量表现在早期或轻症患者，尿中仍有钠排出，晚期和重症患者，可因血容量减少，醛固酮分泌增加而导致尿钠含量减少。

以上3点可使细胞外液得到补充，渗透压趋于回降，因此血容量减少不如低渗性缺水时明显，较少发生休克。

（4）缺水热：缺水严重的患者，因皮肤蒸发水分减少，机体散热受到影响，导致的体温升高，尤其是婴幼儿体温调节功能不完善，更容易发生缺水热。

（5）中枢神经功能紊乱：缺水严重的患者，由于细胞外液高渗，可使脑细胞缺水，造成中枢神经系统功能障碍；同时脑体积可因脑细胞缺水而缩小，颅骨与脑皮质之间血管张力增大，可导致静脉破裂而出现局部脑内出血和蛛网膜下腔出血。

3. 防治的病理生理基础

（1）防治原发病，去除病因。

（2）补充水分。总钠量减少者，补水同时可适当补钠，以防细胞外液转为低渗。

（3）酸中毒未纠正者，不妨给予碳酸氢钠，并酌情适当补钾，以防出现低钾血症。

（三）低渗性缺水

机体缺水、缺钠，且缺钠甚于缺水，在体液容量不足的同时，血钠浓度＜130mmol/L，血浆渗透压＜280mOsm/L。

1. 病因和发病机制

由于机体与外环境之间水、钠交换的动态平衡紊乱，钠的入不敷出比水更为严重。

（1）肾性失钠：多见于长期连续应用速尿、利尿酸、噻嗪类排钠利尿药，而又不合时宜地限制钠盐摄入的病例。患者自身因醛固酮分泌不足、反应性低下，慢性间质性肾炎，肾小管酸中毒等失盐性肾脏疾病引起的较为少见。

（2）肾外失钠：见于呕吐、腹泻、大面积烧伤、高热大汗以及大量液体积聚在"第三腔"等导致等渗性缺水的患者处理不当时，饮用纯净水或治疗中只补水（如5%葡萄糖）不补钠，转变为低渗性缺水。

由此可见，低渗性缺水多由医源性原因导致。

2. 对机体的影响

（1）易发生休克：细胞外液低渗向细胞内液转移，血容量减少进一步加重，缺水体征明显。易发生休克。

（2）渴感不明显：血浆渗透压降低，低渗抑制口渴中枢，患者虽缺水，却无渴感，不思饮水。但发生休克的重症患者，由于肾素－血管紧张素－醛固酮系统（RAAS）活动水平增高，可有渴感。

（3）尿量变化：患者早期尿量一般不减少，但是严重缺水时，血容量明显减少可导致ADH释放增加，促进肾小管对水的重吸收而导致少尿。

（4）尿钠变化：肾外因素在病程早期或轻度时，尿钠减少；在病程晚期，或重度低钠血症，尿钠含量有所回升；低渗性缺水原本经肾脏失钠引起者，则尿钠含量增多。

3. 防治的病理生理基础

（1）积极治疗原发病，避免不适当的医疗措施。

（2）适当补液，原则上可补充等渗盐水，以恢复细胞外液容量。如发生休克须积极抢救。

（3）有水中毒倾向的重症患者可给高渗盐水，以减轻细胞水肿。

三、体液容量过多

钠和水潴留于体内则导致体液容量过多。常见于充血性心力衰竭、肝硬化、肾衰竭、肾病综合征、饥饿或营养不良以及皮质醇治疗、输液过多过快等。因滞留于体内的钠和水的比例不同，体液容量过多有等渗、低渗与高渗之分。

等渗性体液容量过多，若过量的等渗液体存留在血管内，称之为高容量血症，将在心血管病理生理中讨论。本章节着重讨论等渗液体由血管内转移至组织间隙而形成的水肿（edema）。

（一）水肿

过多的等渗体液在组织间隙或体腔中积聚，称为水肿。积聚的液体来源于血浆，与血浆成分接近，血钠含量在正常范围，其中，过多的液体积聚在体腔，曾称为积水（hydrops），如胸腔积液、腹水、脑积水、心包积液等，现今已将其纳入水肿的范畴。

1. 水肿的分类

（1）按波及范围：分为全身性水肿和局部性水肿。

（2）按发生原因：有心性水肿、肾性水肿、肝性水肿、营养不良性水肿等；有的水肿原因尚未阐明，称为"特发性水肿"。

（3）按累及器官：有肺水肿、脑水肿、皮下水肿等。

（4）按皮下水肿液存在状态：可分为显性水肿（frank edema）与隐性水肿（recessive edema），凹陷性水肿（pitting edema）与非凹陷性水肿（黏液性水肿）。

2. 水肿发生的基本机制

包括体内外液体交换失衡（钠、水潴留）与毛细血管内外液体交换失衡（组织液生成＞回流）两个方面。

（1）体内外液体交换失衡——钠、水潴留。主要原因是肾的球-管平衡失调，即肾小球滤过减少时，肾小管重吸收未按一定比例相应减少，甚至反而有所增加。①肾小球滤过率降低：常见原因有广泛的肾小球病变，肾小球滤过面积明显减少，有效循环血量明显减少，肾血流量下降等；②肾小管与集合管重吸收增加：常见原因有肾血流重分布，皮质肾单位血流减少，近髓肾单位血流增多；醛固酮及ADH分泌增加但灭活减少；心房钠尿肽（ANP）分泌减少；肾小球滤过分数增加。

（2）毛细血管内外液体交换失衡——组织液生成＞回流。血管内外液体交换受多种因素调控。①驱使血管内液向外滤出的力量是平均有效流体静压＝平均毛细血管压（18）－组织间液流体静压（-5.5）＝23.5mmHg；②促使组织间液回流至毛细血管的力量是有效胶体渗透压＝血浆胶体渗透压（28）－组织间液胶体渗透压（5）＝23mmHg。

两者之差即为净滤过压＝23.5-23＝0.5mmHg。

正常时组织间液的生成略大于回流。但不断生成的少量组织间液随即通过毛细淋巴管进入血循环，血管内外体液交换处于动态平衡（图3-4）。

血管内外液体交换平衡失调的主要原因有：①毛细血管内流体静压增高，有效流体静压增大；②血浆胶体渗透压降低，有效胶体渗透压减小；③毛细血管通透性增大，血浆蛋白从毛细血管滤出，组织间液胶体渗透压增大，有效胶体渗透压减小，净滤过压增大；④淋巴回流受阻，水肿液在组织间隙中积聚。

3. 水肿的特点

（1）水肿液的性状：①漏出液（transudate），非炎症液，比重＜1.015、蛋白含量＜25g/L、细胞数＜500个/100ml；②渗出液（exudate），炎症液，比重＞1.018、蛋白含量可达

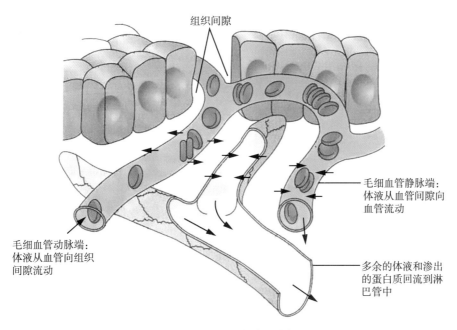

图3-4 组织间液的生成与回流

30 ～ 50g/L、可见多数白细胞。

（2）全身性水肿的分布：①心性水肿，首先出现在身体低垂部位，重力效应所致；②肾性水肿，多表现为眼睑或面部水肿，因这些部位组织结构疏松、皮肤伸展度大，容易容纳水肿液；③肝性水肿，以腹水较为多见，有肝静脉回流受阻、肝静脉压和毛细血管流体静压增高等局部血流动力学因素参与。

4. 水肿对机体的影响

除炎性水肿有稀释毒素、运送抗体等抗损伤作用外，其他水肿对机体都有不同程度的不利影响，主要有以下两个方面。

（1）组织细胞营养障碍：过量液体在组织间隙积聚，细胞与毛细血管之间的距离增大，增加营养物质的弥散距离；骨性颅腔中的颅内组织和器官，急速发生重度水肿，常压迫微血管，使营养血流减少，导致脑细胞严重营养障碍。

（2）器官功能障碍：取决于水肿发生的部位、发生速度及严重程度。急速发展的重度水肿因来不及代偿，引起的器官功能障碍比慢性水肿更为严重。发生于重要生命器官的脑水肿、喉头水肿，可造成严重后果甚至危及生命。

5. 防治的病理生理基础

（1）防治原发病：控制和纠正心、肝、肾功能障碍。

（2）减轻水钠潴留：恢复有效循环血量，改善肾脏的血液供应，重建球-管平衡。

（3）恢复组织间液生成与回流的动态平衡：①改善血液循环，降低毛细血管血压；②提高血浆胶体渗透压；③降低毛细血管壁的通透性。

（二）水中毒

过多的水在体内潴留，细胞外液明显增多，血钠浓度因稀释而降低，呈低渗状态，发生稀释性低钠血症（dilutional hyponatremia），亦称为水中毒（water intoxication）。

水中毒时，血钠浓度＜130mmol/L，细胞外液渗透压＜280mOsm/L。

1. 病因和发病机制

（1）摄入水量失控：肾脏排水能力降低者，饮用或输入大量液体，尤其是低渗液体。

（2）低渗性缺水治疗不当：只补水不补钠或补钠不足，细胞外液低渗加剧，水向细胞内液转移，造成补液不见效的假象，往往输入更多的低渗液体而引起水中毒。

（3）ADH分泌异常增多：①肾上腺皮质功能低下，肾上腺皮质激素分泌减少，对ADH分泌的抑制作用减弱；②外源性应用ADH样药物或能促进内源性ADH分泌或增效的药物；③ADH分泌不当综合征（syndrome of inappropriate ADH secretion，SIADH），不存在血浆高渗、有效循环血量减少等可能导致ADH释放的刺激因素，而ADH"不合时宜"地释放。

2. 对机体的影响

主要表现在低钠血症和细胞内水肿两个方面。

（1）低钠血症：大多数患者是非特异性的，轻度或慢性水中毒患者，可出现低盐综合征表现，即嗜睡、头痛、食欲缺乏、恶心、呕吐、腹泻及肌无力等；重度低钠血症可出现昏迷、反射消失，进展迅速者可致死亡。

（2）细胞内水肿：细胞外液向细胞内液转移，造成细胞水肿。急性水中毒时，发生神经细胞水肿和颅内压增高，脑部症状出现最早且突出，可发生多种神经精神症状，严重者因发生脑疝而导致呼吸、心跳骤停。

3. 防治的病理生理基础

（1）防治原发病，预防水中毒的发生。

（2）一旦明确诊断，严格控制进水量，使之少于排尿量，通常就足以纠正稀释性低钠血症，无须刻意补钠。

（3）急性重症患者，立即静脉注射渗透性利尿剂或速尿等强效利尿剂，促进体内水的排出，减轻脑细胞水肿。利尿的同时可给少量高渗NaCl溶液静脉滴注，以较快缓解体液的低渗状态，但应注意避免因钠过多使血容量增加而加重心脏负担。

（三）高渗性体液容量过多

高渗性体液容量过多，亦称高容量性高钠血症（hypervolemic hypernatremia），其特征是细胞外液明显增多，血钠浓度增高，

1. 病因和发病机制

（1）原发性钠潴留：见于原发性醛固酮增多症和库欣综合征患者，醛固酮持续过量分泌，肾对钠和水的重吸收增加，常导致体钠总量和血钠含量增加，同时伴有细胞外液容量扩张。

（2）医源性钠摄入过多：抢救呼吸、心跳骤停患者时，为对抗酸中毒，在补液的同时给

予高浓度的碳酸氢钠；休克救治中曾一度主张"高渗盐水快速扩容"；治疗低渗性缺水患者时，为纠正细胞外液低渗，可能给予过多的高渗盐水等。尤其是肾功能不全的患者，难以及时排出过多进入体内的水和钠，有可能导致高容量性高钠血症。

2. 对机体的影响

细胞外液高渗，细胞内液的水向细胞外液转移，可导致细胞内缺水，严重者引起中枢神经系统功能障碍。而细胞外液容量扩张，循环血量增加，回心血量增多，加重心脏工作负担。

3. 防治的病理生理基础

（1）防治原发病，警惕医源性钠摄入过多的发生。

（2）移除体内过量的钠和水，肾功能无虞者可用强效利尿剂。

（3）肾功能低下或对利尿剂反应欠佳，血钠浓度＞200mmol/L的患者，可考虑应用高渗葡萄糖液腹膜透析。

四、等容性血钠异常

其特征是细胞外液容量基本正常，而血钠浓度超出正常范围。

（一）等容性高钠血症

等容性高钠血症（isovolemic hypernatremia）的特征是细胞外液容量基本正常，血钠浓度增高，

1. 病因和发病机制

（1）原发性高钠血症：可能由于下丘脑病变，渗透压感受器阈值升高，对渗透性刺激不敏感，渴感缺乏或减退，只有渗透压明显升高才能刺激ADH释放。然而，这类患者的血容量调节正常，血容量减少能引起醛固酮释放而保钠，并因渗透压的进一步升高而引起渴感和ADH释放，产生抗利尿，主要以恢复血容量。因此尽管存在高钠血症，但血容量依然基本正常。

（2）钠的摄入超过水的摄入：见于饮用海水，意外摄入大量食盐，如误将食盐当食糖加入婴幼儿饮用的牛奶，而无法或未能得到饮水补充。

2. 对机体的影响

因引起血钠增高的原因不同而异。

（1）原发性高钠血症患者，体液容量基本正常，由于细胞外液高渗，可引起脑细胞脱水、皱缩，甚至静脉血管破裂而导致颅脑局部和蛛网膜下腔出血，进而引起中枢神经系统功能障碍。

（2）意外摄入大量食盐者，机体的渗透压调节机制正常，即便是暂时得不到饮水，细胞外液高渗也会参加ADH释放，肾小管重吸收更多的水，细胞外液容量增大，使血钠浓度回降至基本正常的范围。等容性高钠血症可转变为等渗性高容量血症（容量依赖性高血压）。

3. 防治的病理生理基础

（1）防治原发病，警惕钠摄入过多。

（2）补水以降低血钠。

（二）等容性低钠血症

等容性低钠血症（isovolemic hyponatremia）的特征是细胞外液容量基本正常，血钠浓度降低，

1. 病因和发病机制

（1）主要见于肾性失钠和SIADH的早期阶段，血容量尚未明显升高之时。

（2）糖尿病患者，高血糖导致细胞外液高渗，细胞内液的水向细胞外液转移，血钠浓度因稀释而降低。

（3）亦可出现于等渗性、低渗性缺水治疗不当，补水多于补钠，而向稀释性低钠血症转化的进程之中。

2. 对机体的影响

等容性低钠血症虽称为"等容"，实际上其体液容量可以增大。但等容性低钠血症时，由于细胞外液低渗，水由细胞外液向细胞内液转移，滞留在体内的水约2/3分布在细胞内液，1/3分布在细胞外液，作为细胞外液中一小部分的血浆，只容纳了增加量的1/12，故血容量的变化并不明显。

轻度等容性低钠血症对机体无明显影响，亦无明显临床表现。

低钠血症比较明显，尤其是伴有体液容量扩张者，实际上已属于稀释性低钠血症。

3. 防治的病理生理基础

（1）防治原发病，控制高血糖，警惕医源性治疗不当。

（2）轻症者控制水的摄入，适当补钠。

（3）重症患者按稀释性低钠血症处理。

第三节　钾代谢紊乱

钾是细胞内液中主要的正离子，正常成人体内钾总量为50～55mmol/L，其中98%存在于细胞内液，浓度高达160mmol/L，仅2%存在细胞外液中。

临床实践中，细胞内液钾浓度难以测定，一般以较为方便测定的血钾浓度来推测机体钾代谢的状况。通常血钾浓度能反映体内钾的总量，但异常情况下，两者之间并不一定呈平行关系。

测定血钾可取血浆或血清。血清钾浓度正常范围为3.5～5.5mmol/L。血浆钾浓度通常比血清钾浓度低0.3～0.5mmol/L。这与凝血过程中血小板释放出一定数量的钾有关。一般而言，若不特别指明，"血钾浓度"默认指"血清钾浓度"。

所谓"钾代谢紊乱"实际上是指细胞外液中K$^+$浓度的异常变化，尤其是血钾浓度的变化。

一、钾代谢平衡

（一）钾的摄入与排出

人摄入的钾主要来源于食物，部分天然食物中含有丰富的钾，尤以肉类、水果最为丰富。健康成人每天饮食中摄入的钾约为100mmol，经消化道几乎全部吸收，首先转移至细胞内，数小时后约90%经肾随尿排出，10%随粪便和汗液排出（图3-5）。

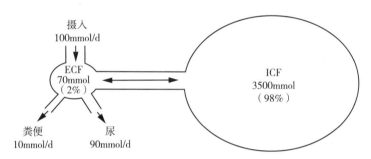

图3-5　钾的摄入与排出及其在细胞内、外液的分布
注：ECF.extracellular fluid，细胞外液；ICF.intracellular fluid，细胞内液。

（二）钾代谢平衡的维持

血钾浓度的相对恒定主要通过钾的跨细胞膜转移和肾对钾排泄的调节维持。

1. 钾的跨细胞膜转移

血钾浓度变动时可以通过改变细胞内、外K$^+$的分布进行调控。影响钾的跨细胞膜转移的主要因素包括以下几种。

（1）Na$^+$-K$^+$-ATP酶活性：细胞内、外K$^+$浓度梯度高达35：1，主要由细胞膜上的Na$^+$-K$^+$-ATP酶通过耗能的主动转运维持。血钾浓度升高，Na$^+$-K$^+$-ATP酶活性增强，K$^+$快速进入细胞内，制约血钾浓度的升高。由于洋地黄类药物可抑制Na$^+$-K$^+$-ATP酶的活性，大量服用该药可导致高钾血症。但血钾浓度降低时，K$^+$则是顺浓度梯度通过各种K＋通道移出细胞外，以维持血钾浓度，并无Na$^+$-K$^+$-ATP酶活性的变化。

（2）酸碱平衡状态：酸中毒时细胞外液H$^+$增多，为缓解pH的变动，H$^+$进入细胞内，K$^+$外逸出细胞，导致血钾升高；碱中毒时细胞内、外H$^+$-K$^+$交换的方向相反，导致血钾降低。

（3）物质代谢状况：细胞在摄取葡萄糖合成糖原、摄取氨基酸合成蛋白质时，伴有一定量的K$^+$进入细胞内。而在糖原和蛋白质分解的过程中，细胞内则释出相应量的K$^+$。

（4）激素的作用：血钾浓度升高刺激胰岛素分泌，激活细胞膜上的Na$^+$-K$^+$-ATP酶，促进细胞摄取K$^+$，且该作用可不依赖于葡萄糖的摄取。儿茶酚胺对细胞内、外K$^+$分布的影响，因受体不同而异。α受体兴奋，促进细胞内K^+外逸；刺激β受体，则激活细胞膜上的Na^+-K^+-ATP酶，促进细胞摄取K^+。

（5）其他影响细胞内、外K^+分布的因素，包括渗透压、运动以及药物、毒物和细胞膜受损等。

2. 肾对钾排泄的调节

肾是排钾的主要器官，排钾量与摄入量相关，即多吃多排、少吃少排，不吃也排。说明肾的保钾能力不如保钠能力强大，总体呈现排钾保钠的特征。

肾排钾过程主要依靠远端肾小管和集合管对K^+的分泌和重吸收进行调节。影响其排钾的主要调节因素有以下4种。

（1）醛固酮：在促进远端肾小管重吸收钠的同时促进钾的排泄。①Na^+重吸收，肾小管腔负电荷增加；②增强肾小管上皮细胞Na^+-K^+-ATP酶活性，细胞内钾浓度增高，与管腔之间的钾浓度梯度加大，有利于钾排入管腔；③管腔膜开放的钾通道增多，对钾的通透性增高。

（2）远端肾小管和集合管内原尿的流速：流速加快，管腔液中钾浓度降低，肾小管上皮细胞与管腔之间的钾浓度梯度加大，有利于排钾；流速减慢，排钾减少。

（3）远端肾小管和集合管上皮细胞内H^+浓度：肾小管上皮细胞分泌的H^+和K^+与Na^+竞争性交换，肾小管上皮细胞内H^+浓度增高，Na^+-H^+交换增加，Na^+-K^+交换减少，肾排钾减少；反之亦然。

（4）血钠水平：血钠水平降低，Na^+在近端肾小管和髓袢几乎全部被重吸收，在远端肾小管很少与Na^+交换，肾排钾减少，易导致高钾血症。而血钠水平升高，则易发生低钾血症。

二、钾代谢紊乱

按血钾浓度的高低，钾代谢紊乱通常分为低钾血症和高钾血症两大类。由于肾对钾排泄的调节具有"多吃多排、少吃少排，不吃也排"的特点，临床上低钾血症比高钾血症更为多见。

（一）低钾血症

血清K^+浓度低于3.5mmol/L称为低钾血症（hypokalemia）。此时，体内钾分布异常，但体钾总量不一定减少。

1. 病因和发病机制

（1）钾摄入不足：正常饮食者因摄入不足很少发生低钾血症，通常仅见于消化道梗阻、昏迷及手术后较长时间禁食的患者，或胃肠外营养未足量补钾的病例。

（2）钾排出过多，可经不同途径丢失：①经胃肠道丢失，见于呕吐、腹泻等；②经肾丢失，见于过量应用排钾利尿剂，肾小管性酸中毒，Na^+-K^+交换增多，醛固酮分泌过多，镁缺失；③大量出汗，经皮肤汗液失钾。

（3）转移性低钾血症：K^+分布异常，向细胞内转移，多见于以下情况。①急性碱中毒；②大剂量胰岛素促进葡萄糖合成糖原时，K^+从细胞外液移入细胞内；③毒物的作用，如钡中毒、棉酚中毒等，因钾通道阻滞，细胞内 K^+ 外移受阻；④低钾血症型周期性麻痹，少见的常染色体显性遗传病，骨骼肌对 K^+ 的摄取异常增多。

2. 对机体的主要影响

低钾血症对机体的影响取决于血钾降低的程度、速度和持续时间。一般而言，血钾越低对机体的影响越大，慢性失钾者临床表现往往不明显。

（1）对中枢神经系统的影响：早期精神萎靡、神情淡漠、倦怠，重者反应迟钝、定向力减弱、嗜睡甚至昏迷。除脑细胞兴奋性降低外，还与缺钾影响糖代谢、ATP 生成减少、Na^+-K^+-ATP 酶活性降低有关。

（2）对骨骼肌的影响：①静息膜电位的绝对值增大，与阈电位之间的距离加大，肌肉组织兴奋性降低，肌肉松弛无力，严重者甚至发生超极化阻滞（hyperpolarization block），肌肉弛缓性麻痹；若累及呼吸肌，可致患者死亡；②严重低钾血症可使骨骼肌血管收缩，导致供血不足，引起肌肉痉挛、缺血性坏死和横纹肌溶解。

（3）对心脏的影响：心肌的自律性增高、传导性降低、兴奋性增高、收缩性先增强后减弱，常见心律失常。心电图可有 P-R 间期延长，QRS 综合波增宽，ST 段压低，T 波压低和增宽，出现明显 U 波等变化。

（4）对肾功能的影响：主要表现为尿浓缩功能障碍而出现多尿和低比重尿，严重者可发生肾性尿崩症。其机制与肾集合管对 ADH 反应性降低有关。

（5）对胃肠道功能的影响：胃肠运动减弱，轻者食欲缺乏，常伴恶心、呕吐和便秘。重症患者可发生麻痹性肠梗阻，与平滑肌细胞超极化阻滞有关。

（6）对酸碱平衡的影响：常伴有代谢性碱中毒。但尿液呈酸性，为反常性酸性尿（详见"酸碱平衡紊乱"章节）。

3. 防治的病理生理基础

（1）防治原发病，停用排钾利尿剂，恢复正常饮食，注意保护肾功能。

（2）补钾：严重低钾血症，临床表现明显者应及时补钾，并遵循以下原则，见尿补钾，最宜口服，不能口服或病情紧急可考虑静脉滴注，但不能操之过急，应低浓度、慢滴速，最好在心电图监护下进行。严禁静脉推注。

（二）高钾血症

血清 K^+ 浓度高于 5.5mmol/L 称为高钾血症（hyperkalemia）。此时，体内钾分布异常，但体钾总量不一定增多。

1. 病因和发病机制

（1）钾摄入过多：正常人因高钾饮食引起高钾血症极为罕见，偶见于肾功能不全有肾性水肿而食用食盐替代品不当的患者。临床上高钾血症多为医源性，多见于肾功能障碍的低钾血症患者静脉滴注含钾液体过多、过快时。最为危险的是误将 KCl 溶液当作其他药物（如 $MgCl_2$）静脉注射。

（2）钾排出减少：①肾衰竭，排钾功能障碍等；②肾上腺皮质功能不全，醛固酮分泌减少；③过量应用保钾利尿剂，竞争性阻断醛固酮的作用，肾排钾减少。

（3）转移性高钾血症：K^+ 分布异常，细胞内 K^+ 大量逸出。可见于大量溶血、组织坏死，酸中毒和高钾血症型周期性麻痹。

2. 对机体的主要影响

（1）对神经-肌肉的影响：神经肌肉兴奋性先升高后降低。急性轻度高钾血症，肌肉兴奋性增高，主要表现为感觉异常、刺痛等，但常被原发病掩盖；急性重度高钾血症，可发生去极化阻滞（depolarization block），肌细胞不能兴奋，肌肉软弱无力，乃至弛缓性麻痹。

（2）对心脏的影响：心肌的自律性降低、传导性降低、兴奋性先增高后降低、收缩性减弱，可出现心动过缓、各种类型的传导阻滞，其凶险之处就在于可能发生心室颤动甚至心博骤停。心电图典型改变最重要的特征是 T 波高尖、基底狭窄，其他还有 P 波压低、增宽或消失，P-R 间期延长，QRS 波增宽，R 波降低，Q-T 间期缩短。

（3）对酸碱平衡的影响：高钾血症可引起代谢性酸中毒，并出现反常性酸性尿。

3. 防治的病理生理基础

（1）防治原发病，去除引起高钾血症的原因。

（2）严重急性高钾血症，更需紧急抢救，及时应用钙剂和钠盐对抗钾的心肌毒性作用。

（3）促进 K^+ 移入细胞：积极纠正酸中毒，静脉注射葡萄糖＋胰岛素，促使 K^+ 进入细胞内。

（4）排出过多的钾：透析、阳离子交换树脂。

第四节　钙、磷代谢紊乱

钙和磷是人体内含量最丰富的无机元素。日常钙、磷的摄入量和排出量虽然常有变动，但人体细胞内液和细胞外液中钙、磷的浓度相对恒定。

正常成人体内含钙总量为 $1000 \sim 1400g$，含磷总量为 $500 \sim 800g$。体内约99%的钙和85%的磷以羟磷灰石的形式存在于骨和牙齿中，其余呈溶解状态存在于体液和软组织中。

血钙指存在于血管内液（血浆）中的钙。血钙分为可扩散钙和非扩散钙。可扩散钙（diffusible calcium）指游离钙（Ca^{2+}）及少量与柠檬酸、碳酸氢根结合、可通过生物膜扩散的钙；非扩散钙（nondiffusible calcium）则是与血浆蛋白（主要为白蛋白）结合的钙（calcium binding protein，CaBP），不易透过毛细血管壁。CaBP 与 Ca^{2+} 可相互转化。成人血钙总浓度正常范围为 $2.25 \sim 2.75mmol/L$，其游离钙浓度为 $1.1 \sim 1.3mmol/L$。

血液中的磷以有机磷和无机磷两种形式存在。通常血磷指血浆中的无机磷（Pi），正常成人血磷浓度为 $0.8 \sim 1.6mmol/L$，血浆无机磷酸盐大多以 HPO_4^{2-} 的形式存在。存在于血浆和血细胞中的有机磷酸酯和磷脂，含量远大于此，但一般不将其纳入血磷浓度测定。

值得注意的是，血磷浓度不如血钙稳定，血钙、血磷浓度关系密切。正常时，两者的乘积（$[Ca^{2+}] \times [Pi]$）保持在一定的范围：$30 \sim 40mg/dl$。若此乘积>40，钙磷倾向于以骨盐的形式沉积于骨组织；如<30，则骨骼钙化障碍，甚至发生溶骨。

一、钙、磷代谢平衡

（一）钙、磷的摄入与排出

人体内的钙、磷均由食物供给。钙主要存在于牛奶、乳制品和蔬菜、水果中，正常成人每天约摄取钙1000mg；磷主要由乳制品、谷类和动物蛋白提供，每天约摄入800mg。儿童、孕妇需要量增多。

食物中的钙必须转变为游离钙才能被肠道吸收，吸收部位在小肠。Ca^{2+}由肠腔进入黏膜细胞内是顺浓度梯度的被动扩散或易化转运，因肠绒毛对Ca^{2+}的通透性极差，需钙结合蛋白（CaBP）作为特殊的转运载体。吸收的钙弥散进入中心钙池，并与可交换钙池中的钙迅速交换，同时参与骨组织中骨盐的更新。食物中的有机磷酸酯在肠道被磷酸酶分解为Pi后被肠道吸收。Pi伴随Na^+的吸收进入黏膜细胞内，又随Na^+的泵出而至细胞外液，称为继发性主动转运（secondary active transport）。

摄入体内的钙，80%随粪便排出，20%经肾随尿排出。每天经肾小球滤出的钙约270mmol，滤出后95%以上被肾小管重吸收，随尿排出的仅约4mmol。与钙的排泄有所不同的是，肾是排磷的主要器官，排出的磷占排出总量的70%，由粪便排出的磷只占30%。未经治疗的肾衰竭患者多有明显的高磷血症表现，说明肾在调节血磷水平中起重要作用。

（二）钙、磷代谢平衡的维持

钙、磷代谢平衡既要考虑体内、外钙、磷摄入与排泄的平衡，还要尤其关注钙在细胞内、外的分布。

1. 体内、外钙、磷稳态的调节

体内钙、磷代谢平衡由甲状旁腺素、1,25-（OH）$_2D_3$和降钙素三种激素作用于肾脏、骨骼和小肠三个靶器官调节。

甲状旁腺素（parathyroid hormone，PTH）有促进成骨和溶骨的双重作用，小剂量促进胶原和基质合成，有助于成骨，大剂量促进骨基质及骨盐溶解；在肾脏增加肾小管对钙、抑制对磷的重吸收；在小肠能促进1,25-（OH）$_2D_3$的生成，间接促进钙、磷的吸收，但效应出现较慢。总体而言，PTH有动员骨钙、排出尿磷、升高血钙、降低血磷、维持血钙水平的作用。

1,25-（OH）$_2D_3$亦具有溶骨和成骨的双重作用，钙磷供应充足时主要促进成骨，肠道钙吸收不足、血钙水平降低时主要促进溶骨，使血钙升高；在小肠能促进对钙磷的吸收与转运；在肾脏能促进肾小管对钙磷的重吸收。

降钙素（calcitonin，CT）的作用基本上与PTH相反。抑制成骨细胞的生成与活性，增强成骨；在肾脏，直接抑制肾小管对钙磷的重吸收；在小肠，阻碍1,25-（OH）$_2D_3$的生成，间接抑制钙磷的吸收。

在正常人体，通过甲状旁腺素、1,25-（OH）$_2D_3$和降钙素三者的相互制约、共同作用，维持了体内、外钙、磷摄入与排泄的平衡（表3-3）。

表3-3　调节钙磷摄入与排出的主要因素及其影响

调节因素	成骨作用	溶骨作用	小肠吸收	肾排钙	肾排磷	血钙	血磷
甲状旁腺素	↓	↑↑	↑	↓	↑	↑	↓
1,25-（OH）$_2$D$_3$	↑	↑	↑↑	↓	↓	↑	↑
降钙素	↑	↓	↓	↑	↑	↓	↓

注：↑升高或促进；↓降低或抑制。

2. 细胞钙稳态的调控

钙在细胞内的存在形式有三种：①贮存钙，细胞内的钙大部分贮存在内质网、线粒体等胞内钙库；②结合钙：10%～20%分布在胞质中，与胞质蛋白和细胞膜结合；③胞质游离钙，仅占细胞内钙的不到0.01%，其浓度维持于＜200mmol/L的低水平为细胞保持静息状态所必须，当胞质游离钙因细胞内贮存钙释放和细胞外钙内流而短暂大幅升高达500～1000mmol/L时，细胞即被激活，Ca_2^+充当第二信使，触发或调控多种细胞内事件。激活之后，胞质中"召之即来"的Ca_2^+迅速"打道回府"，细胞恢复静息状态。细胞钙稳态调控的基础在于Ca_2^+可以循规蹈矩、来去自如地出入胞质（图3-6）。

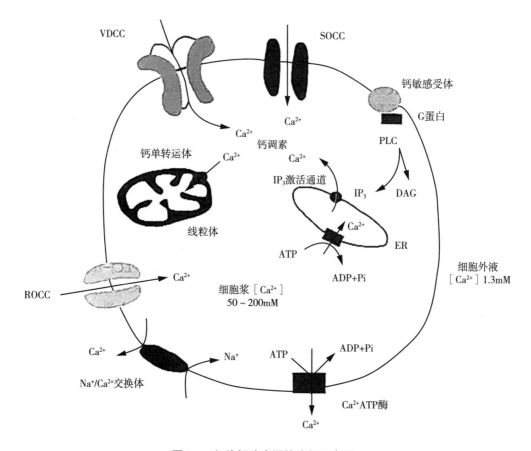

图3-6　细胞钙稳态调控途径示意图

（1）Ca^{2+}进入胞质是顺浓度梯度的被动过程。细胞内Ca^{2+}增加主要取决于细胞内钙的释放，细胞外Ca^{2+}跨膜进入是细胞内钙释放的触发因素。涉及的钙通道有：①细胞膜钙通道，包括电压依赖性钙通道（voltage dependent calcium channel，VDCC）、受体操纵性钙通道（receptor operated calcium channel，ROCC）；②细胞器膜钙通道，即钙库操纵性通道（store operated calcium channel，SOCC），包括三磷酸肌醇受体通道（IP_3受体通道）、ryanodine敏感的钙通道等。

（2）Ca^{2+}离开胞质是逆浓度梯度、耗能的被动过程。主要包括：①钙泵的作用，钙泵即Ca^{2+}-Mg^{2+}-ATP酶，存在于细胞膜以及细胞器内质网和线粒体膜上；胞质游离Ca^{2+}浓度升高到一定程度，该酶激活，水解ATP供能，将Ca^{2+}泵出细胞或泵入内质网及线粒体；②Na^+-Ca^{2+}交换，Na^+-Ca^{2+}交换蛋白是一种双向转运蛋白，以3个Na^+交换1个Ca^{2+}产生电流的方式，在跨膜Na^+梯度的调节下，Na^+顺着电化学梯度而Ca^{2+}则逆向跨膜转运；③Ca^{2+}-H^+交换，胞质游离Ca^{2+}浓度升高，Ca^{2+}被线粒体摄入，H^+排至胞质。

二、钙、磷代谢紊乱

因调控钙、磷代谢平衡的机制失衡，血钙、血磷浓度失控，超出正常范围，是诊断钙、磷代谢紊乱的重要依据。由于血钙、血磷浓度关系密切，Ca^{2+}和Pi两者的乘积保持在一定的范围，可视为基本上是一常数，血钙与血磷任一浓度异常，另一必然受到牵连。

（一）低钙血症

血浆蛋白浓度正常时，血钙总浓度低于2.2mmol/L或游离钙浓度低于1.1mmol/L，称为低钙血症（hypocalcemia）。

1. 病因和发病机制

（1）维生素D代谢障碍：①维生素D缺乏，食物中维生素D缺少或晒太阳不足；②肠道吸收障碍；③维生素D羟化障碍。

（2）甲状旁腺功能减退：①PTH缺乏，见于手术误切除或伤及甲状旁腺，遗传因素或自身免疫导致甲状旁腺发育障碍或损伤；②PTH抵抗，见于假性甲状旁腺功能低下，PTH靶器官受体异常。

（3）慢性肾衰竭：①肾实质破坏，1,25-（OH）$_2$$D_3$生成不足以及肾毒物损伤肠道，肠钙吸收减少；②肾排磷减少，血磷升高，血钙降低；③骨骼对PTH敏感性降低，骨钙动员减少。

（4）其他：①急性胰腺炎，机体对PTH反应性降低，降钙素分泌亢进；②低镁血症，PTH分泌减少，机体对PTH反应性降低，骨盐Mg^{2+}-Ca^{2+}交换障碍。

2. 对机体的主要影响

低钙血症对机体的影响与血钙降低的程度可不完全一致，而与血钙降低的速度有关。慢性轻、中度的低钙血症可无明显临床表现；血钙浓度严重而快速下降则可出现明显异常。

（1）对神经肌肉的影响：兴奋性增高，可出现肌肉痉挛、手足抽搐、肠痉挛、喉鸣惊

厥，严重者可致癫痫大发作。

（2）对骨骼肌的影响：维生素D和钙缺乏可致骨钙化障碍。小儿可引起佝偻病，成人则表现为骨质软化、骨质疏松和纤维性骨炎。

（3）对心脏的影响：心肌传导性和兴奋性增高，但动作电位平台期、不应期延长。心电图表现为Q-T间期和ST段延长，T波低平或倒置。

（4）其他：婴幼儿免疫力低下，易发生感染；慢性成人患者可有皮肤干燥、脱屑、毛发稀疏和指甲易脆裂等表现。

3. 防治的病理生理基础

（1）防治原发病。

（2）病因治疗。在补钙的同时，给予维生素D。

（二）高钙血症

血钙总浓度高于2.75mmol/L或游离钙浓度高于1.3mmol/L，称为高钙血症（hypercalcemia）。

1. 病因和发病机制

（1）甲状旁腺功能亢进：PTH过多，促进溶骨、肾重吸收钙增加，维生素D活化，导致高钙血症。原发性常见于甲状旁腺腺瘤、增生或腺癌，是高钙血症的主要原因；继发性见于维生素D缺乏或慢性肾衰竭所致的长期低血钙，刺激甲状旁腺代偿性增生。

（2）恶性肿瘤：白血病、多发性骨髓瘤等恶性肿瘤和肿瘤骨转移，是引起血钙升高最常见的原因。

（3）维生素D中毒：治疗甲状旁腺功能低下或预防佝偻病而长期服用大量维生素D。

（4）其他：①甲状腺功能亢进，甲状腺素有溶骨作用；②肾上腺功能不全、维生素A摄入过量，应用促进肾重吸收钙的噻嗪类药物。

2. 对机体的主要影响

（1）对神经肌肉的影响：兴奋性降低，可出现乏力、易疲劳、表情淡漠、腱反射减弱。重症患者失忆、精神障碍甚至木僵、昏迷。

（2）对心脏的影响：心肌传导性和兴奋性降低，Ca^{2+}内流加速，动作电位平台期缩短、复极加快。心电图表现为Q-T间期缩短，房室传导阻滞。

（3）对肾脏的影响：肾对高血钙相当敏感，肾小管受累较为多见。早期表现为浓缩功能减退，出现多尿、夜尿增多；晚期可见肾小管纤维化、肾钙化、肾结石，可发展为肾衰竭。

（4）其他：多处异位钙化灶形成，并引起相应组织器官功能障碍。

尤应警惕的是，血浆游离钙浓度高于4.5mmol/L，可发生高血钙危象，患者严重脱水、高热、心律紊乱、意识不清，若抢救不力，可能死于心搏骤停、坏死性胰腺炎和肾衰竭。

3. 防治的病理生理基础

（1）防治原发病。

（2）降钙治疗及支持疗法。

（三）低磷血症

血磷浓度低于0.8mmol/L，称为低磷血症（hypophosphatemia）。应该指出的是，血磷浓度波动较大，并不是一个能灵敏而准确地反映机体磷平衡状态的指标。

1. 病因和发病机制

（1）摄入减少：饥饿、激烈呕吐、腹泻或过量饮用氧化铝、碳酸铝等结合磷的抗酸药。

（2）排出增加：急性酒精中毒、代谢性酸中毒、糖皮质激素、糖尿病和利尿剂等抑制肾小管对磷的重吸收。

（3）磷向细胞内转移：是低磷血症最常见的原因。见于应用促进合成代谢的胰岛素、雄性激素，以及呼吸性碱中毒。

2. 对机体的主要影响

（1）低磷血症主要引起ATP生成不足和红细胞内2,3-二磷酸甘油酸（2,3-DPG）减少。

（2）轻者通常无特异性临床表现。

（3）严重低磷血症对机体的急性影响主要是导致红细胞功能障碍，可能发生溶血；长期后果包括患者可能发生肌无力，累及膈肌可导致呼吸衰竭，亦可导致充血性心力衰竭和中枢神经系统功能紊乱。

3. 防治的病理生理基础

（1）防治原发病。

（2）及时明确诊断，适当补磷。

（四）高磷血症

血磷浓度成人高于1.6mmol/L，儿童高于1.9mmol/L，称为高磷血症（hyperphosphatemia）。

1. 病因和发病机制

（1）肾功能障碍：急、慢性肾衰竭是高磷血症最常见的原因。肠道吸收的磷超出肾排磷的能力，导致血磷升高。甲状旁腺功能低下患者，肾排磷减少，也可导致血磷升高。

（2）骨磷释放增加：继发性甲状旁腺功能亢进及肾衰竭患者继发性PTH分泌增多，溶骨作用增强，骨盐释放增加。

（3）磷进入细胞外液增多：外源性摄入增多。见于口服含磷化合物，应用含磷缓泻药或灌肠剂以及维生素D中毒促进肠道对磷的吸收和肾重吸收磷；内源性原因则在于磷在细胞内、外的重新分布。见于酸中毒时的细胞内、外离子交换，肿瘤化疗引起的细胞损伤等。

2. 对机体的主要影响

高磷血症可抑制肾脏1α-羟化酶，1,25二羟胆钙化醇生成减少，影响肠道对钙的吸收，导致低钙血症，常发生迁移性钙化（metastatic calcification），累及心肌传导纤维、肺、肾、胃肠道、皮下组织和小血管，可导致心律紊乱、心力衰竭、肾衰竭、休克、多发性关节痛和肢端坏死等。

3. 防治的病理生理基础

（1）防治原发病，防患于未然。

（2）病因治疗：降低肠对磷的吸收，可口服氢氧化铝凝胶与磷形成不易吸收的复合物；肾衰竭所致者，可用透析疗法。

第四章 酸碱平衡紊乱

教学目的和要求

1. 掌握反映酸碱平衡的常用指标和酸碱平衡紊乱的分类。
2. 掌握各型酸碱平衡紊乱的特点、病因、发生机制和对机体的影响。
3. 掌握酸碱平衡紊乱判断的基本步骤与病理生理基础。
4. 熟悉酸碱平衡的维持。

机体的代谢活动必须在适宜的酸碱度内环境中才能正常进行。人体适宜的酸碱度用动脉血pH表示，其正常范围是7.35～7.45，平均值为7.40。在日常生活中，人们会摄入一些酸性或碱性食物，代谢过程中不断生成酸性或碱性物质，但体液的酸碱度依靠体内的缓冲和调节，仍能维持在变动幅度很小的正常范围。这种维持体液酸碱度相对稳定的过程，称为酸碱平衡（acid-base balance）。

病理情况下，酸碱负荷过度或严重不足，或调节机制障碍，导致体液内环境酸碱度稳态失衡的病理过程，称为酸碱平衡紊乱（acid-base disturbance）。临床上酸碱平衡紊乱通常是某些疾病或病理过程的继发性变化，一旦发生则会使病情更为严重和复杂，对患者的生命造成严重威胁，及时发现和正确处理酸碱平衡紊乱往往是治疗成败的关键。

第一节　酸碱平衡的维持

一、体液中酸碱物质的来源

体液中的酸性或碱性物质主要来自体内细胞的分解代谢，也可以从体外摄入。普通膳食条件下，人体内酸性物质生成的量远远超过碱性物质。但是，机体具有强大的排酸保碱的能力，体液pH维持在7.35～7.45。

1. 酸的来源

化学反应中能释放出H^+的物质，可分为以下两类。

（1）挥发酸（volatile acid）：糖、脂肪和蛋白质在其分解代谢中，氧化的最终产物是CO_2，CO_2与H_2O结合生成H_2CO_3。H_2CO_3可释出H^+，也可逆向进行，主要在碳酸酐酶的作用下形成CO_2与H_2O，CO_2气体可从肺排出体外，所以称为挥发酸。

$$CO_2 + H_2O \rightleftharpoons H_2CO_3 \rightleftharpoons H^+ + HCO_3^-$$

组织细胞代谢产生的CO_2的量相当可观，成人安静状态下每天可产生$300 \sim 400L$。如果全部与H_2O结合生成H_2CO_3，并转化为H^+与HCO_3^-，相当于每天产生H^+ $13 \sim 15mol$。

（2）非挥发酸（unvolatile acid）：又称固定酸（fixed acid），指不能变成气体由肺呼出，而只能通过肾由尿排出的酸性物质。主要包括蛋白质分解代谢产生的硫酸、磷酸、尿酸，糖酵解生成的甘油酸、丙酮酸、乳酸，糖有氧氧化过程中生成的三羧酸，脂肪代谢产生的β-羟丁酸和乙酰乙酸等。成人每天由固定酸释放出的H^+仅$50 \sim 100mmol$，远少于挥发酸。此外，人们有时还会摄入一些酸性食物，或服用一些酸性药物，成为体内酸性物质的另一来源。

2. 碱的来源

化学反应中能接受H^+的物质。

体内碱性物质主要来源于食物，特别是摄入的蔬菜、水果中所含的有机酸盐。体内氨基酸脱氨基生成的氨等也是碱性物质的来源之一。

二、酸碱平衡的维持

日常生活中，人们会摄入一些酸性或碱性食物，代谢过程中不断生成酸性或碱性物质，但体液的酸碱度并不发生显著变化，这是由于机体对酸碱负荷有强大的缓冲能力和有效的调节功能，保持了体液酸碱度的稳态。机体对体液酸碱度的调节主要通过体液缓冲系统以及肺、肾对酸碱平衡的调节维持。

1. 体液缓冲系统

体液缓冲系统由弱酸（缓冲酸）及其相对应的缓冲碱组成。体液中的缓冲系统可分为两大类。

（1）碳酸氢盐缓冲对：存在于细胞外液和细胞内液。在细胞外液，是$NaHCO_3/H_2CO_3$缓冲对，在细胞内液则是$KHCO_3/H_2CO_3$缓冲对。

存在于细胞外液中的碳酸氢盐缓冲对，在体液酸碱平衡有所变化时，能即刻发挥作用，因H_2CO_3能与体液中溶解的CO_2取得平衡而受呼吸的调节，故其为开放性缓冲体系，缓冲潜力强大。美中不足的是，该缓冲对虽然能缓冲所有的固定酸，但不能缓冲挥发酸。

存在于细胞内液的碳酸氢盐缓冲对，有赖于细胞内外H^+-K^+交换，H^+进入细胞内液之后，才能与其他细胞内液的缓冲对一起发挥缓冲作用。

（2）非碳酸氢盐缓冲对：如$HPO_4^{2-}/H_2PO_4^-$，存在于细胞内液和细胞外液，主要在细胞内液发挥作用；Pr^-/HPr，存在于血浆及细胞内，只在其他缓冲对尽其所能之后，才显现其缓冲作用；Hb^-/HHb及$HbO_2^-/HHbO_2$，为红细胞独有，主要缓冲挥发酸。

总之，由于碳酸氢盐缓冲对不能缓冲挥发酸，挥发酸由非碳酸氢盐缓冲对缓冲，固定酸及碱则可由所有缓冲对缓冲，尤以碳酸氢盐缓冲对最为重要。

2. 肺的调节

肺在酸碱平衡中的作用通过改变 CO_2 的排出量调节血浆碳酸浓度，使血浆中的 HCO_3^-/H_2CO_3 比值恢复正常，以维持血浆 pH 相对恒定。

肺的各种调节发生迅速，数分钟内即可达高峰。

3. 肾的调节

肾主要调节固定酸，通过排酸保碱对酸碱平衡进行调节，主要调节途径有以下三条（图4-1）。

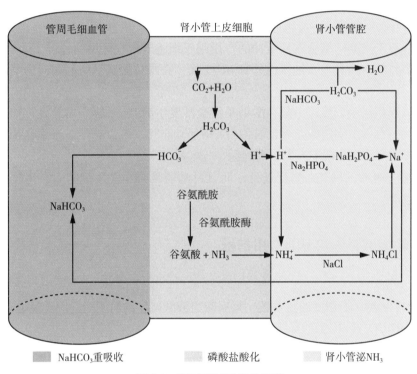

图4-1　肾对酸碱平衡的调节

（1）近端肾小管分泌 H^+ 和对 $NaHCO_3$ 的重吸收。上皮细胞中的碳酸酐酶催化 CO_2 和 H_2O 生成 H_2CO_3，H_2CO_3 解离出 H^+ 和 HCO_3^-，HCO_3^- 重吸收回血浆，H^+ 排泌到肾小管管腔与管腔中的 Na^+ 进行交换，Na^+ 进入上皮细胞内，再从上皮细胞内回到血浆中生成 $NaHCO_3$。

（2）磷酸盐酸化：从肾小球滤出的 Na_2HPO_4 与 NaH_2PO_4 之比为4:1，由于远曲小管和集合管上皮分泌 H^+，使碱式磷酸盐 Na_2HPO_4 逐渐生成酸式磷酸 NaH_2PO_4。当尿液 pH 降到4.8时，尿中 Na_2HPO_4 : NaH_2PO_4 由4:1变为1:99使磷酸盐酸化，达到极限。

（3）NH_4^+ 的排泌：氨（NH_3）和铵（NH_4^+）的生成和排出对 pH 有依赖性，酸中毒越严重，经尿排出的 NH_4^+ 越多。酸中毒严重时，磷酸盐缓冲对难以达成充分缓冲，肾上皮细胞内谷氨酰胺在谷氨酰胺酶的作用下生成 NH_3，向管腔排泌，与尿液中的 H^+ 结合成 NH_4^+ 以铵盐形式，随尿排出。

4. 肝和骨的作用

肝可以通过尿素的合成清除 NH_3，参与酸碱平衡的调节。

酸负荷严重增加时，骨盐（$CaCO_3$、$CaHPO_4$）亦能参与缓冲。

总之，上述几个方面的调节共同完成体内的酸碱平衡，但在启动时间和作用强度上有所差别。

血液缓冲系统反应最为迅速，一旦有酸性或碱性物质入血，缓冲碱或缓冲酸立即与之反应，将强酸或强碱中和转变为弱酸或弱碱。由于在缓冲中，缓冲碱、缓冲酸自身也被消耗，故缓冲作用不易持久。

肺的调节作用效能相当大，也比较迅速，但肺是通过改变肺泡通气调控血浆 H_2CO_3 的浓度，仅对 CO_2 有调节作用，不能缓冲固定酸。

细胞内外离子交换、细胞内液缓冲的作用强于细胞外液，但启动较慢，通常 2 ～ 4 小时后才发挥调节作用。因其涉及细胞内外 H^+-K^+ 交换，在维持酸碱平衡的同时会引起血钾浓度的变动。

肾的调节作用启动较慢，一般在酸碱平衡紊乱发生后 12 ～ 24 小时才发挥作用，但效率高，作用持久，在排出固定酸及保留 $NaHCO_3$ 中居功至伟，可以毫不夸张地认为，只要肾功能完好，机体的酸碱平衡就不至于出大问题。

至于骨盐的缓冲，只有在病程迁延，而且肾功能障碍丧失调节能力，比较无奈的情况下，才勉强启动。

三、反映酸碱平衡状况的常用指标

1. 动脉血pH

动脉血 pH 为血中 H^+ 浓度的负对数，是反映血液酸碱度的简明指标。动脉血 pH 受血液缓冲对，特别是 H_2CO_3 及 HCO_3^- 的影响。

$$pH = -\lg\left[H^+\right] = pKa + \lg\frac{\left[HCO_3^-\right]}{\left[H_2CO_3\right]} = 6.1 + \lg\frac{24}{1.2} = 7.40$$

正常人动脉血 pH 为 7.35 ～ 7.45，平均值为 7.40。

pH < 7.35，提示以酸中毒（acidosis）为主的酸碱平衡紊乱；pH > 7.45，提示以碱中毒（alkalosis）为主的酸碱平衡紊乱。

应该注意的是，pH 正常并不意味着不存在酸碱平衡紊乱。此外，仅凭 pH 也不能区别是"呼吸性"还是"代谢性"酸碱平衡紊乱。

2. 动脉血二氧化碳分压

动脉血二氧化碳分压（$PaCO_2$）是血浆中呈物理溶解状态的 CO_2 分子所产生的张力。

$PaCO_2$ 正常值为 33 ～ 46mmHg，平均为 40mmHg。

$PaCO_2$ > 46mmHg，提示通气不足，CO_2 潴留；$PaCO_2$ < 33mmHg，提示通气过度，CO_2 排出过多。

3. 实际碳酸氢盐和标准碳酸氢盐

（1）实际碳酸氢盐（actual bicarbonate，AB）：是隔绝空气的血液标本在实际体温、实际血红蛋白氧饱和度、实际$PaCO_2$条件下测得的HCO_3^-浓度。

AB受呼吸和代谢两个方面因素的影响。

（2）标准碳酸氢盐（standard bicarbonate，SB）：是全血标本在标准条件（温度38℃、血红蛋白氧饱和度100%、标本用$PaCO_2$ 40mmHg的气体平衡）下测得的HCO_3^-浓度。

SB正常值为22～27mmol/L，平均为24mmol/L。

SB排除了呼吸因素的影响，是评估代谢性因素影响的指标。SB＞27mmol/L，提示代谢性碱中毒；SB＜22mmol/L，提示代谢性酸中毒。

正常人AB＝SB＝24（22～27）mmol/L，比较SB、AB的不同变化有助于酸碱平衡紊乱的鉴别诊断。

4. 缓冲碱

缓冲碱（buffer base，BB）是血液中一切具有缓冲作用的碱性物质的总和。通常用氧饱和的全血标本在标准条件下测定，故不受呼吸因素影响，主要反映代谢性因素的影响。

BB的正常值为48（45～52）mmol/L。

BB＞52mmol/L，提示代谢性碱中毒；BB＜45mmol/L，提示代谢性酸中毒。

5. 碱剩余

碱剩余（base excess，BE）指全血标本在标准条件下滴定至pH＝7.40所需酸或碱的量。

BE的正常值为−3～＋3mmol/L。如需用酸滴定，提示血中碱量多于正常，BE为正值；相反，如需用碱滴定，BE为负值，亦称"碱缺失"。

6. 阴离子间隙

阴离子间隙（anion gap，AG）指血浆中常规检测时未测定的阴离子与未测定的阳离子之差，是一个计算得出的指标（图4-2）：

$AG = Na^+ - (HCO_3^- + Cl^-) = 140 - (24 + 104) = 12 \pm 2$ mEq/L。

AG的正常值为12 ± 2 mEq/L，

AG＞16 mEg/L，提示存在代谢性酸中毒。

AG降低在诊断酸碱平衡紊乱方面意义不大，仅见于未测定阴离子减少或未测定阳离子增多，见于低蛋白血症。

20世纪70年代，临床常规检测中只能测定Na^+、HCO_3^-和Cl^-等少数含量较大的离子，其他含量较小的酸根和阳离子无法测出，想方设法通过AG来推测酸根的多少。AG的大小在一定程度上和血中内生固定酸的多少有关；但应注意除外血浆蛋白浓度对AG的影响；AG有助于区分代谢性酸中毒的类型和混合酸碱平衡紊乱的鉴别诊断，AG增高有助于揭示混合型酸碱平衡紊乱中被掩盖了的代谢性酸中毒。随着临床检验，特别是血气分析技术的提高，原来难以测出的酸根等，多已能够直接测出，大可不必再由AG推算。这一指标终究会退出临床应用。

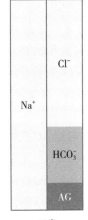

正常

图4-2 阴离子间隙图解

第二节　酸碱平衡紊乱的主要类型

病理情况下，由于机体器官功能或细胞代谢障碍，体液的酸碱度发生变动，并超过了机体调节能力的限度，必将发生酸碱平衡紊乱。根据是单一失衡，还是两种以上酸碱失衡同时存在，酸碱平衡紊乱可分为单纯型酸碱平衡紊乱和混合型酸碱平衡紊乱。

一、单纯型酸碱平衡紊乱

根据导致酸碱平衡紊乱的原发性改变是代谢性因素还是呼吸性因素，单纯型酸碱平衡紊乱可分为以下四种类型。

（一）代谢性酸中毒

代谢性酸中毒（metabolic acidosis），简称"代酸"，指血浆中H^+原发性增高和/或HCO_3^-原发性降低，而导致pH趋向降低的酸碱平衡紊乱。

1. 原因与机制

（1）酸负荷增多：①体内产生大量内生固定酸，见于乳酸酸中毒、酮症酸中毒；②肾排酸功能减退，见于肾衰竭、应用碳酸酐酶抑制剂过多、Ⅰ型肾小管性酸中毒；③酸性、成酸性药物摄（输）入过多，如水杨酸、甲醇、氯化铵等。

（2）血浆HCO_3^-减少：①消化道丢失HCO_3^-，见于腹泻、肠瘘、尿肠吻合；②肾HCO_3^-重吸收和生成减少，见于肾小管性酸中毒（Ⅱ型或Ⅲ型）、大量使用碳酸酐酶抑制剂；③HCO_3^-被稀释，见于大量输入生理盐水（0.9%NaCl）。

（3）高血钾：细胞外K^+与细胞内H^+交换，导致细胞外液H^+增多。

2. 分型

根据AG值的不同，代谢性酸中毒可分为AG正常型和AG增大型两类（图4-3）。

（1）AG正常型代谢性酸中毒：常见于消化道丢失HCO_3^-，血浆HCO_3^-减少，血Cl^-代偿性增多，而AG保持正常。

（2）AG增大型代谢性酸中毒：常见于乳酸酸中毒、酮症酸中毒、水杨酸中毒等固定酸增多引起的代谢性酸中毒。血浆中固定酸的H^+被HCO_3^-缓冲，而固定酸的酸根增多，它们在临床常规检测中属于"未测定的阴离子"，故AG增大，血中Cl^-含量正常。

3. 机体的代偿调节

（1）细胞外液缓冲：最迅速，发生于pH变动的即刻，主要由碳酸氢盐缓冲对进行代偿。

（2）呼吸代偿：较迅速，最为明显，呼吸加深加快，称之为酸中毒（kussmual）大呼吸，是代谢性酸中毒的主要临床表现。

（3）细胞内外离子交换，细胞内缓冲：pH变动2～4小时后，未能被细胞外液碳酸盐缓

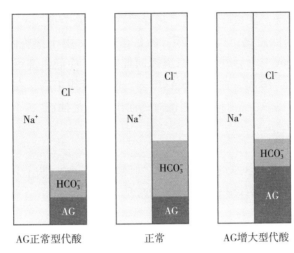

图4-3　代酸按阴离子间隙分类

冲对缓冲的H^+经离子交换进入细胞内，被细胞内液中的缓冲系统缓冲。在此过程中K^+移至细胞外，可导致高钾血症。

（4）肾脏的代偿调节：除肾功能障碍引起的代谢性酸中毒外，其他原因引起的代谢性酸中毒，可通过肾脏加强其排酸保碱的能力发挥强大的代偿调节作用。但肾脏的代偿调节显现较慢，一般要3～5天才能达到高峰。

（5）骨盐的缓冲：慢性肾功能障碍患者，肾代偿调节能力低下，严重的酸负荷难以处置，但病程迁延历时长久，作为无奈之举，骨盐可能参与缓冲。

代谢性酸中毒血气指标变化主要为：由于HCO_3^-原发性降低，pH下降，AB、SB和BB均降低，BE负值加大。通过呼吸代偿，$PaCO_2$继发性下降，AB＜SB。

4. 对机体的影响

（1）呼吸系统：急性代谢性酸中毒，呼吸加深加快，出现酸中毒大呼吸，有利于代偿性排出更多的CO_2。但严重酸中毒或合并高钾血症的患者，呼吸则受到抑制。

（2）心血管系统：代谢性酸中毒患者心肌收缩力降低，血管对儿茶酚胺的反应性降低，使血管舒张，血压降低。尤其要高度警惕的是，严重的代谢性酸中毒可能导致致死性的室性心律失常。

（3）中枢神经系统：主要表现为乏力、疲倦、感觉迟钝，甚至嗜睡、昏迷。其发生与γ-氨基丁酸（GABA）生成增多、而ATP生成减少有关。

（4）骨骼系统：慢性肾功能障碍患者，发展至出现难以处置的代谢性酸中毒，骨钙盐参与缓冲，在幼儿，影响骨骼发育，小儿生长延迟，还可引起佝偻病（rickets）；在成人则可导致骨质软化（osteomalacia）。

5. 防治的病理生理基础

（1）防治原发病，去除引起代谢性酸中毒的原因。

（2）应用碱性药物：多用$NaHCO_3$以补充HCO_3^-，剂量宜小不宜大，速度宜慢不宜快。补充碱性药物过多过快，血液pH过快恢复到正常水平，但是脑脊液反应相对滞后于血液，呼吸中枢仍处于兴奋状态，大量呼出CO_2，易导致呼吸性碱中毒。

（3）防治低血钾和低血钙：严重腹泻导致的酸中毒，由于细胞内K^+外流，往往掩盖原本伴发的低血钾，纠正酸中毒后外流的K^+又返回细胞内，使低血钾得以显现。此外，酸中毒时与血浆蛋白结合的Ca^{2+}解离，血浆游离钙增多。酸中毒纠正后，在碱性条件下，Ca^{2+}易于血浆蛋白结合，使游离钙减少，有时可因低血钙而出现手足抽搐。

（二）呼吸性酸中毒

呼吸性酸中毒（respiratory acidosis）简称"呼酸"，指CO_2排出受阻或吸入过多，血浆中H_2CO_3原发性增高，而导致pH降低的酸碱平衡紊乱。

1. 原因

（1）CO_2排出受阻：外呼吸通气障碍，CO_2潴留，临床上较为多见。常见原因有呼吸中枢抑制、呼吸道阻塞、呼吸肌麻痹、胸廓病变和肺部疾病等。

（2）CO_2吸入过多：较为少见。可发生于通风不良的场所，吸入气中CO_2含量增高，CO_2吸入过多。医源性的可因人工呼吸器管理不当，通气量过小，CO_2往复滞留在管道之中。

2. 分类

呼吸性酸中毒按病程分为以下两类。

（1）急性呼吸性酸中毒：见于急性气道阻塞、急性心源性肺水肿、呼吸骤停及急性呼吸窘迫综合征等。

（2）慢性呼吸性酸中毒：一般见于$PaCO_2$持续增高超过24小时以上的病例，见于慢性阻塞性肺疾病（COPD）及肺广泛纤维化或肺不张。

3. 机体的代偿调节

呼吸性酸中毒发生的主要环节是肺通气功能障碍，肺通常不能发挥代偿作用。血浆中碳酸氢盐缓冲对不能缓冲挥发酸，呼吸性酸中毒主要靠非碳酸氢盐缓冲对和肾代偿。

（1）急性呼吸性酸中毒患者，由于肾的代偿调节相当缓慢，主要依靠细胞内外离子交换、细胞内液缓冲来代偿，但其代偿能力有限，常表现为代偿不全甚或失代偿。

（2）慢性呼吸性酸中毒患者，由于病程较长，肾可以充分发挥代偿调节作用，一般能够得以代偿。

呼吸性酸中毒血气指标变化主要为：由于$PaCO_2$原发性升高，pH下降。慢性病例经肾脏代偿后，代谢性指标继发性升高，AB、SB和BB均增大，BE正值加大。AB＜SB。

4. 对机体的影响

呼吸性酸中毒对机体的影响与代谢性酸中毒相似，只是对中枢神经系统的影响更为严重。

CO_2是脂溶性的，能迅速通过血脑屏障，而HCO_3^-为水溶性的，不易进入屏障，脑脊液pH降低比脑外显著而持久，中枢神经系统功能紊乱更明显。CO_2可以引起脑血管扩张，脑血流量增加，引起颅内压和脑脊液压力升高，导致持续性头痛、脑水肿、脑疝。$PaCO_2＞$80mmHg，出现"CO_2麻醉"。

5. 防治的病理生理基础

（1）防治原发病：去除呼吸道阻塞，应用呼吸中枢兴奋药或人工呼吸器，COPD应控制感染、强心、解痉和祛痰。

（2）发病学治疗：改善肺通气，排出过多的CO_2，使$PaCO_2$逐步下降。对肾代偿良好的患者，要注意代谢性因素的掺入，切忌过急使用人工呼吸器，更应避免过度人工通气，以免引发碱中毒使病情复杂化。

（3）纠正酸中毒：慢性呼吸性酸中毒时，由于肾排酸保碱的代偿，HCO_3^-可能回升，在通气尚未改善前，应慎用碱性药物，尤其是要避免使用$NaHCO_3$等产生CO_2的碱性药物，避免增加CO_2潴留。

（三）代谢性碱中毒

代谢性碱中毒（metabolic alkalosis）简称"代碱"，指细胞外液中H^+丢失和/或HCO_3^-增多，而导致pH趋向升高的酸碱平衡紊乱。

1. 原因与机制

（1）氢离子丢失：主要通过以下两个途径。①经胃丢失，呕吐或胃液引流时H^+随胃液大量丢失；丢失K^+引起低血钾，导致低钾性碱中毒；丢失Cl^-引起低氯血症，使HCO_3^-重吸收增多，导致低氯性碱中毒，此外，胃液大量丢失，可使有效循环血量减少，继发性醛固酮增多，也可引起代谢性碱中毒；②经肾丢失，应用髓袢利尿剂或噻嗪类利尿剂，肾小管H^+、K^+、Cl^-排出增多，使Na^+、HCO_3^-的重吸收增加。此外，肾上腺皮质增生或肿瘤时，肾上腺盐皮质激素醛固酮增多，可通过刺激H^+-ATP酶（氢泵）及通过排钠保钾，促进H^+的排泌，而导致低钾性碱中毒。

（2）碱性物质过多：多为医源性。①口服或静脉输入过多的$NaHCO_3$；②大量输入库存血，柠檬酸盐在体内代谢生成HCO_3^-；③缺水时H_2O和NaCl丢失、血容量减少，导致浓缩性碱中毒。

（3）H^+向细胞内移动：低钾血症是细胞外液中的K^+减少，细胞内液中的K^+与细胞外液中H^+交换，以缓解血K^+的降低，导致低钾性碱中毒。

2. 分类

根据给予"生理盐水"或代谢性碱中毒能否得以纠正，将其分为以下两类。

（1）盐水反应性碱中毒（saline-responsive alkalosis）：见于胃液丢失及应用利尿剂，有效循环血量减少，低氯，给予生理盐水治疗有效。

（2）盐水抵抗性碱中毒（saline-resistant alkalosis）：见于醛固酮增多症。生理盐水治疗无效，应给予醛固酮拮抗剂或碳酸酐酶抑制剂。

3. 机体的代偿调节

（1）细胞外液缓冲：代谢性碱中毒时H^+减少，OH^-增多，OH^-可被缓冲系统中所有缓冲酸缓冲。

（2）呼吸系统：由于H^+减少，呼吸中枢抑制，呼吸变浅变慢，使通气量减少，$PaCO_2$升高，pH可有所降低。但这种"代偿"以抑制机体的正常呼吸为代价，难言合理，也难以为继。

（3）细胞内外离子交换：细胞内的 H^+ 经离子交换逸出细胞外，在此过程中细胞外的 K^+ 移入细胞内，可导致低钾血症。

（4）肾脏的代偿调节：因其显现代偿的时限往往要 3 ~ 5 天，故在代偿中不起主要作用。即使是肾功能正常的患者，也不易完全代偿。代偿调节的方向与代谢性酸中毒相反，HCO_3^- 重吸收、泌 H^+ 和 NH_4^+ 排泌减少，尿液呈碱性。但在低钾性碱中毒，由于细胞外液中的 K^+ 减少，细胞内液中的 K^+ 与细胞外液中 H^+ 交换，造成细胞内 H^+ 增多，泌 H^+ 和 NH_4^+ 排泌增多，尿液反而呈酸性，称为"反常性酸性尿"。

代谢性碱中毒血气指标变化主要为：由于原发性 H^+ 减少和/或 HCO_3^- 增多，pH 升高，AB、SB 和 BB 及 BE 正值加大，AB ＞ SB。由于呼吸抑制，通气量减少，$PaCO_2$ 继发性升高。

4. 对机体的影响

轻度代谢性碱中毒患者通常无明显临床表现或出现一些与碱中毒无直接关系的表现；严重的代谢性碱中毒则可出现许多功能代谢改变。

（1）神经肌肉：血 pH 值升高，血浆游离 Ca^{2+} 减少，神经肌肉应激性增高，面部和肢体肌肉抽动、腱反射亢进及手足搐搦。

（2）枢神经系统：由于 γ- 氨基丁酸生成减少，中枢抑制作用减弱，表现为兴奋、烦躁不安、精神错乱、谵妄、意识障碍。

（3）氧合血红蛋白解离曲线左移：代谢性碱中毒时，pH 升高使血红蛋白与氧的亲和力增高，氧合血红蛋白不易释放氧，导致组织供氧减少，脑缺氧加重。

（4）低钾血症：机体代偿时，细胞内液中 H^+ 与细胞外液中 K^+ 交换，以缓解血 H^+ 的降低，导致低钾血症。代谢性酸中毒与低钾血症互为因果。

5. 防治的病理生理基础

代谢性碱中毒的防治策略是在进行基础疾病治疗的同时去除碱中毒的维持因素。基于患者对生理盐水的不同反应，进行有针对性的处理。

（1）水反应性碱中毒：生理盐水治疗有效。可口服或静脉注射等张（0.9%）或半张（0.45%）的 NaCl 溶液，因其含 Cl^- 高于血浆，既可恢复循环血量、解除"浓缩性碱中毒"，还可补充 Cl^-，驱使过多的 HCO_3^- 从尿中排出。

虽然 NaCl 溶液（"盐水"）可以补 Cl^-、恢复血浆 HCO_3^- 水平，但无助于改善机体缺钾，伴高度缺钾的患者，应适当应用 KCl 以补充 K^+；同理，对游离钙减少的碱中毒患者，也可补充 $CaCl_2$。

（2）盐水抵抗性碱中毒：盐水治疗无效，可给予碳酸酐酶抑制剂，抑制肾小管上皮细胞内碳酸酐酶的活性，减少 H^+ 排泌和 HCO_3^- 重吸收，增加 Na^+ 和 HCO_3^- 的排出。

肾上腺盐皮质激素过多引起的代谢性碱中毒，则需应用抗醛固酮药物。

（四）呼吸性碱中毒

呼吸性碱中毒（respiratory alkalosis）简称"呼碱"，指肺通气过度 CO_2 排出过多，血浆中 H_2CO_3 原发性降低，而导致 pH 趋向升高的酸碱平衡紊乱。

1. 原因和机制

各种原因引起肺通气过度是呼吸性碱中毒发生的基本机制。

（1）氧血症和肺疾病：初入高原地区，空气稀薄或患有某些心肺疾病、胸廓病变的患者，因缺氧刺激呼吸运动增强，CO_2 排出增多。

（2）吸中枢受到直接刺激：脑血管意外、脑外伤、脑炎及脑肿瘤，均可刺激呼吸中枢引起过度通气，如癫病发作时的精神性通气过度，肝病氨中毒和某些药物如水杨酸直接兴奋呼吸中枢。

（3）机体代谢旺盛：高热、甲状腺功能亢进因代谢过高，肺通气增强。

（4）呼吸机使用不当：通气量过大，CO_2 排出增多。

2. 分类

呼吸性碱中毒按病程分为以下两类。

（1）急性呼吸性碱中毒：一般指 $PaCO_2$ 在24小时内急剧下降而导致 pH 升高的病例，常见于呼吸机使用不当，癫病发作，初入高原和高热者。

（2）慢性呼吸性碱中毒：见于慢性颅脑疾病、肺部疾病、肝病氨中毒及高原居民慢性缺氧，兴奋呼吸中枢引起持久的 $PaCO_2$ 下降而导致 pH 升高。

3. 机体的代偿调节

呼吸性碱中毒主要是由于肺通气过度，CO_2 排出过多，而发生低碳酸血症，pH 升高。由低碳酸血症而致的 H^+ 减少，可通过降低血浆 HCO_3^- 浓度得到代偿。包括迅速发生的细胞内外离子交换、细胞内液缓冲和缓慢进行的肾排酸减少。

（1）急性呼吸性碱中毒：由于肾的代偿调节相当缓慢，主要依靠细胞内外离子交换、细胞内液缓冲来代偿。H^+ 从细胞内移出至细胞外并与 HCO_3^- 结合因而 HCO_3^- 浓度下降，H_2CO_3 浓度有所回升。由于这种代偿的作用非常有限，急性呼吸性碱中毒往往是失代偿的。

（2）慢性呼吸性碱中毒：除了有细胞内外离子交换、细胞内液缓冲外，由于病程较长，肾可以充分发挥代偿调节作用，在低碳酸血症持续存在的情况下，$PaCO_2$ 降低使肾小管上皮细胞泌 H^+、排 NH_4^+ 以及对 HCO_3^- 的重吸收均减少，尿液呈碱性。碱中毒一般能够得以代偿。

呼吸性碱中毒血气指标变化主要为：由于 $PaCO_2$ 原发性降低，pH 升高。慢性病例经肾脏代偿后，代谢性指标继发性降低，AB、SB 和 BB 均降低，BE 负值加大。

4. 对机体的影响

呼吸性碱中毒对机体的影响与代谢性碱中毒相似，而且对中枢神经系统的影响更为明显。可表现为兴奋、烦躁不安、手足搐搦、精神错乱、谵妄、意识障碍等。与呼吸性碱中毒时，$PaCO_2$ 降低，脑血管收缩痉挛，脑血流量减少有关。

由于 CO_2 是脂溶性的，能迅速通过血脑屏障；而 HCO_3^- 为水溶性的，不易通过血脑屏障，通气过度 $PaCO_2$ 降低时，脑脊液中的 CO_2 比 HCO_3^- 更快地穿过血脑屏障向血液转移，脑脊液升高了的 pH 回降的速度比脑外显著缓慢，所以中枢神经系统功能紊乱更明显。

5. 防治的病理生理基础

（1）防治原发病：去除引起通气过度的原因，绝大多数呼吸性碱中毒可自行缓解。

（2）发病学治疗：降低患者的通气过度，可嘱患者反复屏气或用"纸筒呼吸法"，使其反复吸回呼出的 CO_2 维持血浆 H_2CO_3 水平。精神性通气过度患者可酌情给予镇静剂。

（3）纠正碱中毒：急性呼吸性碱中毒可吸入含5% CO_2 的混合气体，提高血浆 H_2CO_3 浓度。

二、混合型酸碱平衡紊乱

除单纯型酸碱平衡紊乱外，同一患者还可能同时存在两种或两种以上单纯型酸碱平衡紊乱，称之为混合型酸碱平衡紊乱（mixed acid-base disturbance）。

临床上可能出现的酸碱平衡紊乱总共有11种（表4-1）。

表4-1　临床上可能出现的酸碱平衡紊乱种类

单纯型酸碱平衡紊乱			代谢性酸中毒
			呼吸性酸中毒
			代谢性碱中毒
			呼吸性碱中毒
混合型酸碱平衡紊乱	二重性酸碱平衡紊乱	酸碱一致型	代酸合并呼酸
			代碱合并呼碱
		酸碱混合型	代酸合并代碱
			代酸合并呼碱
			代碱合并呼酸
	三重性酸碱平衡紊乱		代酸、代碱合并呼酸
			代酸、代碱合并呼碱

依据同时出现的酸碱平衡紊乱的多寡，临床可见的混合型酸碱平衡紊乱有二重性酸碱平衡紊乱和三重性酸碱平衡紊乱之分。

1. 二重性酸碱平衡紊乱

二重性酸碱平衡紊乱是指两种不同类型的单纯型酸碱平衡紊乱在同一患者同时存在。可再细分为以下类型。

（1）酸碱一致型：两种酸中毒或两种碱中毒同时存在，pH向同一方向显著偏移。有代谢性酸中毒合并呼吸性酸中毒，代谢性碱中毒合并呼吸性碱中毒。

（2）酸碱混合型：一种酸中毒与一种碱中毒同时存在，pH向相反方向偏移，偏移幅度较小，甚至可能相互抵消，pH可能仍在正常范围。有代谢性酸中毒合并代谢性碱中毒，代谢性酸中毒合并呼吸性碱中毒，代谢性碱中毒合并呼吸性酸中毒。

临床上二重性酸碱平衡紊乱以呼吸性酸中毒合并代谢性酸中毒和呼吸性酸中毒合并代谢性碱中毒较为多见。代谢性酸中毒与代谢性碱中毒可同时存在于同一患者，典型病例为上吐下泻。对于同一患者，通气过度不可能与通气不足同时发生，呼吸性碱中毒不可能与呼吸性酸中毒并存。

2. 三重性酸碱平衡紊乱

三重性酸碱平衡紊乱均为混合型。在代谢性酸中毒合并代谢性碱中毒的同时存在呼吸性酸中毒或呼吸性碱中毒。临床可见以下类型。

（1）代谢性酸中毒、代谢性碱中毒合并呼吸性酸中毒。

（2）代谢性酸中毒、代谢性碱中毒合并呼吸性碱中毒。

第三节　酸碱平衡紊乱判断的病理生理基础

准确判断酸碱平衡紊乱的类型是选用正确的治疗方案的前提。患者的病史和临床表现对判断酸碱平衡紊乱的性质至关重要。血气分析尤其是pH、HCO_3^-和H_2CO_3（$PaCO_2$）是判断紊乱的类型和代偿程度的重要参考。较为复杂的病例，有时还要借助计算AG值区别代谢性酸中毒类型并揭示可能被掩盖了的代谢性酸中毒。

一、判断酸碱平衡紊乱的基本步骤

一般而言，临床上判断酸碱平衡紊乱的基本步骤如下。

1. 以病史和临床表现判断紊乱的性质：是代谢性的，还是呼吸性的。

2. 以pH判断紊乱的类型和程度：酸中毒还是碱中毒，代偿或失代偿。

3. 以酸碱平衡紊乱的代偿预期（表4-2）判断是单纯型还是混合型酸碱平衡紊乱，以及代偿的调节方向。

表4-2　酸碱平衡紊乱的代偿预期

紊乱类型	原发变化	继发代偿	代偿预期	代偿时限	代偿限度
代酸	$[HCO_3^-]\downarrow$	$PaCO_2\downarrow$	$\Delta PaCO_2\downarrow=1.2\Delta[HCO_3^-]\pm2$	12～24小时	10mmHg
代碱	$[HCO_3^-]\uparrow$	$PaCO_2\uparrow$	$\Delta PaCO_2\uparrow=0.7\Delta[HCO_3^-]\pm5$	12～24小时	55mmHg
呼酸（急）	$PaCO_2\uparrow$	$[HCO_3^-]\uparrow$	$\Delta[HCO_3^-]\uparrow=0.1\Delta PaCO_2\pm1.5$	几分钟	30mmol/L
呼酸（慢）			$\Delta[HCO_3^-]\uparrow=0.4\Delta PaCO_2\pm3$	3～5天	30mmol/L
呼碱（急）	$PaCO_2\downarrow$	$[HCO_3^-]\downarrow$	$\Delta[HCO_3^-]\downarrow=0.2\Delta PaCO_2\pm2.5$	几分钟	18mmol/L
呼碱（慢）			$\Delta[HCO_3^-]\downarrow=0.5\Delta PaCO_2\pm2.5$	3～5天	15mmol/L

（1）参考代偿预期限度，判断是单纯型或混合型酸碱平衡紊乱。

（2）混合型酸碱平衡紊乱参考代偿调节方向，判断是酸碱一致紊乱还是酸碱混合型紊乱。

4. 较为复杂的病例，计算AG值区别代谢性酸中毒类型并揭示可能被掩盖了的代谢性酸中毒。

（1）HCO_3^-丢失引起的代谢性酸中毒AG值基本正常。

（2）H^+增加、滞留引起者，AG值增大；AG＞16提示患者除已判断的酸碱平衡紊乱外，还存在内生固定酸增多造成的代谢性酸中毒。

二、酸碱平衡紊乱示范病例

病例 1

某糖尿病患者，血气分析及电解质检查：pH 7.25，$PaCO_2$ 30mmHg，$[HCO_3^-]$ 16mmol/L，$[Na^+]$ 140mmol/L，$[Cl^-]$ 105mmol/L。

分析：

糖尿病患者，胰岛素缺乏，脂肪分解加速可产生酮症酸中毒。

pH 7.25，$[HCO_3^-]$ 16mmol/L，确实存在以酸中毒为主的酸碱平衡紊乱。

$PaCO_2$ 降低是代酸的呼吸代偿，还是合并呼吸性碱中毒？

$PaCO_2$ 代偿预期 40-1.2（24-16）±2＝30.4±2mmHg。

$PaCO_2$ 实测为 30mmHg，在代偿预期范围之内，是对代酸的呼吸代偿，并未合并呼吸性碱中毒。

结论：患者为单纯型代谢性酸中毒。

病例 2

某慢性肾功能不全患者，因上腹部不适、呕吐而急诊入院。血气检查结果：pH 7.40，$PaCO_2$ 44mmHg，$[HCO_3^-]$ 26.4mmol/L，$[Na^+]$ 142mmol/L，$[Cl^-]$ 96.5mmol/L。

分析：

pH、$PaCO_2$、$[HCO_3^-]$ 均正常，并不能除外酸碱平衡紊乱。

病史（慢性肾功能不全）强烈提示至少应有代谢性酸中毒。

AG＝142-（26.4＋96.5）＝19.1＞16，揭示存在代谢性酸中毒。

$[HCO_3^-]$ 不降，同时 $[Cl^-]$ 低于正常，且患者呕吐，提示合并存在代谢性碱中毒。

结论：患者为二重性（代酸-代碱）酸碱平衡紊乱。

病例 3

某肺心病患者呼吸衰竭合并肺性脑病，用激素、利尿剂等治疗，血气分析及电解质检查：pH 7.43，$PaCO_2$ 60mmHg，$[HCO_3^-]$ 38mmol/L，$[K^+]$ 3.5mmol/L，$[Na^+]$ 140mmol/L，$[Cl^-]$ 74mmol/L。

分析：

病史及 $PaCO_2$ 原发性增高提示患者存在慢性呼吸性酸中毒。

pH 正常偏高，是代偿，还是混合型紊乱？

$[HCO_3^-]$ 代偿预期：24＋0.4（60-40）＝32±3mmol/L。

$[HCO_3^-]$ 实测 38mmol/L，超出代偿预期范围，说明存在代谢性碱中毒（低氯、利尿剂）。

计算 AG＝140-（38＋74）＝28，明显增高，揭示存在被掩盖了的代谢性酸中毒。

结论：患者为三重性（呼酸-代碱-代酸）酸碱平衡紊乱。

第五章 缺　氧

教学目的和要求

1. 掌握缺氧的类型、原因、特点和发生机制。
2. 掌握缺氧对机体的影响。
3. 熟悉常用血氧指标及其意义。
4. 了解缺氧的基本概念。
5. 了解缺氧防治的病理生理基础。

氧是生命活动的必需物质。氧的获得和利用是一个非常复杂的过程，包括外呼吸、血液携带、循环运输和组织利用四个环节。机体通过肺的通气功能将大气中的氧吸入肺泡，然后经肺换气弥散入血与红细胞结合，由血循环将氧运送至身体各部分供组织细胞利用。

因组织供氧不足或用氧障碍，从而引起细胞代谢、功能以致形态结构发生异常变化的病理过程称为缺氧（hypoxia）。成人静息时需氧量约250ml/min，体内贮氧量1500ml，一旦呼吸、心跳停止，供氧中断，仅能维持6分钟左右。

缺氧是造成组织细胞损伤最常见的原因，见于临床各科多种疾病，存在于休克、水肿、心力衰竭、呼吸衰竭等病理过程，是最重要和最常见的基本病理过程之一，也是航天飞行、宇宙医学、高原适应与习服的一个重要研究课题。

第一节　常用血氧指标

临床上与机体氧代谢有关的血气检测指标称为血氧指标，可用于反映机体组织供氧和耗氧量变化。常用的有以下四种。

1. 血氧分压

血氧分压（partial pressure of oxygen，PO_2）为物理溶解于血液中的氧所产生的张力。正常人动脉血氧分压（arterial partial pressure，PaO_2）约为100mmHg，主要取决于吸入气体的氧分压和肺的外呼吸功能。静脉血氧分压（venous partial pressure，PvO_2）约为40mmHg，主要取决于组织摄氧和利用氧的能力，可反映内呼吸的状况。

2. 血氧容量

血氧容量（oxygen binding capacity，$CO_2\ max$）为100ml血液中血红蛋白（hemoglobin，Hb）充分氧饱和时的最大携氧量，取决于血红蛋白的量及其与氧结合的能力。

充分氧饱和时，1g血红蛋白可结合1.34ml氧，100ml血液中血红蛋白，按15g计算，血氧容量的正常值为15（g/dl）×1.34（ml/g）＝20（ml/dl）。

3. 血氧含量

血氧含量（oxygen content，CO_2）为100ml血液的实际携氧量，包括血红蛋白实际结合的氧和溶解于血浆的氧。常压下溶解于血浆的氧仅0.3ml/dl，故血氧含量主要指血液中血红蛋白结合的氧，主要取决于血氧分压和血氧容量。动脉血氧含量（CaO_2）约为19ml/dl，静脉血氧含量（CvO_2）约为14ml/dl。

动-静脉血氧含量差（$Ca\text{-}vO_2$），即为动脉血氧含量与静脉血氧含量之差，正常约为5ml/dl，反映组织摄取和利用氧的能力。

4. 血氧饱和度

血氧饱和度（oxygen saturation，SO_2），简称氧饱和度，指血红蛋白与氧结合的百分数：

$$血氧饱和度＝\frac{血氧含量-溶解的氧量}{血氧容量}\times100\%$$

正常动脉血氧饱和度（SaO_2）为95%～97%，静脉血氧饱和度（SvO_2）约为75%。血氧饱和度，主要取决于血氧分压，不同氧分压下血红蛋白与氧结合的多寡，可用氧合血红蛋白解离曲线（简称解离曲线）表示。因血红蛋白结合氧的特点，氧解离曲线呈"S"形（图5-1）。

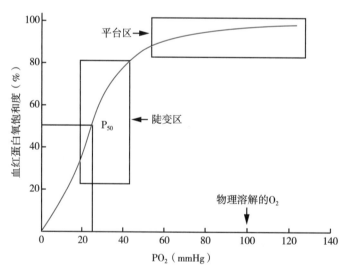

图5-1　氧合血红蛋白解离曲线

解离曲线中的P_{50}是血红蛋白血氧饱和度为50%时对应的氧分压，是反映血红蛋白与O_2亲和力的指标。正常为26～27mmHg。

第二节 主要缺氧类型

氧代谢包括摄入、携带、运输、利用四个环节，其中任何一个环节发生障碍，均可导致缺氧。不同环节障碍导致的缺氧分别对应低张性缺氧、血液性缺氧、循环性缺氧和组织性缺氧四种类型。

一、低张性缺氧

低张性缺氧（hypotonic hypoxia）指因氧代谢的摄入环节障碍而引起的组织供氧不足。基本特征为动脉血氧分压降低，血氧含量减少，又称乏氧性缺氧（hypoxic hypoxia）或低张性低氧血症（hypotonic hypoxemia）。

1. 原因

（1）吸入气氧分压过低：多见于海拔3000～4000m以上的高原或高空。随着海拔的升高，吸入气中的氧分压（PO_2 of inspired air，PiO_2）降低，进入肺泡的氧减少，肺泡气氧分压（PO_2 of alveolar air，P_AO_2）和血氧饱和度也降低（表5-1）。

通风不良的矿井、坑道，吸入性麻醉药稀释等，吸入气中的氧分压也降低，亦可导致低张性缺氧。

表5-1 不同海拔的大气压、吸入气氧分压、肺泡气氧分压和血氧饱和度

海拔/m	大气压/mmHg	PiO_2/mmHg	P_AO_2/mmHg	血氧饱和度/%
0	760	159	105	95
1000	680	140	90	94
2000	600	125	70	92
3000	530	110	62	90
4000	460	98	50	85
5000	405	85	45	75
6000	366	74	40	70
7000	310	65	35	60
8000	270	56	30	50

注：PiO_2.吸入气中的氧分压；PAO_2.肺泡气氧分压。

（2）外呼吸功能障碍：肺通气功能障碍可引起肺泡气氧分压降低，肺换气功能障碍使经肺泡弥散入血的氧减少，动脉血氧分压和血氧含量降低。

因外呼吸功能障碍引起的缺氧，又称呼吸性缺氧（respiratory hypoxia），常见于支气管哮喘、肺炎、慢性阻塞性肺疾病等。所谓"梦中杀手"阻塞性睡眠呼吸暂停低通气综合征（obstructive sleep apnea-hypopnea syndrome，OSAHS）也是因为晚间睡眠时，患者舌底到喉咙一段的肌肉突然松弛下坠，与气道壁贴在一起，导致上气道塌陷阻塞，影响肺通气所致。患者除鼾声大作外，还可有呼吸暂停、通气不足，动脉血氧分压和氧饱和度降低，甚或危及生命。

（3）静脉血分流入动脉血：在有右向左分流的先天性心脏病患者，如室间隔缺损、法洛四联症、动静脉瘘等，因右心压力高于左心，未经肺循环氧合的静脉血可直接掺入左心的动脉血，导致动脉血氧分压降低。

2. 血氧变化

因吸入的氧量减少，低张性缺氧血气变化的特点，以PaO_2降低首当其冲，血氧容量一般正常。而在慢性患者，因红细胞和血红蛋白代偿性增多甚或有所增高，动脉血氧含量、动脉血氧饱和度均可降低。因可供组织利用的减少，动-静脉氧含量差一般减小，但在慢性患者因组织利用氧的能力可能代偿性增强，动-静脉氧含量差亦可无变化。

3. 临床表现

因血红蛋白结合氧的特点，氧解离曲线呈"S"形，PaO_2在60mmHg以上时，氧解离曲线近似水平线，PaO_2降至60mmHg以下，曲线下降的斜率较大，动脉血氧饱和度和血氧含量显著降低，可引起组织缺氧。

正常情况下，毛细血管中脱氧血红蛋白的平均浓度约为2.6g/dl。低张性缺氧血中的氧合血红蛋白减少，脱氧血红蛋白增多，当毛细血管脱氧血红蛋白的平均浓度超过5g/dl时，患者皮肤和黏膜可呈青紫色，称之为发绀（cyanosis），系低张性缺氧的临床特征之一。

二、血液性缺氧

血液性缺氧（hemic hypoxia）指血红蛋白数量减少或性质改变，血红蛋白携氧能力下降或氧合血红蛋白不易释出，因氧代谢的携带环节障碍而引起的缺氧。血液性缺氧时外呼吸功能正常，动脉血氧分压及血氧饱和度均正常，亦称等张性缺氧（isotonic hypoxia）。

1. 原因

（1）贫血（anemia）：严重贫血时血红蛋白含量减少，携带氧的能力降低，以致对组织细胞的供氧不足。出血时情况类似。

（2）一氧化碳中毒（carbon monoxide poisoning）：一氧化碳（CO）可与血红蛋白（Hb）结合生成碳氧血红蛋白（HbCO），其结合速率是氧与血红蛋白结合的1/10，但HbCO解离的速度却仅为氧合血红蛋白（HbO_2）的1/2100，换言之，CO与Hb的亲和力是O_2的210倍。吸入气中的CO只要有0.1%，即有约50%的血红蛋白与CO结合成HbCO而失去携带O_2的能力。此外，当CO与血红蛋白中某一个血红素结合时，其余三个血红素对O_2的亲和力也增高，导致与血红蛋白结合的氧不易解离释放。因此，CO既在优势地位与O_2竞争性结合血红蛋白，又妨碍已与血红蛋白结合了的氧释放，从而导致严重的缺氧。

（3）高铁血红蛋白血症（methemoglobinemia）：血红素中的铁为二价铁时才是氧的有效

载体。二价铁在氧化剂的催化下氧化为三价铁，形成高铁血红蛋白，其中的三价铁与羟基牢固结合而失去携带氧的能力。此外，血红蛋白分子中的四个二价铁有一部分被氧化成三价铁后，还使其余二价铁与氧的亲和力增高，结合的氧不易解离释放，使组织缺氧。临床上高铁血红蛋白血症较常见于食用大量含硝酸盐的腌制菜后，经肠道细菌作用将硝酸盐还原成亚硝酸盐，后者吸收入血可使大量血红蛋白氧化成高铁血红蛋白。误食亚硝酸盐、过氯酸盐等也可引起高铁血红蛋白血症。

2. 血氧变化

血液性缺氧患者由于外呼吸功能正常，故PaO_2及主要取决于PaO_2的动脉血氧饱和度均正常。

因血红蛋白数量减少或性质改变，动脉血氧容量、血氧含量一般降低，但CO中毒的患者血液中HbCO增加，使血氧含量降低，但血红蛋白总量并未减少，其血标本在体外用氧充分饱和后，血红蛋白结合的CO可被氧取代，测得的血氧容量可正常。

贫血患者尽管PaO_2正常，但由于动脉血氧含量降低，随着氧向组织释出，毛细血管内PO_2下降较快，难以维持毛细血管血液与组织的PO_2弥散梯度，动-静脉氧含量差缩小；而CO中毒和高铁血红蛋白血症患者，血红蛋白与氧的亲和力增加，结合的氧不易解离释放，动-静脉氧含量差也低于正常。

3. 临床表现

血液性缺氧患者的皮肤黏膜颜色可随病因不同而异：严重贫血患者面色苍白，即使合并低张性缺氧，其脱氧血红蛋白也不易达到5g/dl，所以不会出现发绀。碳氧血红蛋白颜色鲜红，故CO中毒患者皮肤黏膜呈现樱桃红色，但缺氧严重时由于皮肤血管收缩，皮肤黏膜可呈苍白色。高铁血红蛋白呈棕褐色，故亚硝酸盐中毒等高铁血红蛋白血症患者皮肤和黏膜呈咖啡色或类似发绀。因进食而引起者又称为肠源性发绀（enterogenous cyanosis）。

除皮肤黏膜颜色改变外，血液性缺氧患者还可有更为严重，甚至危及生命的临床表现：吸入含0.5%CO的气体，仅20～30分钟血中HbCO就可高达70%，CO中毒患者严重缺氧，将死于心脏和呼吸衰竭；高铁血红蛋白血症患者血中高铁血红蛋白占比达20%～50%，就会出现头痛、衰弱、昏迷、呼吸困难和心动过速等临床表现。

三、循环性缺氧

循环性缺氧（circulatory hypoxia）因氧代谢的运输环节障碍而引起，其特点是全身或局部循环障碍，组织血流量减少，供氧不足。

循环性缺氧还可分为缺血性缺氧（ischemic hypoxia）和淤血性缺氧（congestive hypoxia），分别由动脉灌流不足和静脉回流障碍所致。

1. 原因

（1）全身循环障碍：主要见于休克、心力衰竭。因心排出量减少，导致全身组织缺血缺氧。

（2）局部循环障碍：主要见于血管栓塞、动脉炎或动脉粥样硬化造成的动脉血管狭窄或阻塞。

2. 血氧变化

单纯性循环性缺氧，若未累及肺循环，氧可进入肺毛细血管并与血红蛋白结合，故 PaO_2、动脉血氧容量、血氧含量、动脉血氧饱和度均正常，全身或局部循环障碍，血液流经组织毛细血管的时间延长，组织细胞从单位容量血液中摄取的氧增多，动－静脉氧含量差增大。

全身循环障碍累及肺者，如左心衰竭引起肺水肿或休克引起急性呼吸窘迫综合征，则可因肺泡气与血液交换障碍而合并呼吸性（低张性）缺氧，患者的 PaO_2、动脉血氧容量、血氧含量、动脉血氧饱和度均可降低。

3. 临床表现

循环性缺氧患者，虽然 PaO_2 正常，但因循环障碍，组织血流量减少，弥散到组织细胞的总氧量不足以满足细胞的需要。在缺血性缺氧患者，因动脉灌流不足皮肤可苍白；而在淤血性缺氧患者，由于静脉回流障碍血液滞留在毛细血管，可生成并积聚更多的脱氧血红蛋白，故可有发绀。

循环性缺氧对患者的影响取决于受累器官或病变部位。心肌梗死、脑血管意外多后果严重，甚或致命。

四、组织性缺氧

组织性缺氧（histogenous hypoxia）是在氧代谢的利用环节，因组织细胞内生物氧化过程发生障碍，尽管组织供氧正常，细胞却不能有效地利用氧而导致的缺氧。

1. 原因

（1）细胞氧化磷酸化抑制：细胞色素分子中的铁通过可逆性氧化还原反应进行电子传递是细胞氧化磷酸化的关键步骤。各种氰化物可经消化道、呼吸道或皮肤进入人体，分解出 CN^-。氰化物中毒时，CN^- 迅速与氧化型细胞色素氧化酶分子中的 Fe^{3+} 结合成氰化高铁细胞色素氧化酶，阻碍其还原为 Fe^{2+} 的还原型细胞色素氧化酶，使呼吸链的电子传递无法进行。此外，硫化物、砷化物和甲醇等也能抑制细胞损伤氧化酶影响氧化磷酸化过程。因毒性物质抑制细胞生物氧化而导致的缺氧，还称为组织中毒性缺氧（histotoxic hypoxia）。

（2）细胞线粒体损伤：大量射线照射、细菌毒素、严重缺氧、钙超载和高压氧等均可抑制线粒体呼吸功能，甚至造成线粒体结构损伤，导致细胞生物氧化障碍。

（3）呼吸酶合成障碍：许多维生素是呼吸链中多种辅酶的组成成分。硫胺素、尼克酰胺、核黄素等维生素严重缺乏，也可导致细胞利用氧障碍。

2. 血氧变化

组织性缺氧患者 PaO_2、动脉血氧容量、血氧含量和动脉血氧饱和度一般均正常。因细胞生物氧化过程受损，不能充分利用氧，PaO_2 和静脉血氧含量均高于正常，故动－静脉氧含量差缩小。

3. 临床表现

供氧一般正常，但组织细胞利用氧的能力受损，毛细血管中氧合血红蛋白的量高于正常，患者皮肤黏膜常呈鲜红色或玫瑰红色。尽管肤色不错，但毒性物质引起的组织中毒性缺氧常危及患者生命。

综上所述，各型缺氧的血氧变化特点可归纳于表5-2。

表5-2　各型缺氧血氧变化的特点

缺氧类型	PaO_2	血氧容量	血氧含量	血氧饱和度	动-静脉血氧含量差
低张性缺氧	↓	N或↑	↓	↓	↓或N
血液性缺氧	N	↓或N	↓	N	↓
循环性缺氧	N	N	N	N	↑
组织性缺氧	N	N	N	N	↓

注：↓降低；↑升高；N正常。

应该指出的是，临床所见的缺氧常为混合性缺氧。如心力衰竭患者主要表现为循环性缺氧，若合并肺水肿，则可发生低张性缺氧。感染性休克可引起循环性缺氧，细菌毒素造成细胞损伤可发生组织性缺氧，如合并急性呼吸窘迫综合征又可伴有低张性缺氧。

第三节　缺氧对机体的影响

缺氧对机体的影响，取决于缺氧的程度、发生速度、持续时间和机体的功能代谢状态。轻度缺氧主要激发机体的代偿；重度缺氧而机体代偿不全，则出现代谢功能障碍，并可导致不可逆损伤，甚至死亡。机体对急性缺氧与慢性缺氧的反应有所不同：急性缺氧时机体往往来不及代偿，以损伤表现为主；慢性缺氧时机体的代偿反应可与缺氧的损伤作用并存。此外，不同类型缺氧对机体的影响也不尽相同。以下主要以低张性缺氧为例，介绍缺氧时机体功能与代谢的变化。

一、对呼吸系统的影响

1. 代偿性反应

PaO_2维持于$60 \sim 100mmHg$，肺通气量几乎无变化，$PaO_2 < 60mmHg$，呼吸加深加快、肺通气量增加，称为"低氧通气反应"（hypoxic ventilation reaction，HVR）是对急性缺氧最重要的代偿反应，不但有利于提高P_AO_2和PaO_2，还可增大胸内负压，促进静脉回流，肺血流量和心排出量，也有利于血液摄取和运输更多的氧。

低张性缺氧引起的肺通气变化与缺氧持续的时间有关。初上4000m高原时，缺氧使肺通气量即刻增加，较居住在平原时约增加60%，与呼吸加深加快使CO_2排出过多，引起呼吸性碱中毒，抑制呼吸中枢，限制了肺通气量的大幅增加有关。数日后，早期的呼吸性碱中毒因机体代偿而纠正，解除了pH升高对呼吸中枢的抑制作用，缺氧兴奋呼吸的作用得以充分显现，肺通气量可增至上高原前的5～7倍。但长期呼吸运动增强、耗氧增加，对机体不利，久居高原后，长期的低张性缺氧可使外周化学感受器的敏感性降低，肺通气反应减弱，肺通气量则逐渐回降至仅高于世居平原时15%左右。

血液性缺氧、循环性缺氧或组织性缺氧患者，如果不合并PaO_2降低，呼吸系统的代偿并不明显。

2. 损伤性变化

（1）高原肺水肿（high altitude pulmonary edema），进入4000m高原后1～4天，常会出现头痛、胸闷、发绀、呼吸困难、咳嗽、血性泡沫痰，甚至神志不清，称为高原肺水肿。如经氧疗PaO_2能回升至正常，病情迅速好转。否则，高原肺水肿一旦形成，影响肺的换气功能，使PaO_2进一步降低。高原肺水肿发病机制不甚明了，有人认为可能与肺动脉高压有关。

（2）中枢性呼吸衰竭（central respiratory failure），PaO_2过低，$< 30mmHg$，缺氧对呼吸中枢的直接抑制作用超过PaO_2降低对外周化学感受器的兴奋作用，发生中枢性呼吸衰竭。表现为浅而慢的呼吸和周期性呼吸，若呼吸逐渐增强增快再逐渐减弱减慢与呼吸暂停交替出现，称为陈-施呼吸；如果在一次或多次强呼吸后，继以长时间呼吸停止，其后再次出现数次强呼吸，称为间停呼吸。

二、对循环系统的影响

1. 代偿性反应

低张性缺氧引起的循环系统的代偿反应主要表现为心排出量增加、肺血管收缩、血流重新分布和毛细血管增生。

（1）心排出量增加：虽然单位容积血液的血氧含量不一定会增加，但供应组织细胞的血量增多，可提高组织的供氧量，对急性缺氧有一定的代偿意义。心排出量增多与心率加快、心肌收缩增强、静脉回流增加有关。

（2）肺血管收缩：肺循环的主要功能是使血液中的血红蛋白充分氧合，肺血管对缺氧的反应与体循环血管相反。当某部分肺泡的P_AO_2降低时，可引起该部位肺小动脉收缩，称为缺氧性肺血管收缩（hypoxic pulmonary vasoconstriction，HPV）。其发生主要涉及缺氧对血管平滑肌的直接作用，体液因素和交感神经系统的作用。急性缺氧引起的肺血管收缩，使缺氧肺泡的血流量减少，血液流向通气良好的肺泡，是维持通气和血流比相适应的代偿性保护机制。

（3）血流重新分布：由于不同器官的物质代谢不同，不同器官血管对缺氧的反应性不同，以及各器官血管受体的类型和分布密度不同，缺氧时心和脑的供血量增多，而皮肤、内脏、骨骼肌和肾的血流量减少，血流如此重新分布，可保证生命重要脏器的血氧供应。

（4）组织毛细血管密度增加：长期缺氧时诱导血管内皮生长因子（vascular endothelial growth factor，VEGF）等基因高表达，促使缺氧组织内毛细血管增生，密度增加，尤其是脑、心和骨骼肌的毛细血管增生明显。毛细血管密度增加可缩短血氧弥散至细胞的距离，有利于对组织的供氧。

2. 损伤性变化

（1）肺动脉高压（pulmonary hypertension）：多见于慢性阻塞性肺疾病和久居高原者，其发病机制比较复杂，可能与长期P_AO_2降低，慢性缺氧使肺小动脉长期处于收缩状态，导致肺循环阻力增高有关。研究发现，长期缺氧可选择性抑制电压依赖性钾通道（Kv）mRNA和蛋白质的表达，以及慢性缺氧引起的Ca^{2+}增加也介导肺动脉高压的发生发展。

（2）心肌舒缩功能障碍：严重缺氧可损伤心肌的收缩和舒张功能，甚至发生心肌变性、坏死。因同时存在肺动脉高压，患者往往首先表现为右心衰竭，进一步发展则表现为全心衰竭。其发生机制主要与缺氧使心肌ATP生成减少、心肌钙转运和分布异常、心肌收缩蛋白破坏，以及慢性缺氧时红细胞代偿性生成增多，血液黏稠心肌射血阻力增大等有关。

（3）心律失常：严重缺氧可引起窦性心动过缓、期前收缩，甚至发生致死性的室颤。严重的PaO_2降低可经颈动脉体反射性兴奋迷走神经，导致心动过缓；而期前收缩和室颤的发生与缺氧使细胞内外离子分布异常，静息膜电位降低，心肌兴奋性和自律性增高、传导性降低有关。

（4）回心血量减少：缺氧时细胞生成大量乳酸和腺苷等扩血管物质，血液淤滞扩大了的外周血管床。严重缺氧可直接抑制呼吸中枢，胸廓呼吸运动减弱，回心血量减少。

回心血量减少进一步降低心排出量，使组织的供血量更为不足。

三、对血液系统的影响

1. 代偿性反应

血液系统对缺氧的代偿通过增加红细胞生成和提高红细胞向组织细胞释放氧的能力实现。

（1）红细胞与血红蛋白生成增多：久居高原者，红细胞和血红蛋白明显高于平原地区居民。红细胞计数可达$6×10^{12}/L$，血红蛋白可达210g/L。慢性缺氧时红细胞增多，主要是由于肾生成和释放的促红细胞生成素（erythropoietin，EPO）增多，骨髓造血增强所致。

（2）红细胞向组织细胞释放氧的能力增强：2,3-DPG是糖酵解的中间产物，可结合于血红蛋白发展4个亚基的中心孔内，具有可与中央孔较大的脱氧血红蛋白结合，不能与中央孔很小的氧合血红蛋白结合的特性（图5-2），其主要功能是调节血红蛋白的运氧功能。

缺氧时，红细胞内2,3-DPG增多，氧合血红蛋白解离曲线右移，血红蛋白与氧的亲和力降低（图5-3）。

缺氧时，氧合血红蛋白解离曲线右移的意义具有双重性：在体循环，当PaO_2在80mmHg以上，处于氧合血红蛋白解离曲线的平坦部分，血红蛋白与氧的亲和力降低，有利于氧与血红蛋白解离对组织供氧，具有积极的代偿意义。而在肺循环则恰恰相反。

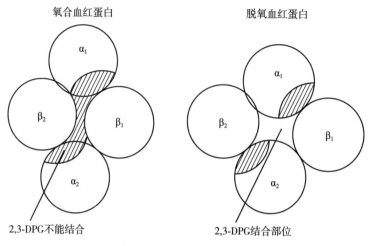

图5-2   2,3-DPG 影响氧与血红蛋白的结合

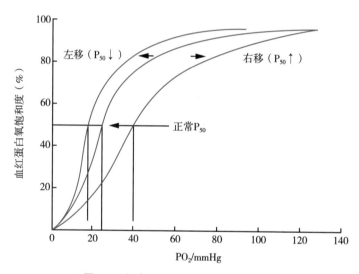

图5-3   氧合血红蛋白解离曲线的偏移

2. 损伤性变化

氧合血红蛋白解离曲线右移，在肺循环，PaO_2 在60mmHg以下，处于氧合血红蛋白解离曲线的陡直部分，血红蛋白与氧的亲和力降低，血液通过肺泡时与氧结合减少，不利于氧的携带。此外，如缺氧时红细胞过度增多、血液黏稠度增高，血流阻力增大。

四、对中枢神经系统的影响

脑是一个"高供应、高消耗、低储备"的器官。脑重仅为体重的2%左右，但脑血流量约占心排出量的15%，耗氧量约为总耗氧量的23%。脑所需能量主要来自葡萄糖的有氧氧化，但脑内葡萄糖和氧的储备甚微，脑对缺血、缺氧非常敏感。

1. 代偿性反应

缺氧时由于器官血流重新分布,脑血流得以保证,甚或有所增加,对脑部供氧有一定神益。

2. 损伤性变化

缺氧直接损害中枢神经系统的功能。急性缺氧可出现头痛,情绪激动,思维、记忆、判断力降低或丧失以及运动不协调,严重者可出现惊厥和昏迷。慢性缺氧时精神神经临床表现较为缓和,表现为注意力不集中、易疲劳、嗜睡及抑郁等。

缺氧导致中枢神经系统功能障碍的机制较为复杂,主要与脑血管扩张、脑水肿使颅内压增高和脑细胞受损有关。

五、对组织细胞的影响

1. 代偿性反应

供氧不足的情况下,机体通过增强无氧酵解低效产能和提高利用氧的能力来获取维持生命活动所需的能量。

(1)无氧酵解增强:缺氧时,有氧氧化障碍,ATP生成减少,ATP/ADP比值降低,可激活糖酵解的限速酶——磷酸果糖激酶,其活性增高使糖酵解增强。虽然糖酵解产生ATP的效率远低于有氧氧化,但在一定程度上也能维持能量供应。

(2)细胞利用氧的能力增强:慢性缺氧时,细胞内线粒体的数目和膜的表面积增加,呼吸链中的酶,如琥珀酸脱氢酶、细胞色素氧化酶增多,活性增高,细胞利用氧的能力最强。

(3)肌红蛋白增加:久居高原者,骨骼肌内肌红蛋白(myoglobin,Mb)增多,肌红蛋白与氧的亲和力明显高于血红蛋白,可以摄取更多的氧。肌红蛋白增多可增加体内氧的贮存,在PaO_2降低,机体缺氧时,肌红蛋白可释放出较多的氧供组织细胞利用。

(4)低代谢状态:缺氧可使细胞的耗能过程减弱,如糖、蛋白质合成减少,离子泵功能抑制等,细胞处于低代谢状态,减少能量的消耗,有利于机体在缺氧条件下生存。

2. 损伤性变化

缺氧性细胞损伤作用为细胞膜、线粒体及溶酶体的改变。

(1)细胞膜损伤:缺氧是ATP生成减少,钠泵功能障碍,Na^+内流、K^+外流增加,促进细胞内钠水潴留,致细胞水肿,而细胞内K^+缺乏,影响合成代谢和酶的功能。Ca^{2+}转运出胞液和移入钙库减少,细胞内Ca^{2+}增加,导致钙超载,并增强Ca^{2+}依赖性蛋白激酶的活性,促进氧自由基的生成,进一步加重细胞损伤。

(2)线粒体损伤:轻度缺氧或缺氧早期,线粒体的呼吸功能代偿性增强;严重缺氧时,首先影响线粒体外的氧利用,抑制神经递质的生成和生物转化。线粒体损伤的机制主要涉及氧化应激、钙稳态紊乱和结构受损等。

(3)溶酶体损伤:缺氧时因糖酵解增强、乳酸生成增多和脂肪氧化不全酮体增多,导致酸中毒。酸中毒过程中可激活磷脂酶,分解膜磷脂,使溶酶体膜的稳定性降低。通透性增高,严重时溶酶体肿胀、破裂,溶酶体内蛋白水解酶大量逸出,导致细胞及其周围组织细胞的溶解、坏死。溶酶体酶进入血循环可破坏多种组织，造成广泛的细胞损伤。

除上述呼吸、循环、血液、中枢神经系统和组织细胞损伤性变化外，肝、肾、胃肠道、内分泌等功能也可因严重缺氧而受损。

不难理解，肺通气及心排出量增加可在缺氧时立即发生，是急性缺氧时主要的代偿方式，但这些代偿本身消耗更多的能量和氧，难以为继。增加红细胞的生成和机体组织利用氧的能力，本身不增加氧耗，较为经济，但需较长时间才能实现，是慢性缺氧时主要的代偿方式。

第四节　缺氧防治的病理生理基础

一、影响机体对缺氧耐受性的因素

影响机体对缺氧耐受性的因素很多，主要取决于代谢耗氧率与机体代偿能力。

1. 代谢耗氧率

发热、甲亢等基础代谢高的患者，耗氧较多，对缺氧的耐受性较差；寒冷刺激、体力活动、情绪激动等可使机体耗氧增加，对缺氧的耐受性降低。

体温降低、神经系统的抑制，能降低机体的耗氧使之对缺氧的耐受性升高。因此，低温麻醉可用于心脏手术，以延长手术必需阻断血流的时间。

2. 机体代偿能力

机体通过呼吸、循环和血液系统的代偿能增加供氧，通过组织细胞的代偿能提高利用氧的能力。这些代偿反应存在显著的个体差异，故各个体对缺氧的耐受性大有不同。有心、肺疾病及血液病的患者对缺氧的耐受性较差。老年人肺、心功能储备降低，骨髓造血干细胞减少，外周血红细胞减少，以及某些呼吸酶活性降低，均可导致对缺氧耐受能力下降。

机体对缺氧的适应代偿能力可以通过锻炼提高，亦可"习以为常"。轻度的缺氧刺激可调动机体的代偿，如进入高原者，若采取缓慢的阶梯式升高要比快速上升者更能适应。慢性贫血患者血红蛋白即使很低，仍能维持基本正常的生命活动，而急性失血使血红蛋白减少到同等程度，则可能导致严重的功能障碍，甚至危及生命。

二、缺氧的防治

去除病因或消除缺氧的原因是防治缺氧关键的一环。吸氧是治疗缺氧的基本措施之一。

1. 去除病因

防患于未然，非常重要。首要应改善肺的通气和换气功能。对先天性心脏病患者，应及时进行手术；对急性中毒引起的组织性缺氧患者，应及时解毒，如CO中毒者应立即撤离中

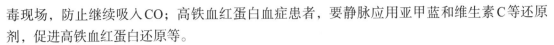

毒现场，防止继续吸入CO；高铁血红蛋白血症患者，要静脉应用亚甲蓝和维生素C等还原剂，促进高铁血红蛋白还原等。

2. 氧疗

吸氧对各种类型缺氧均有一定疗效，但因缺氧的类型不同，氧疗的实施大有讲究，效果也可能有较大差异。

吸氧可提高P_AO_2并促进氧向血液弥散，从而提高PaO_2和血氧饱和度，增加动脉血氧含量，对低张性缺氧最为有效。但对不同原因引起者临床处置还需有所区别。吸入纯氧对高原肺水肿有特殊疗效，吸氧或数小时至数日，肺水肿可明显缓解，肺部体征随之消失；但对于由右至左肺分流的心脏病患者，吸入的氧无法与未经肺泡而直接掺入左心的静脉血氧合，吸氧一般无改善缺氧的作用。此外，因通气功能障碍引起者，在低海拔地区，吸入空气中的PO_2正常，治疗的关键是改善肺的通气功能；因换气功能障碍引起者，治疗的关键是消除肺内炎症、水肿，恢复肺通气/血流比，改善肺的换气功能。

血液性缺氧、循环性缺氧和组织性缺氧的共同特点是PaO_2和血氧饱和度正常，吸入高压氧，虽然与血红蛋白结合的氧增加非常有限，但血浆内物理溶解的氧明显增加，对这些缺氧患者改善对组织的供氧有一定帮助。此外，CO中毒者吸入高压纯氧可提高PaO_2，与CO竞争性结合血红蛋白，加速HbCO解离，促进CO排出，可取得较好的疗效。

3. 慎防氧中毒

值得注意的是，吸入气PO_2过高（＞0.5个大气压），可引起组织细胞损伤，称为氧中毒（oxygen intoxication）。一般认为，氧中毒时细胞受损的机制与活性氧（reactive oxygen species，ROS）的毒性作用有关。氧疗患者如发生氧中毒，可使PaO_2下降，加重缺氧。

氧中毒的发生取决于吸入气的氧分压（PiO_2）而不是氧浓度分数（FiO_2）。PiO_2过高，P_AO_2和PaO_2随之增高，血液与组织细胞之间的氧分压差增大，氧的弥散加速，组织细胞因获得过多的氧而中毒。

PiO_2与FiO_2的关系为：

$$PiO_2 = (PB-47) \times FiO_2$$

式中PB为吸入气压力，47为水蒸气压，单位均为mmHg。

有鉴于此，潜水员在50m水下（PB约为4560mmHg）作业时，虽然FiO_2正常（0.21），PiO_2却高达948mmHg，因而可导致氧中毒；相反，宇航员在1/3大气压环境中工作，即使吸入纯氧（$FiO_2 = 1$），PiO_2也仅为206mmHg，不会发生氧中毒。

临床上，因累及的主要器官不同，氧中毒可分肺型、脑型和眼型。

（1）肺型氧中毒（pulmonary oxygen intoxication）：发生于吸入一个大气压左右的氧8小时以后，肺部出现炎性病变，可有水肿、肺不张，临床表现为咳嗽、肺活量减少、呼吸困难、PaO_2下降。

（2）脑型氧中毒（cerebral oxygen introxication）：由吸入2～3个大气压以上的氧引起，短时间（数分钟至2～3个小时）以后，患者可有视觉、听觉障碍，恶心，晕厥，抽搐等神经系统功能异常，严重者可昏迷、死亡。

（3）眼型氧中毒（ocular oxygen introxication）：孕36周以下、低出生体重、长时间吸氧的早产儿，若氧疗不当，PaO_2大幅波动，常引起未血管化的视网膜发生纤维血管瘤增生、收缩，并进一步导致牵拉性视网膜脱离等改变，称之为早产儿视网膜病变（retinopathy of prematurity，ROP），常致视力障碍，严重者可致失明。因与长时间吸氧，PaO_2控制欠佳有关，为引起临床高度注意，对早产儿严格控制吸氧。事与愿违，一度有患儿家属认为，此乃"医院错误吸氧治疗导致的人工盲童"。如今强调早产儿视网膜病变的根本原因是早产、低出生体重，氧疗是抢救早产儿生命的重要措施，长时间吸氧并非导致早产儿视网膜病变的主要原因，低氧血症和高氧血症均可诱发相似的视网膜血管增生性改变。问题的关键是要尽量保持血氧水平的相对稳定，尤其在出生早期尽量避免大幅波动，已不再刻意提及"眼型氧中毒"。

第六章 应　　激

教学目的和要求

1. 掌握应激的原因和机制。
2. 熟悉应激的基本概念。
3. 熟悉应激时机体代谢和功能的变化。
4. 熟悉应激性疾病与应激相关疾病。
5. 了解应激的生物学意义与处理原则。

应激（stress）指机体在受到内外环境因素及社会、心理因素刺激时所出现的与刺激因素性质无关、表现大体相似的一组非特异性全身反应，又称为应激反应（stress response）。

根据对机体影响的程度，应激可分为生理性应激和病理性应激。

1. 生理性应激

应激原不太强烈且作用时间较短的应激（如体育竞赛、考试、饥饿等），是机体适应轻度环境、社会、心理刺激的重要防御适应反应，有利于调动机体潜能又不致对机体产生严重影响，又称为良性应激（eustress）。

2. 病理性应激

应激原强烈且作用较久的应激（如休克、大面积烧伤等），除仍有一定的防御代偿意义外，会引起机体的非特异性损伤，甚至导致应激性疾病（stress disease），又称为劣性应激（distress）。

第一节　应激的病因和机制

一、应激原

引起应激反应的刺激因素称为应激原（stressor）。按其来源大致可分为以下三类。

1. 外环境因素

高温、寒冷、强光、噪声、射线、低氧、病原微生物及化学毒物等。

2. 内环境因素

贫血、休克、酸碱平衡紊乱、器官功能衰竭等。

3. 心理、社会因素

工作紧张、人际关系不良、愤怒、焦虑、恐惧、大喜大悲等。

根据应激原性质的不同，应激可分为躯体应激（physical stress）和心理应激（psychological stress）。前者为理化、生物因素所致，而后者为心理、社会因素所致。

一种因素必须达到一定的强度才能成为应激原。因遗传素质、个性特点、神经类型及既往经验不同，不同个体对同样的应激原的敏感性与耐受性可有明显不同，强度相同的应激原在不同个体可引起程度不同的应激反应。

二、应激的机制

20世纪20—30年代，以Cannon为代表的学者主要通过动物实验研究应激时交感-肾上腺髓质系统的兴奋。30—40年代，以Selye为代表的学者研究了实验动物在创伤、寒冷、高热及毒物等作用下垂体-肾上腺皮质功能的变化，提出了全身适应综合征（general adaptation syndrome，GAS）的概念。Cannon和Selye等的早期研究勾画出了应激时神经-内分泌反应的基本框架。此后，神经-内分泌反应一直是应激研究的核心内容。

（一）神经-内分泌反应

神经-内分泌反应是应激的基本反应。当机体受到强烈刺激时，神经-内分泌系统的主要变化为蓝斑-交感-肾上腺髓质系统及下丘脑-垂体-肾上腺皮质轴的强烈兴奋，并伴有其他多种内分泌激素的改变（图6-1）。

1. 蓝斑-交感-肾上腺髓质系统

应激时发生快速反应的系统，主要参与调控机体对应激的急性反应，介导一系列代偿机制克服应激原对机体的威胁或对内环境的干扰。

（1）中枢效应：与应激时的兴奋、警觉有关，并可引起紧张、焦虑等情绪反应。

（2）外周效应：主要表现为血浆儿茶酚胺水平明显升高，促使机体紧急动员，有利于应对变化的环境。①儿茶酚胺兴奋心脏，调整外周血管，可使组织供血更为充分、合理；②扩张支气管，增加肺泡通气量；③抑制胰岛素分泌、刺激胰高血糖素分泌可升高血糖增加对组织的能源供应。

该系统过度兴奋可使能量消耗和组织分解明显增强，甚至导致血管痉挛、某些部位组织缺血、致死性的心律失常。

2. 下丘脑-垂体-肾上腺皮质系统

该系统兴奋释放促肾上腺皮质释放激素（CRH），通过ACTH调控GC的合成和分泌，是应激时最核心的神经内分泌反应。

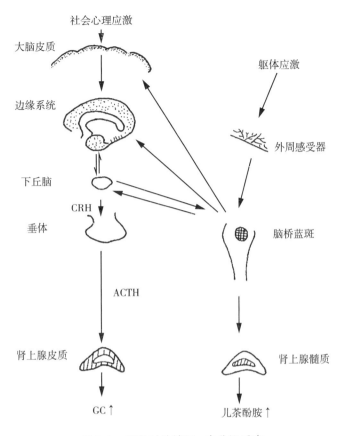

图6-1　应激时的神经-内分泌反应

（1）中枢效应：CRH分泌增多导致抑郁、焦虑及厌食等情绪行为改变。

（2）外周效应：主要由GC引起，有多方面的防御代偿意义。①促进蛋白质分解及糖原异生，补充肝糖原储备；②保证儿茶酚胺及胰高血糖素的脂肪动员作用；③维持循环系统对儿茶酚胺的反应性；④稳定细胞膜及溶酶体膜；⑤抗炎。

但应激时GC持续增高亦对机体产生诸多不利影响：①免疫反应受抑；②生长发育迟缓；③性功能减退；④甲状腺受抑；⑤行为改变，抑郁、自杀倾向等。

3. 其他激素

除上述两个系统外，神经-内分泌系统发生多方面的变化。

（1）水平通常升高的有：β-内啡肽、ADH、醛固酮、胰高血糖素、催乳素等。

（2）水平降低的有：胰岛素、促甲状腺素释放激素（thyrotrophin releasing hormone，TRH）、促甲状腺激素（thyroid-stimulating hormone，TSH）、三碘甲状腺原氨酸（triiodothyronine，T3）、甲状腺素（thyroxine，T4）、促性腺激素释放素（GnRH）、黄体生成素（luteinizing hormone，LH）、卵泡刺激素（follicle-stimulating hormone，FSH）。

（3）双相变化：生长激素（growth hormone，GH）急性应激时分泌增多，慢性应激时分泌减少。

基于对应激时神经-内分泌系统反应的研究，Selye等提出的全身适应综合征（GAS）是对应激反应的经典描述。GAS可分为三个时期：①警觉期（alarm stage），在应激原作用后立即出现，其神经-内分泌改变以交感-肾上腺髓质系统兴奋为主，并伴有肾上腺皮质GC分泌增多，机体处于"应战状态"，如应激原持续存在，且机体依靠自身的防御代偿能力度过此期，则进入损伤与抗损伤的第二阶段；②抵抗期（resistance stage），交感-肾上腺髓质系统兴奋为主的反应逐渐消退，GC分泌进一步增多，并在增强机体的抗损伤方面发挥重要作用，但机体的免疫系统开始受到抑制；③衰竭期（exhaustion stage），机体经历持续而强烈的应激原作用后，其能量储备及防御机制被耗竭，机体内环境严重失调，相继出现一个或多个器官衰竭，最后归于死亡。

GAS的提出对于理解应激反应的基本机制是有益的。但限于当时的研究水平，GAS只是重点描述了应激时的全身性反应，未能顾及器官、细胞、基因水平的变化。不仅如此，建立在动物实验基础之上的GAS难以对精神心理应激进行足够的阐述。因此，GAS对于应激的剖析是不够深入全面的。20世纪60—70年代以来，随着细胞分子生物学理论与技术的进展，应激的研究逐步深入到细胞、亚细胞及分子水平，尤其是在急性期反应、热休克蛋白等领域的研究进展，以及"单纯生物医学模式"向"生物-心理-社会医学模式"的转变，为认识应激的本质提供了更为丰富的资料。

（二）急性期反应

1. 急性期反应特征

感染、烧伤、大手术、创伤等应激原可诱发机体产生快速反应，如体温升高，血糖升高，分解代谢增强，负氮平衡及血浆中的某些蛋白质浓度迅速变化等，这种反应称为急性期反应（acute phase response，APR）。

APR与GAS一样，都仅仅描述了应激反应的一部分特征。GAS侧重于描述应激时的神经-内分泌系统反应，而APR描述的重点是应激时血浆蛋白成分的变化。

2. 急性期蛋白

急性期反应中浓度发生变化的血浆蛋白，称为急性期蛋白（acute phase protein，APP）。APP主要由肝细胞合成，单核巨噬细胞、血管内皮细胞、成纤维细胞亦可产生少量。

正常血浆中APP含量很少。在多种应激原的作用下，不同APP可发生程度不等甚至方向相反的变化：C-反应蛋白（C-reactive protein，CRP）、血清淀粉样蛋白A等APP浓度可升高上千倍；α1-抗胰蛋白酶、α1-酸性糖蛋白、α1-抗糜蛋白酶及纤维蛋白原等APP水平仅升高数倍；铜蓝蛋白、补体C3等升高50%左右；而白蛋白、运铁蛋白等少数APP在急性反应期反而减少，称为负APP。

APP种类繁多，其生物学功能十分广泛，可大致包括下述几个方面：①抑制蛋白酶活化；②清除异物和坏死组织；③抑制自由基产生；④其他作用，如血清淀粉样蛋白A能促进损伤细胞的修复。纤维连接蛋白（fibronectin）能促进单核巨噬细胞及成纤维细胞趋化、激活补体旁路、促进单核细胞的吞噬功能等。

与神经-内分泌系统反应一样，急性期反应及急性期蛋白对机体亦具有某些不利影响，如引起代谢紊乱、贫血、生长迟缓及恶病质等。

（三）细胞反应

1. 热休克蛋白

1962年，由Ritossa首先从热应激的果蝇唾液腺中发现，故名热休克蛋白（heat-shock protein，HSP），亦称应激蛋白（stress protein），是一具有多个成员的超家族。以后发现许多机体经多种有害应激原刺激均可诱导HSP生成（图6-2）。

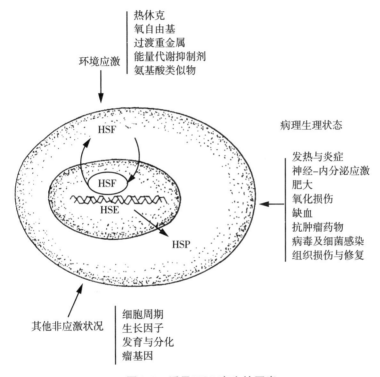

图6-2 诱导HSP产生的因素

HSP的主要生物学功能是帮助蛋白质的折叠、移位、复性及降解，可增强机体对多种应激原的耐受能力，是应激反应中机体在分子水平上的保护机制。

HSP本身不是蛋白质代谢的底物或产物，但始终伴随着蛋白质代谢的许多重要步骤，有人将其形象地称为"分子伴娘"（molecular chaperone）。

2. 内质网应激（endoplasmic reticulum stress）

应激中发生于细胞器水平的反应。各种应激原作用于细胞，通过诱发内质网腔中的错误折叠和未折叠蛋白质堆积以及Ca^{2+}平衡紊乱而激活未折叠蛋白反应（unfolded protein response，UPR，即内质网应激蛋白转录增加，其他蛋白翻译减少，蛋白质降解增多）及细胞凋亡信号通路激活等。

内质网应激增强细胞抗损伤和适应能力，对细胞存亡具有重要影响。

第二节 应激时机体代谢和功能的变化

一、代谢变化

应激时代谢的特点为分解增强、合成减少、代谢率明显升高。应激时的高代谢率是由儿茶酚胺、糖皮质激素、胰高血糖素和TNF、IL-1等炎症介质大量释放以及胰岛素的分泌减少所引起的。

1. 糖代谢

糖原分解及糖异生增强，出现应激性高血糖和应激性糖尿。

2. 脂代谢

脂肪分解增强，机体增加对脂肪酸的利用，脂肪氧化成为主要能源。

3. 蛋白质代谢

分解代谢增强，血浆氨基酸水平升高，尿氮排出增多，可出现负氮平衡（图6-3）。

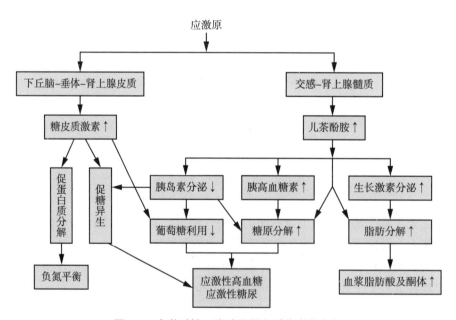

图6-3 应激时糖、脂肪及蛋白质代谢的变化

上述代谢变化可为机体应对"紧急情况"提供足够的能量，血浆中氨基酸水平升高可为机体合成APP及HSP提供原料。但持续的应激状态可使机体消耗大量能量物质，导致消瘦、贫血、抵抗力降低、创面愈合迟缓。

二、器官系统功能变化

1. 中枢神经系统

应激反应的调控中心，皮质高级部位在应激反应中起调控整合作用；意识的存在是认知应激原的基础；应激时 CNS 的 NE、DA、5-HT、GABA 及阿片肽神经元活性改变、参与应激时神经精神反应的发生，其过度反应可导致情绪行为障碍。

2. 心血管系统

应激时的基本变化为儿茶酚胺分泌增多，引起心率加快、心肌收缩力增强、心排出量增多，外周阻力可高可低，血液重新分布，在保证心脑血液供应的同时，有利于满足骨骼肌的需要。

交感-肾上腺髓质系统的强烈兴奋亦可产生不利影响，可引起冠脉痉挛、血小板聚集而导致心肌缺血及心肌梗死。有时强烈的精神应激可致心律失常及猝死。

3. 消化系统

典型变化为食欲缺乏，与 CRH 分泌增多有关；部分病例可出现进食增加甚至诱发肥胖症，其机制可能与下丘脑内啡肽及单胺类介质水平升高有关。某些个体，心理应激可诱发平滑肌收缩、痉挛，出现腹痛、腹泻，甚至诱发溃疡性结肠炎。

4. 免疫系统

急性应激时机体的非特异免疫反应常有增加，如外周血中性粒细胞增多、吞噬活性增强、补体系统激活、CRP 水平增高等，是机体对应激原刺激产生的保护系统的重要组成部分。

此外，免疫细胞可释放多种神经-内分泌激素，参与应激反应的调控；免疫系统的变化受神经-内分泌系统的调节，应激时神经-内分泌系统最明显的变化是儿茶酚胺与糖皮质激素大量释放，二者对免疫系统有强烈的抑制作用，因而持续强烈的应激导致机体免疫功能减退。

5. 血液系统

急性应激时，血液表现出非特异性抗感染和凝血能力增强，既有利于抗感染和抗损伤出血，也有促进血栓形成、诱发 DIC 等不利影响。慢性应激时，患者常出现低色素性贫血，补铁治疗无效，可能与单核巨噬细胞系统对红细胞的破坏加速有关。

6. 泌尿生殖系统

应激时泌尿系统的主要变化为尿少、尿比重升高、尿钠浓度降低，类似于休克早期的功能性肾衰竭；应激抑制下丘脑 GnRH、LH 的分泌，可引起性功能减退、月经紊乱或闭经，哺乳期妇女乳汁分泌减少。

第三节　应激与疾病

致病因素引起特定疾病的同时，也激起机体的非特异性全身反应，各种疾病或多或少含有应激的成分。许多疾病或病理过程都伴有应激反应。习惯上，常将由应激所直接引起的疾病称为应激性疾病（stress disease），如应激性溃疡（stress ulcer），而将那些以应激作为条件或诱因，在应激状态下加重或加速发生发展的疾病称为应激相关疾病。

一、应激性疾病

应激性溃疡（stress ulcer）是典型的应激性疾病，主要表现为胃、十二指肠黏膜溃烂、浅溃疡、渗血等，其病变常较表浅，少数病例溃疡严重时可致穿孔和大出血。

应激性溃疡的发生可能与下列因素有关。

（1）胃、十二指肠黏膜缺血。

（2）胃腔内 H^+ 反向弥散进入胃黏膜组织。

（3）糖皮质激素削弱黏膜屏障功能。

（4）酸中毒降低黏膜对 H^+ 的缓冲、胆汁酸等反流入胃等。

二、应激相关疾病

以应激为条件或诱因，在应激状态下加重或加速发生发展的疾病称为应激相关疾病（stress related diseases），如心身疾病与精神障碍等。

1. 心身疾病

以心理社会因素为主要病因或诱因的躯体疾病，称为心身疾病（psychosomatic diseases），研究心身疾病的科学称为心身医学（psychosomatic medicine）。

随着医学模式的转变，心身医学受到广泛重视。心身疾病种类繁多，仅将常见心身疾病列表如下（表6-1）。

2. 应激相关的精神、心理障碍

社会心理应激对认知功能产生明显影响，对情绪及行为亦有相当影响。社会心理应激原能直接导致功能性精神疾病的发生发展。根据其临床表现及病程长短，可分为以下几类。

（1）急性心因性反应（acute psychogenic reaction）指由于急剧而强烈的心理社会应激原作用后，数分钟至数小时内发生的功能性精神障碍。患者可表现为伴有情感迟钝的精神运动性抑制，也可表现为伴有恐惧的精神运动性兴奋。这些功能性精神障碍持续时间较短，一般可在数天内缓解。

表6-1 常见心身疾病

系统	心身疾病
心血管系统	高血压、动脉粥样硬化、冠心病、阵发性心动过速、雷诺病等
呼吸系统	支气管哮喘、过敏性鼻炎、过度换气综合征等
消化系统	消化性溃疡、溃疡性结肠炎、结肠过敏、神经性呕吐、神经性厌食症、食道痉挛等
泌尿生殖系统	性欲低下、阳痿、月经失调、经前期紧张症、神经性多尿等
内分泌代谢系统	糖尿病、甲亢、肥胖症等
皮肤系统	神经性皮炎、瘙痒症、过敏性皮炎、慢性荨麻疹、斑秃、银屑病等
肌肉骨骼系统	类风湿关节炎、痉挛性斜颈、紧张性头痛等
神经系统	痛觉过敏、自主神经功能失调等
其他	恶性肿瘤、妊娠毒血症等

（2）延迟性心因性反应（delayed psychogenic reaction）又称创伤后应激障碍（posttraumatic stress disorder，PTSD），指受到严重而剧烈的精神打击（经历恐怖场面、恶性交通事故、重大伤亡事故等）而引起的精神障碍，一般在遭受打击或数周至数月后发病。其主要表现为：①反复重现创伤性体验；②易出现惊恐反应。大多数患者可恢复，少数呈慢性病程，可长期持续存在达数年之久。

（3）适应障碍（adjustment disorder）指由于长期存在的心理应激或困难处境，加上患者本人脆弱的心理特点和人格缺陷而产生的以情感障碍为主，伴有社会适应不良等表现的一类精神障碍。通常在应激或环境变化的1个月内发病，病情持续时间一般不超过6个月。

第四节　应激的生物学意义与处理原则

1. 应激的生物学意义

应激的本质是防御适应反应，既有对机体有利的一面，也有可能产生不利的影响。

有利方面：调动机体潜能，适应完成某些艰巨任务的需要。

不利方面：应激原作用过于强烈、持久，其主要作用变为导致机体功能代谢障碍及组织损伤。

2. 病理性应激的临床处理原则

对机体不利的病理性应激必须积极处置。可从以下几个方面着手。

（1）排除应激原：如控制感染、修复创伤、清除有毒物质等。

（2）应用糖皮质激素：应激反应中糖皮质激素释放是一种重要的防御保护机制，生命受到威胁的紧要关头，补充糖皮质激素可能帮助机体度过危险期。

（3）补充营养：因应激时的高代谢率及能源物质的大量消耗，可经胃肠道或静脉补充氨基酸、GIK 液或白蛋白等。

（4）综合治疗：及时缓解患者的心理应激，增强战胜疾病的信心；精神、心理障碍可采用抗焦虑药、抗抑郁药治疗，心理治疗或生物反馈治疗（biofeedback therapy）。此外，还可采用理疗、音乐疗法等进行综合治疗。

第七章 发　热

教学目的和要求

1. 掌握发热的原因与机制。
2. 熟悉发热的基本概念。
3. 熟悉发热的时相与热代谢特点。
4. 熟悉发热时机体代谢与功能的变化。
5. 了解处理发热的病理生理基础。

人和哺乳动物在外环境温度发生变化时能保持相对稳定的体温，以适应正常生命活动的需要。机体具有完善的体温调节机制，在体温调节中枢的调控下，机体的产热与散热过程保持平衡，称之为体热平衡（body heat equipoise）。

体温中枢的调节方式，大多以"调定点（set point，SP）"学说来解释。体温调节中枢内有一个调定点，当体温偏离调定点时，反馈系统中的温度感受器将偏差信息传送到控制系统，后者综合分析传入的信息并将其与调定点比较，然后通过对效应器的调控，以增减产热散热的方式，将体温维持在与调定点相适应的水平。

发热（fever）是指由于致热源（pyrogen）的作用，体温调节中枢调定点（set point，SP）上移，导致体温调节性升高超过$0.5\,℃$。

值得注意的是，体温升高并非都是发热！体温升高有生理性与病理性之分。

1. 生理性（非病理性）体温升高

剧烈运动、应激、月经前期等生理情况出现的体温升高。

2. 病理性体温升高

包括发热（fever）和过热（hyperthermia）。

（1）发热：调节性体温升高（与调定点相适应），体温调节功能正常，由于体温调定点上移，体温在较高水平波动。

（2）过热：调定点并未上移，由于体温调节中枢障碍（如体温调节中枢损伤）或产热器官功能异常（如甲亢）及散热障碍（皮肤鱼鳞病、环境高温导致中暑等），体温调节机制不能将体温控制在与调定点相适应的水平，体温出现被动性升高。

发热并不是独立的疾病，而是存在于多种疾病的病理过程，作为常见的临床表现，也是疾病发生的重要信号。在疾病发展的过程中，体温曲线的变化往往反映病情的变化，对鉴别诊断、判断病情、评估疗效和估计预后，均有重要参考价值。

第一节　发热的病因和机制

一、发热激活物

凡能刺激机体产生致热性细胞因子的物质都称为发热激活物（pyrogenic activator）。包括外致热原（exogenous pyrogen）和某些体内产物。

1. 外致热原

来自体外的发热激活物称为外致热原，主要是一些病原微生物及其产物。

（1）革兰氏阴性杆菌：主要菌群有大肠杆菌、伤寒杆菌、淋球菌、脑膜炎球菌和痢疾志贺菌等。这类菌群的致热性，除全菌体和包壁中所含的肽聚糖外，最突出的是其细胞壁中所含的内毒素（endotoxin，ET），其主要成分为脂多糖（lipopolysaccharide，LPS），是最常见、效应很强、呈剂量依赖性的外致热原。

（2）革兰氏阳性杆菌：常见的菌群有葡萄球菌、肺炎双球菌、溶血性链球菌、白喉棒状杆菌和枯草杆菌等。致热的主要成分除全菌体外，更具致热活性的物质是外毒素和肽聚糖。

（3）病毒：常见的有流感病毒、麻疹病毒、SARS病毒、新冠病毒（COVID-19）等。

（4）其他病原微生物：主要有螺旋体、疟原虫、真菌等。

2. 体内产物

（1）抗原-抗体复合物：产内生致热原细胞的激活物。

（2）类固醇：体内某些类固醇（steroid）产物有致热作用，睾丸酮的中间代谢产物本胆烷醇酮（etiocholanolone）是其典型代表。

（3）尿酸盐结晶和硅酸盐结晶等：在体内不仅可引起炎症反应，其本身亦可激活产致热原细胞释放内生致热原。

二、内生致热原

产内生致热原细胞在发热激活物的作用下，产生和释放的具有致热活性、能引起体温调节中枢"调定点"上移、导致体温升高的细胞因子，称之为内生致热原（endogenous pyrogen，EP），是发热的共同信息分子。

1. 产内生致热原细胞

能够产生和释放EP的细胞称之为产内生致热原细胞。最初以为，EP主要来自中性粒细胞。后来经研究证实，单核细胞是产EP的主要细胞，但巨噬细胞、内皮细胞、淋巴细胞、星状细胞和肿瘤细胞等在发热激活物的作用下也能产生EP。

2. 内生致热原的种类

EP是一组内源性、不耐热的小分子蛋白质，亦称致热性细胞因子。

已经被确认的EP有：白介素-1（interleukin-1，IL-1）、肿瘤坏死因子（tumor necrosis factor，TNF）、干扰素（interferon，IFN）和白介素-6（interleukin-6，IL-6）。

可能起作用有：巨噬细胞炎症蛋白-1（macrophage inflammatory protein-1，MIP-1）、白介素-2（interleukin-2，IL-2）、白介素-8（interleukin-8，IL-8）和内皮素（endothelin）。

3. 内生致热原的产生和释放

EP的产生和释放是一个复杂的细胞信息传递和基因表达调控的过程，包括革兰氏阴性杆菌的LPS、革兰氏阳性杆菌的外毒素和其他发热激活物，通过不同途径对产EP细胞的激活，EP在产EP细胞内合成后即可释放入血。

三、发热时的体温调节机制

1. 体温调节中枢

体温调节的高级中枢位于视前区-下丘脑前部（preoptic anterior hypothalamus，POAH），延髓、脊髓等部位是体温调节的次级中枢所在，大脑皮质参与体温的行为性调节。在POAH有较密集的温敏神经元，除感受POAH和深部体温的细微变化外，还接受来自皮肤、脊髓的温度传入信息，并对内、外环境的温度信息进行比较、整合，进而发出温度调控指令：热敏神经元（warm sensitive neuron）兴奋性升高，放电频率增加，促进散热；而冷敏神经元（cold sensitive neuron）兴奋性升高，则促进产热。两者的平衡点可能就是调定点的基本位置。

应该指出的是，发热时的体温调节有别于正常的体温调节。发热时的体温调节涉及中枢神经系统的多个部位。参与发热时体温调节的中枢包括两个部分：一个是以POAH为代表的正调节中枢；另一个是以脑腹中隔区（ventral septal area，VSA）为代表，也涉及中杏仁核（medical amygdaloid neuleus，MAN）和弓状核（arcuate nuucleus）等结构的负调节中枢。EP一方面通过发热介质（正调节介质）启动升温机制，由POAH发放升温信息传递至效应器，引起产热增多和散热减少，导致深部体温上升；另一方面也通过发热抑制物（负调节介质）作用于VSA、MAN等启动对抗体温上升的机制，发放限制体温上升的信息而抑制体温升高。发热时体温上升的程度是体温正调节与负调节共同作用的结果。

2. 致热信号传入中枢的途径

血液循环中的EP可能通过以下三种途径将致热信号传入体温调节中枢。

（1）经血脑屏障直接进入：这是一种较为直接的信号传递方式。正常情况下，该机制转运的EP量极少，不足以引起发热。但当慢性感染、颅脑炎症和损伤时，血脑屏障通透性异常增大，EP则可通过此途径直接作用于体温调节中枢引起发热。

（2）通过下丘脑终板血管器：下丘脑第三脑室周边和延髓后缘有一些特化的神经区，这些区域的毛细血管属有孔毛细血管，称为下丘脑终板血管器（organum vasculosum laminae terminalis，OVLT），是血脑屏障的薄弱部位，EP有可能由此入脑。也有人认为，EP并不直接进入脑内，而是被分布于此的巨噬细胞、神经胶质瘤细胞等的膜受体识别结合，产生新的信息（发热介质等），将EP的信息传入POAH。

（3）通过迷走神经：研究发现，切断大鼠膈下迷走神经后，腹腔注射IL-1或静脉注射LPS不再引起发热。据称，肝迷走神经节旁神经上有IL-1受体，肝脏库普弗细胞又是产生这类细胞因子的主要细胞，故肝脏产生的化学信号可能激活迷走神经，将发热信号传入中枢引起发热。

3. 发热中枢调节介质

EP无论通过何种途径入脑，并非引起体温调定点上升的最终物质，而是通过刺激体温调节中枢相应的神经元，释放发热中枢介质，继而引起体温调定点水平的改变。发热中枢介质可分为正调节介质和负调节介质两类。

（1）正调节介质：促使体温调定点升高的物质。包括：①前列腺素E2（PGE2），多数研究者认为，PGE2可能是发热反应中最重要的中枢介质。但也有学者提出，PGE的前体花生四烯酸比PGE更有可能是发热介质；②环磷酸腺苷（cyclic adenosine monophosphate，cAMP），有研究表明，发热时脑脊液和下丘脑的cAMP水平明显升高，其程度与体温明显正相关，而环境高温引起的体温升高，不伴有cAMP增多，故主张cAMP是发热的中枢介质；③我国学者的研究表明，Na^+/Ca^{2+}的比值改变不直接引起体温调定点上移，EP可能是通过提高脑内Na^+/Ca^{2+}的比值，再引起cAMP水平的升高，cAMP可能是更接近于终末环节的发热介质；④促肾上腺皮质激素释放激素（corticotropin releasing hormone，CRH）和一氧化氮（nitric oxide，NO）也有可能在发热中起中枢介质的作用。但CRH更有可能是一种双相调节介质，而NO除了介导发热时的体温升高外还能抑制负调节介质的合成与释放。

（2）负调节介质：机体有自身限制体温过度升高的机制。现已证实，体内存在一些能对抗体温升高或降低体温的物质。主要包括：①精氨酸加压素（arginine vasopressin，AVP），有V1和V2两种受体，前者主要介导升压反应，后者主要介导抗利尿反应；AVP对抗发热的效应或通过加强散热，或通过减少产热实现，主要是由V1受体介导的；②α-黑色素细胞刺激素（α-melanocyte-stimulating hormone，α-MSH），广泛分布于中枢神经系统，具有极强的解热降温作用；③脂皮质蛋白-1（lipocortin-1），亦称膜联蛋白A1（annexin A1）。研究发现，糖皮质激素发挥解热作用依赖于脑内膜联蛋白A1的释放。动物实验证实，膜联蛋白A1可明显抑制IL-1β、IL-6、IL-8、CRH诱导的发热反应。

发热过程中，正调节介质和负调节介质很可能同时或先后被激活，共同控制体温调定点上移的程度，使发热不至于过高，从而避免了高热可能导致的脑细胞损伤。这是机体的自我保护功能和自稳调节机制，具有重要的生物学意义。

4. 发热时体温上升的基本环节

发热发病学的基本机制包括三个环节。

（1）信息传递：发热激活物作用于产EP细胞，产生和释放EP，作为"信使"，经循环通过不同途径传递到体温调节中枢。

（2）中枢调节：EP通过刺激体温调节中枢相应的神经元，释放发热中枢介质，继而引起体温调定点水平的改变。

（3）升温效应：体温调定点上移，正常温度的血液成为冷刺激，引起调温效应器的反应，产热增多、散热减少，体温升高至与上移了的调定点相适应的水平（图7-1）。

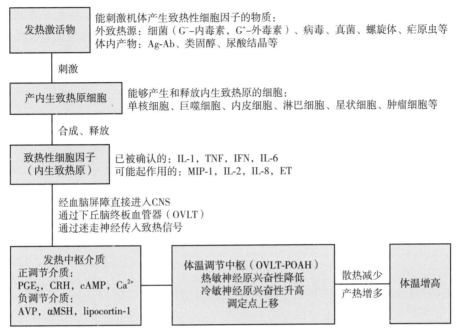

图7-1 发热发病学示意图

第二节 发热的时相及其热代谢特点

发热过程大致可分为三个时相：体温上升期、高温持续期和体温下降期（图7-2）。

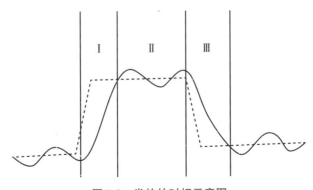

图7-2 发热的时相示意图

注：Ⅰ.体温上升期；Ⅱ.高温持续期；Ⅲ.体温下降期。

1. 体温上升期

调定点上移，产热增加、散热减少，产热多于散热，体温升高至与上移了的调定点相适应水平。

此期由于皮肤血管收缩、血流减少而表现为皮肤苍白。又因体表温度下降刺激冷感受器，该信息传入中枢而感觉畏寒。这些表现均与散热减少有关，与产热增加有关的临床表现则有寒战，是骨骼肌不随意的节律性收缩，不表现为外功，但产热效率较高。皮肤竖毛肌收缩则可出现"鸡皮疙瘩"。

2. 高温持续期

体温与上移了的调定点相适应，维持在较高水平，产热和散热在较高的水平上达到新的平衡。

此期患者自觉酷热、皮肤发红、干燥。原因为应散热增多，皮肤血管舒张、血流增多，皮色发红；热感受器将体表温度升高的信息传入中枢而使患者有酷热感；高热增加经皮肤的水分蒸发，因而皮肤、口唇干燥。

3. 体温下降期

调定点回降到正常水平，散热明显增强、产热减少，散热多与产热，体温逐渐降至正常。

此期由于血温高于回降正常水平的调定点，刺激POAH热敏神经元，发放冲动促进散热，皮肤血管舒张，利于将深部体热带到体表发散；高血温及皮肤热感受器传来的热信息刺激发汗中枢，汗腺分泌增加，可经汗液蒸发而散发体热，使体温下降，但出汗太多可致脱水。

第三节　发热时机体代谢与功能的变化

除原发病引起的各种改变外，发热时的体温升高，EP以及体温调节效应等，均可引起机体一系列代谢与功能的变化。

一、代谢变化

体温升高时物质代谢加快。一般认为，体温每升高1℃，基础代谢率提高13%。因此，发热患者的物质消耗明显增多，持久发热的患者若营养物质未能得到相应补充，则会消耗自身的物质，导致消瘦、体重下降。

1. 糖代谢

发热时由于产热的需要，能量消耗大量增加，糖的分解代谢加强，糖原贮备减少。尤其是寒战时肌肉活动量加大，对糖和氧的需求大量增加，若摄氧不能提供足够的氧，会产生氧债（oxygen debt），糖的有氧氧化无法顺利进行、无氧酵解加强，产生大量乳酸。寒战停止

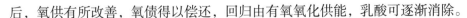

后，氧供有所改善，氧债得以偿还，回归由有氧氧化供能，乳酸可逐渐消除。

2. 脂肪代谢

发热时能量消耗增加，由于糖原贮备减少，同时发热患者食欲缺乏、营养摄入不足，机体动员脂肪贮备；加之交感–肾上腺髓质系统兴奋，脂解激素分泌增加，脂肪分解明显加快。

3. 蛋白质代谢

发热时由于高体温和EP的作用，患者体内蛋白质分解加强。此变化对患者有一定的益处，蛋白质分解加强可提供大量氨基酸，用于合成急性期蛋白和组织修复。然而，如未能及时补充足够的蛋白质，将出现负氮平衡。

4. 水、盐及维生素代谢

发热时皮肤和呼吸道可有水分大量蒸发，散热反应中大量出汗亦可导致水分大量丢失以及电解质的排出增加，严重者可引起脱水，故应及时补充水分和适量的电解质；发热患者组织分解代谢增强，细胞内的钾释放入血，可导致血钾升高，严重者可发生代谢性酸中毒；此外，高热尤其是长期发热的患者，各种维生素，特别是水溶性维生素的消耗明显增多，应注意补充并适时调节电解质。

二、机体功能变化

1. 中枢神经系统

发热使神经系统兴奋性增高，患者不适、常有头痛，特别是高热（40～41℃）时可能出现烦躁、谵妄、幻觉。这些表现基本上都是由致热性细胞因子直接引起的。6个月至4岁的幼儿高热易致抽搐（热惊厥），可能原因为小儿的中枢神经系统尚未发育成熟。有些高热患者神经系统可处于抑制状态，出现淡漠、嗜睡等，可能与IL-1的作用有关。

2. 循环系统

发热时心率加快，成人体温升高1℃，心率增加16～18次/分，儿童增加更多。心率在一定的限度内（150次/分）加快，心排出量通常增多，超过此限度，心排出量反而减少。心排出量增多可适应代谢增强的需要，但亦可加重心脏负荷甚至诱发心衰。发热患者应当安静休息，尽量减少活动、避免情绪激动，以免心率过快。

3. 呼吸系统

发热时血温升高可刺激呼吸中枢，呼吸通常加深、加快，此改变亦与代谢增强及代谢性酸中毒有关，有利于从呼吸道散发更多的热量。但持续的体温升高可因大脑皮质和呼吸中枢抑制，呼吸可变得浅慢或不规则。

4. 消化系统

发热时消化液分泌减少、消化酶活性降低、胃肠蠕动减慢，患者可出现食欲缺乏、口干舌燥、腹胀、便秘等临床表现。这些可能与交感神经兴奋、副交感神经抑制，以及水分蒸发较多有关。也有研究表明，食欲缺乏可能与IL-1和TNF等致热性细胞因子有关。

5. 防御功能

发热对机体防御功能的影响，既有有利的一面，也有不利的一面。

发热时患者的免疫功能总体表现是增强的。适度的体温升高能激活免疫系统，提高机体的抗感染能力。由于各种细胞因子之间存在复杂的网络协同与制约关系，持续高热也可能因过度激活而导致免疫系统功能紊乱。

此外，发热时，产内生致热原细胞所产生和释放的致热性细胞因子，如IL-1、TNF、IFN等，除了引起发热外，多具有一定程度的抑制或杀灭肿瘤细胞的作用，故发热疗法可用于肿瘤的综合治疗。

第四节　发热防治的病理生理基础

发热是多种疾病，特别是传染性疾病所共有的病理过程。治疗原发病和消除发热病因是防治发热的根本措施。

一、处理原则

体温并不太高（≤39℃）、不伴有其他严重疾病的一般发热患者不必急于解热，以免干扰热型，延误诊断或抑制机体自身免疫功能。临床对于一般发热的病例，主要针对物质代谢周期和大汗导致脱水等，给予补充营养物质、维生素和水。

对于发热的不利影响占主导地位，发热会加重病情或促进疾病发生发展、或威胁生命的病例，如41℃以上高热，尤其是小儿高热惊厥，心脏病患者高热诱发心衰，妊娠妇女发热有致畸胎或诱发心衰危险，应不失时机地及时解热。

二、解热措施

1. 药物解热

常用解热药物有：水杨酸盐、糖皮质激素和某些清热解毒中草药。

从发热机制考虑，解热药应具备下述机制之一：①抑制致热性细胞因子的生成，如糖皮质激素抑制TNF、IL-6等的合成；②抑制中枢正调节介质的生成，如环加氧酶抑制剂及乙酰水杨酸类解热镇痛药抑制PGs的合成；③促进中枢负调节介质的生成，如乙酰水杨酸也可促进精氨酸加压素（AVP）的释放而发挥解热作用。

2. 物理降温

临床有人应用酒精擦浴促进散热，或将患者置于温度较低、通风良好的场所以增加对流散热。这些措施应用于调定点正常、因散热障碍，如环境高温所致的变动性体温升高的中暑病例，尚属合理。但从发热的机制看，物理降温有害无益，上移了的调定点未回降之前用物理方法强行降低血温，会引起机体更明显的产热反应。只有当病情危急或过高的体温可能损害中枢神经系统时，方可采用冰帽或冰袋进行头部物理降温，可能有助于保护大脑。

第八章 缺血-再灌注损伤

<u>教学目的和要求</u>

1. 掌握缺血-再灌注损伤的发生机制。
2. 掌握心肌缺血与脑缺血-再灌注损伤的变化。
3. 熟悉缺血-再灌注损伤及相关的概念。
4. 熟悉缺血-再灌注损伤的原因和条件。
5. 熟悉缺血-再灌注损伤防治的病理生理基础。

临床上缺血性疾病，如心肌缺血、脑缺血、肢体断离、血栓形成、休克等导致组织血液灌流量减少，均可使组织细胞发生缺血性损伤（ischemic injury）。缺血一方面促进内皮细胞表达白细胞黏附分子、细胞因子等致炎因子和内皮素、血栓素 A_2 等生物活性物质；另一方面也抑制组成性 NO 合酶、NO、前列环素等"保护性"物质的表达。持久的缺血势必导致细胞死亡（凋亡和坏死）。组织缺血后，尽早恢复缺血组织器官的血流是防治缺血性损伤的基本措施。

20世纪中叶以来，临床上采用溶栓疗法、冠状动脉搭桥术/冠状动脉旁路移植术（coronary artery bypass grafting，CABG）、经皮腔内血管成形术（percutaneous transluminal angioplasty，PTA）、心肺复苏、体外循环、断肢再植、器官移植等新技术，使许多缺血的组织器官恢复了血流，重新得到血液再灌注（reperfusion），大大提高了人类治疗疾病的水平，挽救了不少危重患者的生命。

值得注意的是，缺血-再灌注对机体的影响表现出双重性：多数情况下，及时恢复缺血组织器官的再灌注，能够减轻缺血组织器官的缺血性损伤，促进缺血组织器官的代谢、功能甚至结构的修复，使患者病情得到控制。但有时缺血后再灌注也有可能尽管恢复了血流，组织损伤非但不见好转，反而进一步加重，甚至发生不可逆性损伤。这种反常现象，称为缺血-再灌注损伤（ischemia reperfusion injury，IRI）。

1955年，Sewell结扎狗冠状动脉后，如突然解除结扎，恢复血流，动物可能发生室颤而死亡。1966年，Jennings证实在心肌缺血恢复血流后，缺血心肌的损伤反而加重，引起心肌超微结构不可逆坏死，包括暴发性水肿、组织结构崩解、收缩带形成和线粒体内磷酸钙颗粒形成，并第一次提出心肌缺血-再灌注损伤的概念。随后研究发现，脑、肝、肾、肺、胰腺、骨骼肌和胃肠道等其他许多器官，大鼠、小鼠、狗、猪、猴和人类等不同种属均可发生缺血-再灌注损伤。

必须指出的是，缺血再灌注并非必然会导致缺血-再灌注损伤。缺血后及时恢复血流是防治缺血性损伤的基本措施。多数情况下，能够减轻或消除缺血性损伤，但有时缺血后再灌注也有可能组织损伤不见好转，反而进一步加重，发生缺血-再灌注损伤（图8-1）。

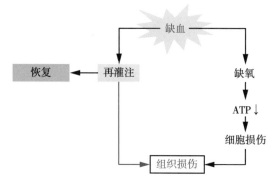

图8-1　缺血后再灌注的不同结局

探索缺血-再灌注损伤的特点、规律和发生机制，在临床实践中尽早恢复缺血组织器官的血流，减轻或避免再灌注损伤的发生，是缺血性疾病防治各领域基础与临床研究的热点。

第一节　缺血-再灌注损伤的病因及影响因素

1. 常见原因

在组织器官缺血基础上的血液再灌注都可能造成损伤的发生。常见的有以下情况。

（1）组织器官缺血后恢复血液供应：如休克时微循环的疏通，心搏骤停后心、肺复苏等。

（2）一些新的医疗技术的应用：如溶栓疗法、冠状动脉搭桥术/冠状动脉旁路移植术（CABG）、经皮腔内血管成形术（PTA）等。

（3）体外循环下心脏手术。

（4）断肢再植和器官移植等。

2. 影响因素

缺血组织器官再灌注的初衷是恢复血液供应，减轻缺血性损伤，促进缺血组织器官的代谢、功能甚至结构的修复。显而易见，并不是所有缺血组织器官在血流恢复后都会发生缺血-再灌注损伤，许多因素可以影响其发生及其严重程度，常见的有以下几种。

（1）缺血时间：缺血时间太长或太短均不易发生IRI。所有器官都能耐受一定时间的缺血，缺血时间短，恢复血供可无明显的再灌注损伤；缺血时间过长，缺血器官往往发生不可逆性损伤甚至坏死，也不会出现再灌注损伤。只是较长时间的缺血，机体既未逆转缺血性损伤，又未直接发展到组织细胞凋亡或坏死的程度，恢复血供则易导致缺血－再灌注损伤。

再灌注损伤与缺血时间的依赖关系，提示缺血过程中组织发生的某些变化是再灌注损伤发生的基础，再灌注损伤的实质是恢复血供后缺血期虽然可逆性，但已相当严重的损伤，进一步加重或转化为不可逆性损伤。

（2）组织器官对氧的需求：心、脑等对氧需求高的器官容易发生再灌注损伤，因为氧容易接受电子，使氧自由基形成增多。

（3）缺血组织器官侧支循环：侧支循环形成越早、越丰富的组织能在一定的程度上化解缺血的影响，因而不易发生再灌注损伤。

（4）再灌注的条件：灌注液的压力、温度、pH和电解质组成，是影响再灌注损伤发生的重要因素。

研究发现：①以无钙溶液灌流离体大鼠心脏2分钟后，再以含钙溶液灌注时，心肌电信号、心脏功能、代谢和形态结构发生异常变化，这种现象称为钙反常（calcium paradox）；②预先用低氧溶液灌注组织器官或在缺氧条件下培养细胞一定时间后，再恢复正常氧供应，组织及细胞的损伤不仅未能恢复，反而更趋严重，称为氧反常（oxygen paradox）；③再灌注时迅速纠正缺血组织的酸中毒，反而加重细胞损伤，称为pH反常（pH paradox）。

这些"反常"提示钙、氧和pH可能参与了缺血－再灌注损伤的发生和发展。此外，灌注液的温度、压力也存在一定的影响。实验研究和临床实践表明，再灌注时采用适度低温（25℃）、低压（6.7kPa）、低pH和低Ca^{2+}灌注液有利于减轻再灌注损伤。

第二节　缺血－再灌注损伤的发生机制

缺血－再灌注损伤的发生机制尚未完全阐明。一般认为主要与自由基的损伤作用、细胞内钙超载和白细胞的损伤作用等有关。

一、自由基生成增多

1. 自由基的概念和分类

自由基（free radical）是外层电子轨道上含有单个不配对电子的原子、原子团和分子的总称。自由基种类很多，主要有以下三种。

（1）氧自由基：由氧诱发的自由基称为氧自由基（oxygen free radical，OFR），包括超氧阴离子（superoxide anion，$O_2^-\cdot$）和羟自由基（hydroxyl radical，$OH\cdot$），属于非脂性自由基。

单线态氧（singlet oxygen，$^1O_2$）和过氧化氢（hydrogen peroxide，H_2O_2）外层轨道无不配对电子，不是自由基，但其化学性质非常活泼，氧化作用很强，故与氧自由基一起被称为活性氧（reactive oxygen species，ROS）。

$O_2^-\cdot$是其他自由基和活性氧产生的基础；$OH\cdot$是体内最活跃的氧自由基，对机体的危害也最大。

（2）脂性自由基：氧自由基与多价不饱和脂肪酸作用后生成的中间产物，称为脂性自由基（lipid free radical），包括烷自由基（L·）、烷氧自由基（LO·）、烷过氧自由基（LOO·）等。

（3）其他：如氯自由基（Cl·）、甲基自由基（CH_3·）、一氧化氮自由基（NO·）等。

在分子组成上含有氮的一类化学性质非常活泼的物质，称为活性氮（reactive nitrogen species，RNS），包括一氧化氮（NO）、过氧亚硝酸盐（peroxynitrite，$ONOO_2$）硝酰基阴离子（nitroxyl anion，NO_2^-）。

2. 自由基的代谢

生理情况下，氧通常是通过细胞色素氧化酶系统接受4个电子还原成水，同时释放能量。但也有1%～2%的氧接受一个电子生成O_2^-·，再接受一个电子生成H_2O_2，或再接受一个电子生成OH·（图8-2）。

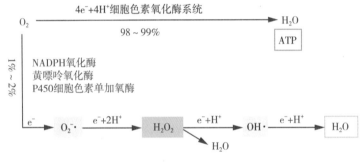

图8-2　自由基生成示意图

在血红蛋白、肌红蛋白、儿茶酚胺及黄嘌呤氧化酶等氧化过程中也可生成O_2^-·。

自由基的产生是机体在正常或病理条件下的普遍现象，在进化过程中也形成了一系列对抗自由基、防止其"杀敌一千，自损八百"的防护系统。该系统包括两大类：①酶性自由基清除剂（亦称"抗氧化酶"），超氧化物歧化酶（superoxide dismutase，SOD）、过氧化氢酶（catalase，CAT）和谷胱甘肽过氧化物酶（glutathione peroxidase，GSH-PX）等；②非酶性小分子自由基清除剂，维生素C、维生素E、维生素A和谷胱甘肽等。自由基可经抗氧化酶和非酶性抗氧化物质的作用清除。生理情况下，自由基的生成与清除处于低水平上的动态平衡，不会对机体产生毒害作用。

3. 缺血-再灌注自由基增多的机制

病理条件下，机体通过多种途径产生过多的ROS，加之体内酶性、非酶性抗氧化防御系统的活性下降，ROS清除减少，导致体内自由基水平增高。

ROS生成增多可通过以下多种途径。

（1）黄嘌呤氧化酶形成增加：黄嘌呤氧化酶（xanthine oxidase，XO）的前身是黄嘌呤脱氢酶（xanthine dehydrogenase，XD），两者主要存在于毛细血管内皮细胞，均能催化次黄嘌呤转化为黄嘌呤。正常时，90%为XD，XO仅占10%。缺血时，一方面由于ATP减少，钙泵失衡，Ca^{2+}进入细胞内，激活Ca^{2+}依赖性蛋白水解酶，使XD大量转变为XO；另一方面ATP

相继降解为ADP、AMP和次黄嘌呤，故在缺血组织有大量次黄嘌呤堆积。再灌注时，大量分子氧随血液进入缺血组织，XO催化次黄嘌呤转变为黄嘌呤，并进而催化黄嘌呤转变为尿酸。这两步反应中，都以分子氧为电子接受体，从而产生大量$O_2^-\cdot$、H_2O_2、$OH\cdot$等ROS（图8-3）。

但也有部分研究报道，人、猪和兔体内的XO含量较低，再灌注是不足以引起大量ROS的生成，提示缺血–再灌注时自由基生成增多还有其他途径参与。

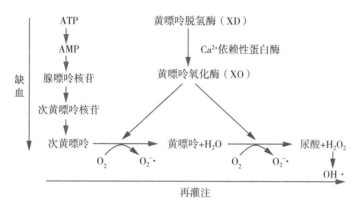

图8-3　黄嘌呤氧化酶在自由基生成增多中的作用

（2）中性粒细胞聚集和激活：中性粒细胞在吞噬过程中所摄取氧的绝大部分（70%～90%）经细胞内NADPH氧化酶和NADH氧化酶催化，接受电子生成氧自由基，用以杀灭病原微生物。激活的中性粒细胞耗氧量显著增加，产生大量氧自由基的现象，称为呼吸爆发（respiratory burst）或氧爆发（oxygen burst）。

一般认为，XO源性自由基生成增加是原发性的，而中性粒细胞源性自由基生成增加则是继发性的。

（3）线粒体功能受损：线粒体是细胞氧化磷酸化反应的主要场所。缺血–再灌注时生成减少，Ca^{2+}进入线粒体增多，导致线粒体细胞色素氧化酶系统功能失调，电子传递链受损，以致进入细胞内的氧，经4价还原形成的水减少，经单电子还原形成的氧自由基增多。

（4）儿茶酚胺的自身氧化：在缺血缺氧的应激刺激下，交感–肾上腺髓质系统分泌大量儿茶酚胺，对机体起重要的代偿调节作用，但过多的儿茶酚胺在单胺氧化酶的作用下，自身氧化形成大量氧自由基，对机体造成损害。

（5）NOS释放自由基：近年的研究发现，存在于血管内皮细胞的eNOS，催化L-精氨酸合成少量NO是维持血管正常功能的保护因子。四氢生物嘌呤是NOS的必要辅助因子，影响NO和氧自由基的生成。四氢生物嘌呤缺乏时，NOS则发生脱偶联，主要催化自由基产生。再灌注早期，内皮细胞受损，eNOS催化生成的NO减少，而自由基增加。

4. 自由基的损伤作用

自由基性质极为活泼，一旦生成即可经其中间代谢产物不断扩展生成新的自由基，可和膜磷脂、蛋白、核酸等各种细胞成分发生反应，导致细胞功能障碍和结构破坏（图8-4）。

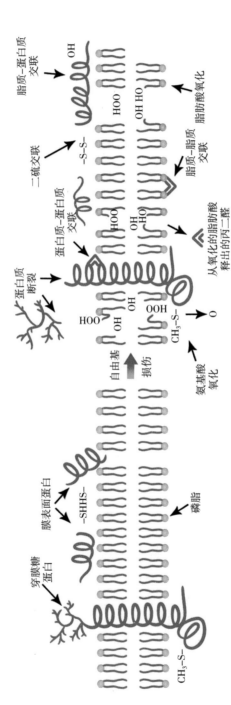

图 8-4 自由基对生物膜的损伤作用

（1）膜脂质过氧化作用增强：自由基与膜脂质不饱和脂肪酸作用引发脂质过氧化反应，使膜结构受损、功能障碍。①膜结构破坏，液流性减弱、通透性增强；②膜蛋白功能抑制，离子泵失灵，细胞内信号传递障碍；③线粒体功能受损，ATP生成减少。

（2）蛋白质变性和酶活性降低：①氧自由基和膜脂质过氧化中生成的脂性自由基攻击蛋白质，引起蛋白质分子肽链断裂；②修饰酶活性中心的氨基酸，酶的巯基氧化，活性降低；③脂质过氧化中生成的丙二醇是重要的交联因子，易引起胞质蛋白和膜蛋白及某些酶相互交联、聚合，导致蛋白质变性。

（3）DNA断裂和染色体畸变：氧自由基尤其是OH·易与脱氧核糖核酸及碱基反应并使其价格改变，造成DNA片段缺失、点突变及插入突变，此乃自由基细胞毒性作用的主要表现。

综上所述，再灌注可使自由基生成增多，而自由基除直接导致多种物质氧化外，还可通过改变细胞功能引起和加重细胞损伤，两者相互影响，促进缺血-再灌注损伤的发生、发展。因此，自由基是再灌注损伤至为重要的发病学因素和环节。

二、细胞内钙超载

各种原因引起的细胞内 Ca^{2+} 含量异常增多并导致细胞结构损伤和功能代谢障碍的现象称为钙超载（calcium overload），严重者可导致细胞死亡。再灌注损伤发生时，再灌注区的细胞内有过量 Ca^{2+} 积聚，而且 Ca^{2+} 浓度升高的程度往往与细胞受损的程度呈正相关。

1. 细胞内钙稳态的维持

正常情况下，细胞内钙浓度为 $10^{-8} \sim 10^{-7}mol/L$，细胞外钙浓度则为 $10^{-3} \sim 10^{-2}mol/L$。细胞内的钙44%存在于胞内钙库（线粒体和内质网），游离 Ca^{2+} 仅为细胞内钙的0.005%。机体通过生物膜不自由通透钙及转运系统的调节，维持细胞内外高达万倍的的钙浓度差（图8-5）。

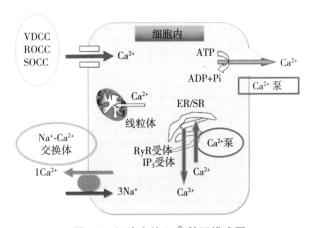

图8-5 细胞内外 Ca^{2+} 转运模式图

注：VDCC.电压依赖性钙通道；ROCC.受体操纵性钙通道；SOCC.钙库操纵性钙通道。

（1）Ca^{2+}进入胞液的途径：Ca^{2+}进入胞液是顺浓度梯度的被动过程。一般认为，胞液中游离Ca^{2+}增加主要取决于钙库内贮存钙的释放，细胞外钙内流是胞内钙释放的触发因素。涉及的钙通道有钙库操纵性钙通道（SOCC）和受体操纵性钙通道（ROCC）及电压依赖性钙通道（VDCC）。

（2）Ca^{2+}离开胞液的途径：Ca^{2+}离开胞液是逆浓度梯度、耗能的主动过程。借助于：①存在于质膜、内质网膜和线粒体膜上的钙泵，即Ca^{2+}-Mg^{2+}-ATP酶，当$[Ca^{2+}]_i$升高到一定程度，该酶被激活，水解ATP供能，将Ca^{2+}泵出细胞或泵入内质网及线粒体；②Na^+-Ca^{2+}交换蛋白，是一种非ATP依赖的双向转运蛋白，以3个Na^+顺电化学梯度进入细胞，交换1个Ca^{2+}逆电化学梯度移出细胞；③Ca^{2+}-H^+交换，$[Ca^{2+}]_i$升高时，Ca^{2+}被线粒体摄取，H^+则排至胞液。

2. 缺血－再灌注时钙超载的发生机制

再灌注时钙超载的发生机制尚未完全阐明，可能与下列因素有关。

（1）生物膜损伤：由于自由基的作用，细胞膜、线粒体膜、肌浆网膜损伤，膜通透性增高，Ca^{2+}大量进入胞液。

（2）线粒体ATP合成功能障碍：钙泵功能失灵，不能将胞液中过多的Ca^{2+}摄入钙库或排出细胞外。

（3）Na^+-Ca^{2+}交换异常：Na^+-Ca^{2+}交换蛋白是细胞膜上Ca^{2+}外流的主要转运体，生理情况下将Na^+移入、Ca^{2+}移出细胞。缺血缺氧时，细胞内无氧酵解加强，H^+增多，经细胞膜H^+-Na^+途径导致细胞内Na^+增多。此外，缺血时ATP生成减少，钠泵功能减退，加剧Na^+潴留。再灌注时，细胞内增多的Na^+迅速激活Na^+-Ca^{2+}交换蛋白，但交换方向反转，细胞内Na^+外流，细胞外Ca^{2+}大量内流。

（4）儿茶酚胺增多：缺血－再灌注时，内源性儿茶酚胺释放增加，一方面作用于α_1受体，激活G蛋白－磷脂酶C（PLC）介导的信号转导通路，促进磷脂酰肌醇（PIP_2）分解，生成三磷酸肌醇（IP_3）和甘油二酯（DG）。IP_3可促进肌浆网释放Ca^{2+}，而DG经激活PKC促进H^+-Na^+交换并进而增加Na^+-Ca^{2+}交换，促进细胞外Ca^{2+}内流；另一方面，儿茶酚胺作用于β受体，通过激活腺苷酸环化酶增加门控性钙通道的开放，促进Ca^{2+}内流。

3. 钙超载引起缺血－再灌注损伤的机制

（1）线粒体功能障碍：聚集在细胞内的Ca^{2+}被肌浆网、线粒体摄取要消耗大量ATP，进入线粒体的Ca^{2+}与SO_4^{2-}形成不溶性磷酸钙，干扰线粒体的氧化磷酸化，使ATP生成减少，加重细胞能量代谢障碍。

（2）激活Ca^{2+}依赖性降解酶：细胞内Ca^{2+}增加，激活Ca^{2+}依赖性磷脂酶，促进膜磷脂降解，使细胞膜和细胞器膜受损；激活核酸内切酶，引起染色体损伤。此外，膜磷脂降解产物花生四烯酸、溶血磷脂增多，可加重细胞功能紊乱。

（3）再灌注性心律失常：再灌注时通过Na^+-Ca^{2+}交换形成一过性内向离子流，在心肌动作电位后短暂除极；持续的Ca^{2+}内流可形成动作电位的"第二平台"而引发早期后除极或延迟后除极，导致心律失常。

（4）促进自由基生成：细胞内Ca^{2+}增加，增强Ca^{2+}依赖性蛋白酶活性，促进XD转变为XO，使自由基的产生增加；线粒体功能障碍，单电子还原增加也对自由基增加起一定作用。

不难理解，细胞内钙超载是再灌注损伤另一个至为重要的发病学因素和环节。

三、白细胞的作用

缺血-再灌注组织内白细胞聚集，激活，介导微血管损伤和细胞损伤在缺血-再灌注损伤的发生中起重要作用。

1. 缺血-再灌注时白细胞聚集的机制

缺血-再灌注时白细胞聚集的机制还不十分清楚，可能与下列因素有关。

（1）黏附分子生成增多：黏附分子（adhesion molecule）指由细胞合成，可促进细胞与细胞之间、细胞与细胞外基质之间黏附的一大类分子的总称，如整合素（integrin）、选择素（selectin）、细胞间黏附分子（intercellular adhesion molecule，ICAM）及血小板内皮细胞黏附分子（platelet endothelial cell adhesion molecule，PECAM）等，在维持细胞结构完整和细胞信号转导中起重要作用。正常情况下，血管内皮细胞和血液中流动的中性粒细胞互相排斥，是保证微循环灌流的重要条件。缺血-再灌注时中性粒细胞和血管内皮细胞表达的多种黏附分子增多，导致局部白细胞聚集，促使白细胞滚动、黏附和穿血管壁游走。

（2）趋化因子生成增多：缺血-再灌注时，膜磷脂降解，花生四烯酸及其代谢产物增多，其中白三烯、血小板活化因子、补体、激肽等具有很强的白细胞趋化活性。此外，白细胞本身也能合成、释放具有趋化作用的炎症介质。于是大量中性粒细胞被吸引进入缺血组织。

2. 白细胞介导的缺血-再灌注损伤

聚集、激活的白细胞与血管内皮细胞的相互作用，导致缺血-再灌注时微血管功能紊乱和组织细胞损伤。

（1）微血管功能紊乱：激活的中性粒细胞与血管内皮细胞之间的相互作用改变了微血管内的血管流变学；大量自由基等血管活性物质的释放造成微血管狭窄、通透性增高；内皮细胞功能障碍导致微血管收缩、舒张功能失调。

值得注意的是，在缺血原因去除后，缺血区有时并不能得到充分的血流灌注，这一现象称为无复流现象（no-reflow phenomenon）。这是缺血-再灌注损伤中微循环障碍的主要表现，实际上是缺血的延续和叠加。无复流现象的发生，不仅与白细胞体积而僵硬、变形能力弱以及血管内皮细胞黏附后嵌顿、堵塞毛细血管有关，也有血栓形成、血液浓缩等"推波助澜"的作用。

（2）组织细胞损伤：缺血-再灌注时，大量增多的白细胞与血管内皮细胞黏附的过程中，可释放蛋白酶、溶酶体酶等多种酶和大量炎症介质、ROS，清除坏死组织细胞的同时，也会改变自身的结构和功能，并损及周围的组织细胞。

第三节　主要器官的缺血－再灌注损伤

缺血－再灌注损伤主要为再灌注组织器官的代谢紊乱、功能障碍和结构破坏等。临床表现多种多样，个体差异很大，从短暂的再灌注心律失常到致死性多器官功能障碍综合征（MODS）。机体内心、脑、肝、肾、肺、胃肠道和骨骼肌等均可发生缺血－再灌注损伤。

1. 心脏

心肌缺血－再灌注损伤最为常见，对其研究也最多。心肌缺血－再灌注损伤时，其功能、代谢和结构均发生明显变化。

（1）心功能变化：①心肌舒缩功能降低，心排出量减少；②再灌注性心律失常，自由基和钙超载造成的心肌损伤及再灌注后细胞内外离子分布紊乱导致心肌细胞兴奋性和传导性下降，多表现为室性心律失常；③心肌顿抑（myocardial stunning），在缺血心肌血流恢复后一段时间内，心肌舒缩功能仍不能恢复正常的状态。

（2）心肌能量代谢变化：氧化磷酸化功能障碍，ATP酶合成活性下降，心肌ATP和CP含量迅速降低。缺血损伤较轻者，再灌注获得氧和代谢底物供应后，心肌ATP和CP含量可较快恢复；若缺血损伤严重，再灌注后心肌ATP和CP含量不仅不回升，反而可能进一步降低。

（3）心肌超微结构变化：基底膜部分缺失，质膜破坏，肌纤维结构破坏、线粒体损伤、心内膜下出血性梗死等。

2. 脑

脑卒中、脑创伤、颈动脉内膜切除术、动脉瘤修补或低温循环终止等，可发生缺血－再灌注损伤。

脑组织主要靠葡萄糖有氧氧化供能，能量储备低，对缺血缺氧敏感，是最容易发生缺血－再灌注损伤的器官之一，一旦缺血时间较长，可导致严重的不可逆损伤。

脑缺血后，糖酵解增强，产生大量乳酸，而ATP、CP生成减少，钠泵失衡，细胞内钠水潴留，促使脑细胞水肿、脑组织间水肿发生。再灌注后大量ROS在脑组织中发生较强的脂质过氧化反应，加重膜损伤。

脑缺血－再灌注损伤最明显的组织学变化是脑水肿和脑细胞坏死，其发生的主要原因与脂质过氧化密切相关。

3. 肝

肝移植、阻断血管的肝切除术，可发生肝缺血－再灌注损伤。患者血清谷丙转氨酶、谷草转氨酶及乳酸脱氢酶活性明显增高，表明肝功能严重受损。再灌注时肝损伤较单纯缺血明显加重，表现为肝窦瘀血、肝细胞质空泡形成和广泛坏死等。

4. 肾

肾移植、休克肾等可发生肾缺血－再灌注损伤。患者血清肌酐水平明显增高，表明肾功能严重受损。再灌注时组织损伤较单纯缺血明显加重，表现为线粒体高度肿胀、变形，嵴减少、排列紊乱、甚至崩解，空泡形成等，以急性肾小管坏死最为严重，可导致急性肾衰或肾移植失败。

5. 肺

肺移植后72小时内常发生缺血－再灌注损伤。患者肺不张伴不同程度的肺气肿，肺微血管通透性增加，肺间质炎症细胞浸润，肺泡内较多红细胞渗出。肺损伤可导致肺水肿和低氧血症，严重者可致移植失败。

6. 胃肠道

胃肠道缺血－再灌注损伤可见于肠套叠、肠道外科手术和低血容量性休克等。小肠血管内皮的黄嘌呤氧化酶活性非常高，再灌注是产生大量自由基，可导致肠道屏障功能破坏、通透性增高，肠道细菌移位和细胞因子瀑布式激活。患者肠黏膜损伤严重，出现广泛的上皮与绒毛分离，上皮坏死，固有层破损，肠壁出现和溃疡形成。同时肠腔内的内毒素、氨、硫醇等有毒物质经肠壁吸收增多。

7. 骨骼肌

严重创伤行断肢再植可发生骨骼肌缺血－再灌注损伤，导致肌肉微血管和细胞损伤，其基本原因还是自由基生成增多，脂质过氧化增强。有时可致断肢再植失败。

第四节　缺血－再灌注损伤防治的病理生理基础

缺血－再灌注损伤可导致器官功能严重受损甚至危及患者生命，临床实践中要尽可能避免缺血－再灌注损伤的发生或减轻损伤的程度。其防治措施包括以下几种。

1. 尽早恢复血流，缩短缺血时间

缺血－再灌注损伤是缺血性损伤的延续、扩大和恶化，防治缺血－再灌注损伤应防患于未然，从缺血期着手，减轻缺血性损伤的程度，避免再灌注损伤的发生发展。

2. 控制再灌注条件

采用低压低流、低温、低pH、低钠低钙再灌注液：①低压、低流可减少ROS生成、减轻组织水肿和机械损伤；②低温有助于降低代谢率、减少代谢产物的堆积；③低pH可减轻细胞内液碱化，抑制磷脂酶和蛋白酶活性，缓解Na^+-H^+过度激活；④低钠有助于减轻细胞肿胀，低钙可减轻钙超载所致的细胞损伤。

3. 抗氧化，清除自由基

给予小分子自由基清除剂（V_C、V_E、V_A、谷胱甘肽等）和酶性自由基清除剂（SOD、CAT和GSH-PX等）可以加速自由基的清除，减轻缺血－再灌注损伤。据报道，丹参、三七、葛根素也可通过降低体内自由基的水平，对缺血－再灌注损伤发挥较好的防治作用。

4. 减轻钙超载

临床和实验研究发现，再灌注前或再灌注即刻使用钙通道阻滞剂，可减轻细胞内钙超载，从而防止或减轻缺血－再灌注损伤。后续研究表明，Na^+-H^+交换蛋白及Na^+-Ca^{2+}交换蛋白抑制剂对防治钙超载更为有效。

5. 抑制中性粒细胞

应用中性粒细胞抗血清或抗中性粒细胞代谢药可明显缩小缺血－再灌注后心肌的梗死面积。进一步研究表明，非甾体抗炎药、脂氧化酶和环氧化酶抑制剂、前列环素及抑制中性粒细胞黏附的单克隆抗体，均有减轻缺血－再灌注损伤的作用。

6. 改善能量代谢

缺血时糖酵解增强，补充磷酸己糖异构酶之类糖酵解底物有保护缺血组织的作用；线粒体氧化磷酸化障碍，可给予外源性ATP、CP、细胞色素C等。此外，纠正酸中毒也是改善缺血组织代谢，减轻缺血－再灌注损伤的重要措施之一。

7. 调动机体内源性适应保护机制

以往研究表明，短期缺血应激使机体对随后更长时间的缺血－再灌注损伤有一定的保护作用，且其保护作用具有器官普遍性，是一种适应性保护机制，称为缺血预适应（ischemic preconditioning，IPreC），其机制尚未彻底阐明。此后还有动物实验结果提示，缺血后处理（ischemic postconditioning，IPostC）对缺血－再灌注损伤也有较好的防治效果，但作用机制尚不清楚。

随着人们对"缺血预适应""缺血后处理"的本质、特点和机制的逐步深入理解，有理由期待采用药物等非创伤手段，调动机体的内源性保护机制进行缺血－再灌注损伤的防治。

第九章

凝血与抗凝血平衡紊乱

教学目的和要求

1. 掌握凝血－抗凝血平衡紊乱的基本类型。
2. 掌握弥漫性血管内凝血（DIC）的病因、发病机制、分期和主要临床表现。
3. 熟悉凝血－抗凝血平衡。
4. 熟悉DIC的诊断依据和防治的病理生理基础。

　　血液的主要功能是通过循环系统携带氧和营养物质供组织细胞利用，并带出代谢废物。实施这一功能必须具备两个基本条件：①血管系统内的血液保持液流状态；②当组织损伤、血管破损时，发生有效的止血（hemostasis），防止血液过度流失。

　　止血反应由三个主要环节组成：①损伤局部血管收缩；②血小板止血栓形成；③血液凝固并最终形成血凝块（clot）封盖破损血管（图9-1）。

　　止血反应中的血液凝固简称凝血（coagulation），是血液由液流态溶胶转变为固态凝胶的过程。为防止凝血过度，机体还存在抗凝血机制。凝血－抗凝血平衡是机体抗损伤机制的重要组成部分，确保受损血管局部形成止血栓，而其他部位无血栓形成、血液保持正常的液流状态，保证循环的畅通。

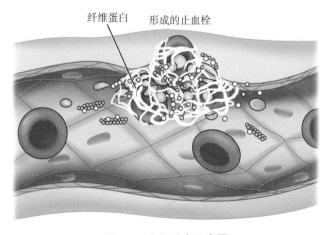

图9-1　止血反应示意图

第一节　凝血与抗凝血平衡

在维持正常的血液循环或生理性止血的过程中，机体内存在复杂而有效的凝血和抗凝系统，它们相互制约、保持平衡。

一、凝血系统的构成及基本生理功能

凝血系统主要由各种凝血因子（coagulation factors）构成。凝血因子指血浆和组织中参与凝血过程的各种物质，大多在肝脏合成，以酶原的形式并以一定的浓度存在于血浆中，其中F Ⅱ、F Ⅶ、F Ⅸ和F Ⅹ的合成依赖于维生素 K 的参与。而组织因子（tissue factors，TF）来自组织，一般不存在于血浆中。近年发现，正常人体血浆液中存在少量TF，可能源自内皮细胞和单核细胞的细胞微粒。

凝血因子最初以发现的先后用罗马数字命名，由F Ⅰ（纤维蛋白原）、F Ⅱ（凝血酶原）、F Ⅲ（组织因子）……至F ⅩⅢ（纤维蛋白稳定因子）。目前公认的凝血因子共14个，按罗马数字命名的只有12个，F Ⅵ后来被证实为F Ⅴa，故取消命名。

此外，近年发现前激肽释放酶（prekallikrein，PK）和高分子量激肽原（high molecular weight kininogen，HMW-K）也参与凝血，亦为凝血因子（表9-1）。

表9-1　凝血因子的命名与来源

凝血因子	同义名	来源
F Ⅰ	纤维蛋白原	肝
F Ⅱ	凝血酶原	肝
F Ⅲ	组织因子	主要是内皮细胞
F Ⅳ	Ca^{2+}	摄入食物、骨骼
F Ⅴ	促凝血球蛋白原	肝、巨噬细胞
F Ⅶ	促凝血酶原激酶原	肝
F Ⅷ	抗血友病蛋白 A	肝与血管内皮
F Ⅸ	抗血友病蛋白 B	肝
F Ⅹ	Stuart-Prower 因子	肝
F Ⅺ	抗血友病蛋白 C	肝
F Ⅻ	Hageman 因子	肝
F ⅩⅢ	纤维蛋白稳定因子	肝、巨噬细胞
PK	前激肽释放酶	肝
HMW-K	高分子量激肽原	肝、内皮细胞

凝血因子的基本生理功能是在血管破损引起出血时，通过血液凝固的链式酶切反应，使可溶性纤维蛋白原（fibrinogen，Fbg）转变为纤维蛋白单体（fibrin monomers，FM）、聚合成可溶性纤维蛋白（soluble fibrin）、交联并形成稳定的不可溶纤维蛋白（fibrin，Fbn）微丝，在血管壁受损局部，继血小板血栓之后，由纤维蛋白微丝包绕血小板及其他血细胞形成坚固的血凝块。

二、凝血系统激活的链式酶切反应

20世纪60年代，美国的Davie、Ratnoff和英国的MacFarlane提出经典的凝血瀑布学说（coagulation cascade），认为凝血是一系列凝血因子相继酶解激活的过程，其中每一步酶解反应均存在放大效应，为级联链式反应（图9-2）。

凝血过程大致可分为三个阶段：①凝血酶原激活物形成；②凝血酶形成；③纤维蛋白原转变为纤维蛋白。

一般认为，凝血酶原激活物形成有两条途径：由FⅫ激活启动的内源性凝血（intrinsic coagulation）和由TF入血而启动的外源性凝血（extrinsic coagulation），其交合点是FX激活为FXa，与FVa在磷脂（phospholipid，PL）表面形成的Xa-Va-Ca²⁺复合物（凝血酶原激活物）。凝血酶原激活物可使凝血酶原激活为凝血酶。从FX活化到凝血酶形成、纤维蛋白原转变为纤维蛋白交联并形成稳定的纤维蛋白微丝的过程称为凝血的共同途径。

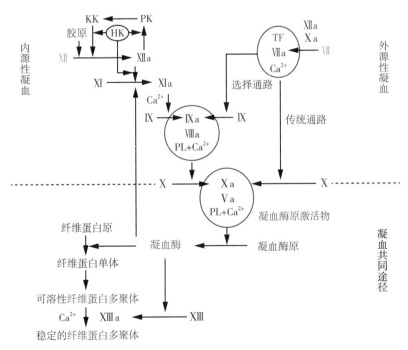

图9-2　凝血激活的级联链式反应

目前认为，外源性凝血是体内凝血的主要途径，内源性凝血不发挥主要作用，TF是凝血系统激活最重要的生理性启动因子。

应该注意的是，外源性凝血与内源性凝血并非截然分开，两者之间存在密切的联系。研究显示，外源性凝血形成的Ⅶa-TF复合物除了通过传统通路激活FX外，也能通过选择性通路激活内源性途径的FⅨ，并通过FⅨa激活FX。

此外，血小板在止血、凝血过程中起重要作用。血管受损时，血小板在血管损伤部位黏附、聚集，形成血小板血栓，实现初步止血。在其后的凝血过程中，血小板同样起着关键的无可替代的作用：①血小板膜内侧面的磷脂在活化中外翻为血小板第3因子（PF3），为FX和凝血酶原的活化提供反应场所；②血小板活化释放出纤维蛋白原、FⅩⅢ、Ⅺ和ADP等，促进凝血；③血小板受胶原刺激可直接激活FⅪ，受ADP刺激可直接激活FⅫ；④血小板释放的5-HT、ADP、组胺等能损伤血管内皮细胞，促进凝血过程。

三、凝血过程中的抗凝血制约调节

机体的抗凝血功能通过体液、细胞等抗凝血系统完成。

（一）体液抗凝

体液抗凝系统由血浆中能够抑制或水解活化的凝血因子使其灭活的体液因子构成，包括蛋白C（protein C，PC）系统、血浆抗凝物质和纤维蛋白溶解系统（fibrinolytic system）等，作用较为复杂。

1. 蛋白C系统

蛋白C系统由PC、蛋白S（protein S，PS）、血栓调节蛋白（thrombomodulin，TM）和内皮细胞蛋白C受体（endothelial protein C receptor，EPCR）组成。PC和PS都是由肝脏产生的维生素K依赖性血浆蛋白因子；TM则由血管内皮细胞（vascular endothelial cells，VEC）产生，存在于内皮细胞管腔面膜上。

凝血过程中起关键作用的凝血酶及PC可在Ca^{2+}的参与下，分别与正常VEC表面的TM及EPCR结合。一方面，与TM结合的凝血酶活性降低，可减少纤维蛋白的生成；另一方面，凝血酶-TM复合物可大量激活PC，而活化的PC（activated protein C，APC）以血浆中的游离型PS为辅因子，可促使FVa或Ⅷa从磷脂膜上脱落并被降解灭活。此外，APC亦能阻碍FXa与血小板膜上的FVa结合，从而大大降低FXa的凝血活性；APC还能刺激VEC释放组织型纤溶酶原激活物（tissue-type plasminogen activator，t-PA），并灭活纤溶酶原激活物抑制物-1（plasminogen activator inhibitor-1，PAI-1），从而增强局部的纤溶活性（图9-3）。

因此，PC系统主要发挥防止正常血管内皮部位发生凝血、形成凝血块的作用，而血浆中APC天然抑制物——蛋白C抑制物（protein C inhibitor，PCI）的存在，不会影响需要形成止血栓部位的凝血反应。

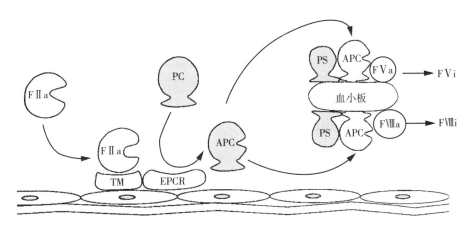

图9-3 蛋白C系统的抗凝机制

2. 血浆抗凝因子

血浆抗凝因子主要包括组织因子途径抑制物（tissue factor pathway inhibitor，TFPI）、抗凝血酶（antithrombin，AT）、肝素辅因子Ⅱ（heparin cofactor Ⅱ，HC Ⅱ）以及其他多种血浆抑制物。

TFPI为单链糖蛋白，主要由内皮细胞合成。在Ca^{2+}的参与下，TFPI能够结合并灭活F Ⅹ a；TFPI、Ca^{2+}和F Ⅹ a结合后又能与TF-Ⅶa结合，进而抑制F Ⅶ a的活性。

AT曾称AT Ⅲ，是体内最重要的丝氨酸蛋白酶抑制物（serine protease inhibitors，serpins）家族成员，能1:1地结合并中和凝血酶的活性。此外，AT也能抑制F Ⅹ a、F Ⅸ a、F Ⅺ a、F Ⅻ a及激肽释放酶（kallikrein，KK）的活性。值得注意的是，AT单独作用较弱，与肝素结合后其抗凝作用可增强200倍以上。

HC Ⅱ是体内仅次于AT的serpins家族成员，主要作用也是通过与凝血酶形成1:1复合物使凝血酶失活，但对F Ⅹ a的活性几乎没有影响。

3. 纤维蛋白溶解系统

纤维蛋白溶解（fibrinolysis，）系统，简称纤溶，主要由纤溶酶原（plasminogen，PLg）、纤溶酶原激活物（plasminogen activators，PAs）和纤溶酶原激活物抑制物（plasminogen activator inhibitors，PAIs）、α_2纤溶酶抑制物（α_2-plasmin inhibitor，α_2-PI）等构成，其中纤溶酶原激活物又分为组织型纤溶酶原激活物（tissue plasminogen activator，t-PA）和尿激酶型纤溶酶原激活物（urokinase plasminogen activator，u-PA）。

t-PA是由正常VEC分泌的单链糖蛋白，只有在纤维蛋白存在时与其结合才能激活纤溶酶原（PLg）使之活化为纤溶酶（plasmin，PLn），主要生理功能是参与血管内溶栓。

u-PA是由成纤维细胞、内皮细胞、平滑肌细胞、单核巨噬细胞产生的单链糖蛋白，为无活性的酶原，需经纤溶酶及F Ⅻ a等蛋白水解为双链硫化物分子才有活性。

PAIs则是t-PA和u-PA主要的生理性抑制因子。

纤溶过程大致可分为纤溶酶原（PLg）活化为纤溶酶（PLn）和纤维蛋白（原）降解两个阶段。

纤溶酶原活化有外激活和内激活两种方式。所谓外激活指PLg在t-PA或u-PA的作用下活化为PLn；内激活则指凝血系统中的FⅫa也可激活前激肽释放酶（PK）生成激肽释放酶（KK），而KK与FⅫa、FⅪa、FⅡa共同作用能直接活化PLg为PLn。

纤溶酶的主要功能是水解纤维蛋白（原），生成各种大小不同的多肽片段，称为纤维蛋白（原）降解产物（fibrin/fibrinogen degradation product，FDP/FgDP），其中某些成分具有抗凝、抗血小板聚集和增加血管通透性的作用。

（二）细胞抗凝

单核吞噬细胞系统（mononuclear phagocyte system）与肝细胞的非特异性抗凝作用：吞噬内毒素、免疫复合物等促凝物质，还可吞噬激活的凝血因子纤溶酶等与抑制因子形成的复合物；肝细胞也具有摄取并灭活已活化的凝血因子的能力。

四、凝血与抗凝血平衡的调节

1. 凝血、抗凝血因子的制约与平衡

正常血浆中的凝血与抗凝血相关因子，大多以非活化形式存在，激活后才能发挥作用，同时血浆中还存在这些因子的多种抑制物。凝血、抗凝血因子及抑制物各有其产生、释放、血管内外交换和代谢清除的平衡，使其浓度稳定在生理范围。值得指出的是，肝在产生多种凝血和抗凝血因子的同时，又通过对多种促凝和抗凝因子的吞噬、转换，在维持两者的平衡中发挥重要作用。

2. 多系统网络调控

体内的凝血系统不仅与纤溶-抗凝系统存在相互联系、互相制约，还与补体（complement）、激肽系统存在复杂的正、负反馈关系。凝血、纤溶-抗凝、补体、激肽系统又与内皮细胞、血小板、白细胞及单核巨噬细胞等多种细胞密切联系。它们共同构成复杂的调控网络，对凝血和抗凝血的强度、范围和时间进行精细的调控，维持正常机体内环境的稳定。

3. 血管内皮细胞的作用

VEC覆盖在血管壁内侧，不仅隔断流动血液与其他组织细胞的接触，内皮表面的负电荷也排斥血细胞，特别是血小板、白细胞与内皮细胞接触。

血管内皮细胞对凝血-抗凝血平衡及血管舒缩起关键调节作用：正常VEC能分泌多种抗凝、纤溶因子，调节PC系统活性和抑制血小板活化，主要表现抗凝及抗血栓形成的特性。而在受损或病理因素刺激的情况下，VEC释放TF、FV和FⅧ等凝血因子；分泌多种黏附分子，介导血小板、白细胞与内皮细胞黏附；表达纤溶酶原激活物抑制物增多，抑制纤溶活性，主要促进止血和血栓形成。

第二节　凝血与抗凝血平衡紊乱的主要环节及基本类型

体内凝血与抗凝血活性平衡，方能保持血液正常的液流状态。由于血液或血液系统外某些因素的作用，机体凝血与抗凝血间的平衡紊乱，则导致止、凝血功能障碍。

一、凝血与抗凝血平衡紊乱的主要环节

导致凝血–抗凝血平衡发生紊乱的主要环节有以下几个方面：①血浆成分改变，血浆中凝血、抗凝血及纤溶相关因子的数量及功能异常；②血细胞，包括血小板、白细胞、红细胞等异常；③血管异常，血管内皮细胞受损、血管壁与血管周围支撑组织结构异常或功能受损等；④血液流变学的改变，以及物质代谢障碍、免疫反应等。

二、凝血与抗凝血平衡紊乱的基本类型

许多临床疾病或病理过程存在局部或全身性的凝血–抗凝血平衡紊乱，可为原发性或继发性的，按其临床特征可分为两种基本类型。

1. 出血倾向

一些先天性或获得性原因使机体凝血功能降低和/或抗凝血功能增强，则出现出血倾向，血管轻微损伤即过度出血，甚至无明显损伤而自发性出血。

2. 血栓形成

机体血液凝固性增高和/或抗凝血功能降低，易形成血栓。

应该指出的是，生理性止血栓形成与病理性血栓形成的过程虽然相似，但性质与意义截然不同。止血栓形成是一种生理性抗损伤反应，系因血管受损而在损伤局部较小范围发生的凝血，一般不会完全堵塞血管，血液始终能经其表面流动。而血栓形成中血管局部的凝血强度远超过血管受损的程度，常造成血管内血流发生完全（见于微小血管）或不完全性（见于大血管）堵塞，或发生多部位血栓形成。

此外，两种类型的凝血–抗凝血平衡紊乱可单独发生，在某些特定病因作用下也可在同一个体先后或同时发生。

第三节　弥散性血管内凝血

弥散性血管内凝血（disseminated intravascular coagulation，DIC）指由于某些致病因子的作用，机体的凝血－抗凝血平衡失调，以凝血活性增高而导致微血管内广泛的微血栓形成为始动环节，并相继出现止、凝血功能紊乱为特征的临床综合征。

血液凝固性增高引起血管内凝血，随着凝血因子的消耗和纤溶亢进也能使机体发生止血、凝血障碍而出现出血倾向。DIC典型地反映了这种凝血与抗凝血平衡的异常变化（图9-4）。

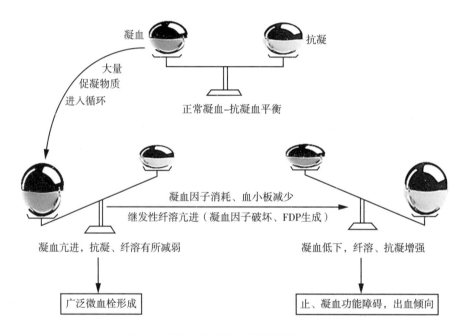

图9-4　凝血－抗凝血平衡紊乱的动态改变

一、DIC的病因与影响因素

DIC并非独立的疾病，它是继发于特定的基础疾病或病理过程，并经相应诱发因素作用而引发的临床综合征。

（一）DIC的病因

引起DIC的基础疾病或病理过程称为DIC的病因，见于临床各科，常见的有感染性疾病、创伤及手术、产科意外、肿瘤性疾病、代谢性疾病等（表9-2）。

表9-2 DIC常见病因

分类	主要基础疾病或病理过程
感染性疾病	细菌、病毒、螺旋体感染，败血症，内毒素血症等
创伤及手术	严重软组织损伤、挤压综合征、大面积烧伤、器官移植等
产科意外	妊娠中毒症、胎盘早剥、宫内死胎、羊水栓塞等
肿瘤性疾病	急性白血病，恶性实体瘤，尤以转移性癌肿多见
代谢性疾病	糖尿病、高脂血症等
免疫性疾病	系统性红斑狼疮、新生儿硬肿症、移植物抗宿主病等
其他	休克，严重心、肝、胰、肺、肾疾病，体外循环等

以上基础疾病或病理过程存在能够促进凝血活性增强的因素，可导致DIC的发生与发展。临床上遇有易发生DIC的疾病，又存在难以解释的出血表现，应考虑存在DIC的可能。

（二）影响DIC发生发展的因素

某些基础疾病或病理过程存在促进凝血活性增强的因素，DIC是否发生或其发生、发展的轻重缓急程度，与机体凝血－抗凝血平衡调节的基本状态有关。以下因素通过抑制机体的抗凝功能，使凝血－抗凝血平衡倾向于凝血功能相对增强，进而促进DIC的发生与发展。

1. 单核吞噬细胞系统功能受损

长期大量应用糖皮质激素、反复感染、脾切除，单核吞噬细胞系统受损，吞噬、清除血液中促凝物质的能力降低，可成为某些患者发生DIC的诱因。

2. 肝功能严重障碍

严重肝脏疾病诱发DIC的机制：①引起肝脏病变的病毒、免疫复合物、药物等可激活凝血系统；②肝脏合成的抗凝物质减少；③肝脏产生与灭活的凝血因子均减少，凝血因子灭活减少使DIC易于发生，凝血因子合成减少增加DIC患者的出血倾向；④急性重症肝炎时，大量肝细胞坏死释放TF。

3. 血液高凝状态

原发性高凝状态见于遗传性AT、PC、PS缺乏症和FV结构异常引起的PC抵抗症；继发性高凝状态见于各种血液和非血液疾病，如肾病综合征、恶性肿瘤、白血病、妊娠高血压综合征等。

高龄或妊娠后期可有"生理性"高凝，亦易发生DIC。

4. 微循环障碍

微循环障碍可以是局部的，也可以是全身性的。对于局部微循环障碍，可由于血管舒缩活性的改变，使微血管内缺血或血流缓慢、血液黏稠度增高、血流淤滞。局部发生酸中毒和VEC损伤，或发生白细胞反应并通过释放炎症介质引起TF表达而启动凝血反应。局部反应产生的活性物质若不能及时清除，可导致DIC的发生。全身性微循环障碍与基本微循环障碍对凝血功能的影响本质上无明显差异，但还有一些全身性因素的影响。

5. 纤溶系统功能减退

见于高龄、吸烟、妊娠后期、糖尿病及纤溶抑制药应用不当，可导致机体纤溶系统功能明显降低。

在不同的基础疾病或病理过程中，影响DIC发生、发展的因素可以是某一因素起主要作用，也可以是几个因素联合发挥作用，促进DIC的发生和发展。

二、DIC的发病机制

DIC的发生机制因基础疾病不同而异，十分复杂。总体而言，涉及以下几个方面。

1. 凝血系统激活

凝血系统活性失控性异常增高，微血管内广泛的微血栓形成是DIC发生的始动环节。

生理性止-凝血反应中，主要由TF表达并与F Ⅶ/Ⅶa共同激活F X，启动凝血活化过程；而在病理情况下，严重组织损伤大量TF进入血循环，或广泛的血管内皮损伤与白细胞激活使TF大量表达，或经其他激活凝血的途径导致F X大量活化，大量生成的凝血酶可通过凝血反应的正反馈放大作用，再加上机体内主要抗凝系统受到不同程度的抑制和损害、抗凝活性绝对或相对降低，易引发失控的过度凝血反应。

2. 血管运动活性和血液流动性改变

在基础疾病或病理过程中常存在交感-肾上腺髓质系统兴奋和/或局部血管舒缩性能的改变，血管收缩血流减少、血管舒张血流淤滞，均不利于促凝物质和活化凝血因子清除，有利于纤维蛋白微丝沉降。

此外，血管通透性增加，血浆外渗，血液浓缩，黏稠度增高，有利于微血栓形成。

3. 纤溶功能失调

DIC早期局部抗凝活性降低和纤溶活性绝对或相对低下是微血栓得以形成和保留的重要条件。

在DIC发生、发展的过程中，凝血活性增高的同时纤溶活性也进行性增强，称为继发性纤溶亢进。在DIC由高凝转入低凝的过程中，除了凝血过程中消耗大量凝血因子得不到补充外，继发性纤溶过度增强加剧止-凝血功能障碍引起出血也起关键作用。

三、DIC的主要临床表现

DIC的临床表现因基础疾病的存在而呈现多样性和复杂性。由DIC单独引起的临床表现主要有出血、休克和器官功能障碍，部分DIC病例可出现贫血。

1. 出血

DIC患者最早被发现的临床表现多为程度不等的出血。

DIC出血的机制主要有：①广泛的微血栓形成消耗大量凝血物质；②继发性纤溶亢进，纤溶酶不但降解纤维蛋白（原），还水解多种凝血因子，加剧凝血功能障碍；③FDP/FgDP具有强大的抗凝与抑制血小板功能的作用；④微血管扩张、VEC损伤，血管通透性增高。

DIC时出血有以下特点：①多部位同时发生出血；②出血突然出现，可伴有DIC的其他临床表现；③用常规止血药治疗无效。

临床对患有可能引起DIC的基础疾病或病理过程的病例，若病程中发生出血又难以用既有疾病解释时，应高度重视、及时鉴别是否为DIC。

2. 休克

DIC可由于以下因素导致微循环障碍与休克的发生：①微血栓形成，使回心血量减少；②广泛出血，使循环血量减少；③心内DIC、肺内微血栓形成、缺氧、酸中毒影响心功能，使心排出量减少；④激肽系统、补体系统激活，舒血管物质增多，血管扩张、通透性增加，使外周阻力降低。这些因素共同作用，导致有效循环血量减少，使全身重要器官微循环灌流剧减，发生休克。

急性全身性DIC常引起休克，晚期休克也常并发DIC，休克与DIC可互为因果。

3. 器官功能障碍

DIC引起器官功能障碍的基本机制是微血管堵塞导致器官缺血、功能受损。DIC中易累及的器官有肺、肾、肝、心、胃肠、肾上腺和垂体等。

由于DIC发生的原因、范围、病程和严重程度不同，各器官血供减少、功能受到影响的程度也不相同。轻者仅影响个别器官的部分功能；而重者可同时或先后累及多个器官，造成其功能严重障碍甚至衰竭，可导致多器官功能障碍综合征（multiple organ dysfunction syndrome，MODS），是DIC患者死亡的重要原因。

除上述由微血管内微血栓形成所致的器官功能障碍外，引起DIC的基础疾病或病理过程也可直接造成器官功能障碍。此外，由于机体在神经体液调节下，各器官系统的代谢与功能存在密切的协调关系，亦应考虑心、肺、肝、肾等某一个重要器官的代谢和功能明显异常对其他器官系统的影响，这也是DIC病例发生MODS的原因之一。

4. 贫血

发生于慢性DIC及部分亚急性DIC患者。

DIC发病过程中，纤维蛋白微丝在微血管内形成细网，红细胞随血流通过微血管流经网孔时受到冲击、挤压，并可被微丝切割，发生机械性损伤，导致循环中出现各种形态特殊的变形红细胞或红细胞碎片。这些变形红细胞和红细胞碎片的脆性明显增高，容易破裂发生溶血。这种因微血管中的病理变化而导致红细胞破裂引起的贫血，称为微血管病性溶血性贫血（microangiopathic hemolytic anemia）。

外周血涂片中发现较多红细胞碎片（超过红细胞数的2%），虽非DIC独有，却是诊断DIC的重要参考指标。

四、DIC的分期与分型

1. 分期

按DIC的发病过程和临床特点，典型的DIC可分为三期。

（1）高凝期：发病之初，大量凝血物质入血，凝血活性增高，微血管内可有严重程度不等的微血栓形成。急性者该期极短，临床表现常被基础疾病掩盖，易漏诊。亚急性和慢性病例，主要表现为广泛微血栓栓塞导致的器官功能障碍。

（2）消耗性低凝期：高凝期血液中大量凝血物质消耗，机体凝血性能降低，有程度不等的皮肤、黏膜和器官出血。此时患者血液中尚存在一定量的血小板和凝血因子，还可有微血栓形成。微血栓和出血同时存在，是此期DIC的重要特征。

（3）继发性纤溶亢进期：患者纤溶活性大大增强，凝血能力进一步降低，大多有程度不等的出血，严重者可发生休克及MODS。

2. 分型

一般按病情发展的速度和机体代偿的状况对DIC进行分型。

（1）按发生的快慢，可分急性、亚急性、慢性DIC：①急性型可在数小时至1～2天内发生，病情迅速恶化，分期不明显，临床表现以出血和休克为主；②亚急性型，于数天内形成DIC，临床表现介于急性型与慢性型之间；③慢性型，发病缓慢、病程较长，临床常以某器官功能减退为主要表现。

（2）按机体代偿程度，DIC可分失代偿型、代偿型、过度代偿型：①失代偿型，体内凝血因子和血小板的消耗超过生成与释放的速度，机体来不及补充，患者多有明显的临床表现，为显性DIC（overt DIC）；②代偿型，凝血因子和血小板代偿性生成增多弥补其消耗，机体的凝血与抗凝血活性在较高水平达到新的平衡，为非显性DIC（non-overt DIC），患者临床表现不明显；③过度代偿型，多见于慢性DIC后期或急性DIC恢复期，此时DIC进程趋缓，但凝血因子和血小板代偿性生成持续增多超过其消耗。

五、DIC的诊断依据

DIC主要依据基础疾病、临床表现以及实验室出血、凝血指标检查的阳性结果综合判断。

1. 存在易于引起DIC的基础疾病。

2. 存在具有DIC特征的临床表现。

（1）多发性出血倾向。

（2）不易用原发病解释的微循环衰竭或休克。

（3）多发性微血管栓塞及早期出现的脏器功能不全。

（4）抗凝治疗有效。

3. 充分的实验室出血、凝血指标检查阳性结果。

下列检查有三项以上异常。

（1）血小板低于100×10^9/L或呈进行性下降。

（2）纤维蛋白原低于1.5g/L或进行性下降，或高于4g/L。

（3）凝血酶原时间（PT）缩短或延长3s以上，或呈动态性变化，或活化部分凝血活酶时间（activated partial thromboplastin time，APTT）缩短或延长10s以上。

（4）3P试验阳性或FDP高于200mg/L。3P试验的原理：鱼精蛋白和FDP结合，使与X片段结合的纤维蛋白单体分离而彼此聚合。

（5）D-二聚体检查阳性（原理：纤溶酶分解纤维蛋白多聚体才会产生D-二聚体，其出现表明继发性纤溶亢进）或纤溶酶原降低。

临床上有人建立DIC诊断积分系统（表9-3），辅助DIC的临床诊断。

表9-3　DIC诊断积分系统

项目	界值	分数
基础疾病	有导致DIC的原发疾病	2
临床表现	不能用原发病解释的微循环衰竭或休克	1
	广泛性皮肤、黏膜栓塞，灶性缺血性坏死、脱落及溃疡形成，不明原因的肺、肾、脑等脏器功能衰竭	1
实验室检查		
（1）血小板计数/（10^3/L）	恶性血液病	
	＜50	1
	24h内下降≥50%	1
（2）D-二聚体/（mg/L）	＜5	0
	≥5且＜9	2
	≥9	3
（3）PT及APTT延长/（s）	PT延长＜3s且APTT延长＜10s	0
	PT延长≥3s或APTT延长≥10s	1
	PT延长≥6s	2
（4）纤维蛋白原/（g/L）	≥1.0	0
	＜1.0	1

注：每日计分1次，积分≥6可诊断为DIC。

六、DIC防治的病理生理基础

1. 早期诊断、积极防治原发病

及早诊断和早期合理治疗是提高急性DIC救治率的根本保证。预防和迅速去除引起DIC的病因是防治DIC、提高治愈率的重要措施之一。

2. 重建凝血-抗凝平衡

DIC的本质是凝血-抗凝血平衡紊乱，关键环节是微血管内广泛的微血栓形成或继发性纤溶亢进，适时抗凝-抗纤溶治疗是DIC的主要治疗手段。

（1）肝素的应用：肝素抗凝的机制是肝素与抗凝血酶（AT）首先结合，使AT构型改变、活性大大增加，继而灭活凝血酶及FⅩa。肝素的抗凝作用在一定程度上受患者体内AT

水平和活性的影响。慢性、亚急性DIC，肝素疗效较好。

（2）纤溶抑制剂的应用：DIC一般不使用抗纤溶治疗，进入低凝期及继发性纤溶亢进期，伴明显出血倾向的患者，应补充凝血因子和血小板，并可酌情应用纤溶抑制剂；尚不能确定血管内凝血是否已中止者，则应同时加用小剂量肝素。若DIC患者存在原发性纤溶亢进，则是应用纤溶抑制剂的适应证。

3. 支持疗法

严重DIC患者发生死亡常与MODS有关，保护重要脏器的功能至关重要。发生器官功能严重障碍时，应采用相应的人工辅助装置维持其功能。

第十章 休 克

1. 掌握休克的进展、分期。
2. 掌握休克的发生机制及SIRS、CARS、MARS等相关概念。
3. 掌握休克时机体各器官系统的功能变化及多器官功能障碍综合征（MODS）的相关概念。
4. 熟悉休克的概念、原因、始动环节和分类。
5. 了解休克及MODS防治的病理生理基础。

休克是英语"shock"的音译，该词源自希腊文，原意为震荡、打击。

1737年法国医师Le Dran首次用法语"secousseuc"描述患者因创伤而引起的临床危重状态：由于中枢神经系统功能严重紊乱而导致循环及其他器官功能衰竭。1743年英国医师Clare将此词翻译成英语的"shock"。

第一节 休克概念的演变

人们对休克的认识和研究已有近300年的历史，大致可分为四个阶段。

1. 临床表现描述

1895年Warren对休克患者的临床表现经典描述为：面色苍白或发绀、四肢湿冷、脉搏细速、脉压缩小、尿量减少、神志淡漠。此后随着无创伤血压测定方法在临床的普遍应用，Crile又补充了休克的重要体征：低血压。这是最初作出的从整体水平对休克的症状与体征的生动描述，至今仍对休克的临床诊断有一定的指导意义。

2. 认识急性循环紊乱

20世纪50年代前，第一、第二次世界大战期间，大量伤员死于休克，促使人们对休克的机制进行了较为系统的研究。认为休克是急性循环紊乱所致，发生、发展的关键是血管运动中枢麻痹和小动脉血管扩张引起血压下降，主张应用去甲肾上腺素之类缩血管药治疗。但临床实践表明，使用缩血管升压药后虽然血压回升，部分休克患者可能获救，但有些患者长时间大剂量应用缩血管药，病情反而恶化、甚至死亡。死因多为急性肾衰竭，即所谓"休克肾"（shock kidney）。

3. 创立微循环障碍学说

20世纪60年代，Lillehei通过大量实验研究发现，多数休克共同的发病环节是有效循环血量减少，器官血液灌注不足，导致细胞损害，组织器官功能障碍，提出休克的微循环障碍学说。认为不同原因引起休克发病的关键并非血压降低，而是微循环灌流量减少，其发病机制不是交感-肾上腺髓质系统衰竭或麻痹，而是交感-肾上腺髓质系统强烈兴奋，导致微循环障碍，灌流量减少。根据这一学说，临床强调结合补液应用扩血管药、改善微循环来救治休克，抢救成功率有所提高。但也有患者因扩容不当，诱发或加重急性呼吸衰竭，导致所谓"休克肺"（shock lung）的发生，成为这一时期休克患者的首要死因。

4. 细胞分子水平研究

20世纪80年代以来，研究热点从低血容量性休克转向感染性休克，对休克的认识不再局限于循环系统功能紊乱，开始从细胞和分子水平探讨发病机制，注意到神经-体液调节系统，各种介质、递质的分泌和相互作用，左右着休克的发生、发展和转归。临床上曾试用一些针对某些体液因子的制剂治疗感染性休克，但未能取得预期的理想疗效。重症患者虽经积极救治，仍多因发生多器官功能障碍综合征（multiple organ dysfunction syndrome，MODS）而死亡。

综上所述，虽然人们对休克的认识越来越深入，但休克，特别是感染性休克的发病机制仍有待于进一步阐明。值得注意的是，对休克的认识不同，处置措施有别，患者死亡的主要原因迥异。基于目前的认识水平，越来越多的学者认为，休克是多病因、多发病环节、有多种体液因子参与、以机体循环系统，尤其是微循环功能紊乱、组织细胞灌注不足为主要特征，并可能导致器官功能障碍甚至衰竭等严重后果的复杂的全身调节紊乱性病理过程。

第二节　休克的病因和分类

一、休克的原因

导致休克发生的原因很多，常见的有以下几种。

1. 失液

剧烈呕吐、腹泻、肠梗阻，大汗淋漓以及糖尿病时的多尿等，均可导致体液大量丢失，血容量与有效循环血量锐减而发生休克。

2. 出血

大量出血可引起失血性休克（hemorrhagic shock），见于创伤出血、胃溃疡出血、食管静脉曲张出血及产后大出血等。休克发生与否取决于失血量与失血速度：一般而言，15～20

分钟内失血少于全身总血量的10%～15%时，机体通过代偿可使血压和组织灌流保持基本正常；若短时间内失血超过总血量的25%～30%，超出机体的代偿能力，即可引起心排出量（cardiac output，CO）和平均动脉压（mean arterial pressure，MAP）下降而发生休克；失血量超过总血量的45%～50%，往往导致死亡。

3. 创伤

意外事故、自然灾害和战争时期的严重创伤可导致创伤性休克（traumatic shock）。休克的发生不仅与失血有关，还和剧烈的疼痛刺激有关。

4. 烧伤

大面积烧伤可伴有大量血浆渗出，使有效循环血量减少，引起烧伤性休克（burn shock）。其早期主要与疼痛及低血容量有关，晚期常因继发感染而发展为感染性休克。

5. 感染

严重感染可引起感染性休克（infectious shock）。在革兰氏阴性菌引起的休克病例中，细菌内毒素（endotoxin）的有效成分脂多糖（lipopolysaccharide，LPS）起重要作用。给动物注入内毒素可复制内毒素休克（endotoxic shock）的动物模型。

6. 过敏

过敏体质者注射某些药物、血清制剂或疫苗，甚至进食某些食物、接触某些物品可发生过敏性休克（ahaphylactic shock）。这种休克属Ⅰ型变态反应，休克的发生与IgE和抗原引起组胺（histamine，HA）和缓激肽（bradykinin，BK）大量释放入血，导致血管平滑肌舒张、血管床容积增大以及毛细血管通透性增加有关。

7. 心脏和大血管病变

大面积急性心肌梗死、急性心肌炎、严重的心律失常、室壁动脉瘤破裂等心脏病变和心脏压塞、肺栓塞、张力性气胸等妨碍血液回流和心脏射血的心外阻塞性病变均可引起心排出量急剧减少，有效循环血量和组织灌流量显著下降，分别导致心源性休克（cardiogenic shock）和心外阻塞性休克（extracardic obstructive shock）。

二、休克的分类

引起休克原因很多，分类方法也有所不同。比较常用的分类方法有以下两种。

（一）按休克原因分类

可分为失液性休克、失血性休克、创伤性休克、烧伤性休克、感染性休克、过敏性休克、心源性休克和心外阻塞性休克等。

按休克原因分类有助于注意及时消除病因，在临床较为广泛应用。

（二）按休克发生的始动环节分类

尽管导致休克发生的原因很多，但其共同基础是通过短时间内快速发生的血容量减少、血管床容积增大和心排出量降低这3个发病学始动环节使有效循环血量锐减、微循环功能异常和组织灌流量减少，进而导致组织细胞和器官功能障碍（图10-1）。

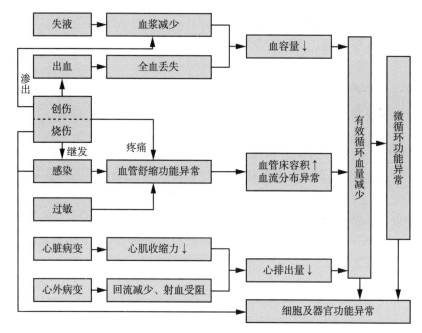

图10-1　休克发生的原因、始动环节和共同基础

据此，可将休克分成以下三类。

1. 低血容量性休克（hypovolemic shock）

指由于血容量减少引起的休克。最常见的原因是失血，也可见于失液及烧伤、创伤等。大量体液丢失使血容量急剧减少，静脉回流不足，心排出量减少和血压下降。压力感受器的负反馈调节减弱，引起交感神经兴奋，外周血管收缩，组织灌流量减少。

2. 血管源性休克（vasogenic shock）

亦称分布异常性休克（maldistributive shock）。感染性、过敏性以及神经源性休克（neurogenic shock）患者血容量并不减少，但因血管舒缩功能异常，血管床容积增大，同时循环血量分布失衡，有效循环血量相对不足，导致组织灌流及回心血量减少。

3. 心源性休克（cardiogenic shock）

指由于心脏泵血功能衰竭，心排出量急剧减少，有效循环血量下降而引起的休克。其发生可由心脏内部，即心肌源性的原因所致，也可因心脏外部的非心肌源性原因引起。后者有学者将其单列为心外阻塞性休克。但无论是心内还是心外的病变，最终均导致心排出量急剧降低，不能维持正常的组织灌流，两者似无严格区分的必要，仍可统称为心源性休克。值得指出的是，心源性休克如得不到及时有效的救治，死亡率极高。

（三）按血流动力学特点分类

休克还可按其血流动力学的特点，即心排出量与外周阻力及其相互关系分类。

从心排出量切入，可分为高动力型与低动力型；从外周阻力考虑，可分为低阻力型与高阻力型。按"排-阻"关系，可分为高排-低阻、低排-低阻与低排-高阻型（表10-1）。

表10-1 休克的血流动力学分类

心排出量	"排-阻"关系	外周阻力
高动力型	高排-低阻	低阻力型
低动力型	低排-低阻	
	低排-高阻	高阻力型

1. 高排-低阻型休克

血流动力学特点是外周阻力降低、心排出量增高，多见于感染性休克早期。患者因感染、血管舒缩功能异常，血管床容积增大，器官组织细胞对血、氧的需求增加，心脏储备充分动员、增加心排出量，可视为一种较为积极主动的代偿。临床特征为血压仅稍降低、脉压可增大；皮肤血管扩张或动-静脉吻合支开放、血流增多使皮肤温度升高，又称为"暖休克"。

2. 低排-高阻型休克

血流动力学特点是心排出量降低、外周阻力增高，多见于低血容量性休克和心源性休克。患者由于体液丢失或心脏泵血功能障碍，心排出量减少，难以满足机体所有器官组织对血、氧的正常需求，不得不缩减部分脏器的血液灌流，保证重要生命器官系统的血、氧供应，是一种不得已而为之、"舍车马保将帅"式的代偿。患者收缩压降低、舒张压升高，平均动脉压降低可不明显，但脉压明显缩小；因皮肤血管收缩、血流减少使皮肤温度降低，又称为"冷休克"。

3. 低排-低阻型休克

血流动力学特点是心排出量降低、外周阻力也降低，故患者的收缩压、舒张压和平均动脉压均明显降低。低排-低阻实际上是失代偿的表现，常见于各种类型休克的晚期阶段。

第三节　休克的发展过程

不同类型休克的发展有所差异，但总体说来有一定的阶段性，各阶段的临床表现也有一些共同的特点。以临床经过相对较为简单的失血性休克为例，结合微循环的典型改变，休克的发展过程大致可分为三期。

一、休克代偿期

休克代偿期（compensatory stage of shock）是休克发展过程的早期阶段，亦称休克早期。

创伤、出血、毒素各种原因引起的有效循环血量减少导致交感－肾上腺髓质系统强烈兴奋，儿茶酚胺（catecholamines，CAs）大量释放入血。皮肤、腹腔内脏和肾的小血管有丰富的交感缩血管神经纤维支配，并以α受体的分布占优势。在交感神经兴奋、儿茶酚胺增多时，这些脏器的小血管，尤其是微动脉、后微动脉以及毛细血管前括约肌收缩，使毛细血管前阻力增加，真毛细血管充盈减小，血流速度减慢；而β受体受到刺激则使动静脉短路开放，血液通过直捷通路和开放的动静脉短路回流，微循环非营养性血流增加、营养性血流减少，组织发生严重的缺血性缺氧。微循环障碍学说称此期为"微循环缺血缺氧期"或"微循环收缩期"（图10-2）。

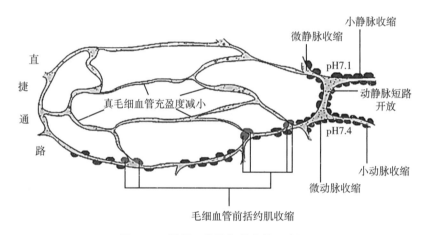

图10-2　微循环收缩期的变化示意图

上述微循环的变化，一方面引起皮肤、腹腔内脏和肾脏等组织器官缺血、缺氧，另一方面却对整体具有一定的代偿意义。主要表现在以下方面。

1. 血液重新分布

机体不同器官的血管对儿茶酚胺的反应不一：皮肤、腹腔内脏和肾的血管收缩明显，而脑动脉和冠状动脉无明显改变。体内不同器官血管反应不一，使得休克早期减少了的有效循环血量重新分布，起到"移缓救急"的作用，保证了脑、心等重要生命器官的血液供应。

2. "自身输血"

静脉系统属容量血管，可容纳总血量的60%～70%。肌性微静脉和小静脉收缩、肝脾储血库紧缩，可减少血管床容积，动员血液回心，这种代偿能起到"自身输血"的作用，有利于增加循环血量，构成休克代偿的"第一道防线"。

3. "自身输液"

由于微动脉、后微动脉和毛细血管前括约肌比微静脉对儿茶酚胺更为敏感，导致毛细血管前阻力的增加大于后阻力，毛细血管中流体静压下降，促使组织间液回流进入血管，起到"自身输液"的作用，使循环血量得到部分补偿，构成休克代偿的"第二道防线"。

此外，交感－肾上腺髓质系统兴奋，也增强心肌收缩力，加大外周血管阻力，可减缓血压，尤其是平均动脉压下降的程度。

休克代偿期患者的主要临床表现有：①由于皮肤和内脏微血管收缩，患者面色苍白、四肢湿冷、脉搏细速、尿量减少；②由于血液重新分布，脑血流得以维持，患者神志一般保持清醒；③患者动脉血压可能骤降（见于大出血），也可仅略降、甚至正常（代偿良好者），但脉压多明显缩小。应该注意的是，组织器官灌流不足可发生在血压明显下降之前，脉压缩小比血压下降更具早期诊断意义。

休克代偿期为休克的可逆期，应尽早去除休克动因，及时恢复有效循环血量，防止休克进一步发展，使患者脱离危险。否则，病情可继续发展到休克进展期。

二、休克进展期

休克进展期（progressive stage of shock）是休克的可逆性失代偿期，亦称休克中期。

休克持续一定时间，内脏微血管的自律运动首先消失，血管床对儿茶酚胺的反应性降低，微动脉和后微动脉的收缩较前减弱，血流不再局限于通过直捷通路，而是由弛张的毛细血管前括约肌大量进入真毛细血管网。微循环灌多流少、处于低灌流状态，毛细血管血液淤滞，组织细胞严重淤血性缺氧。微循环障碍学说称此期为"微循环淤血缺氧期"或"微循环扩张期"（图10-3）。

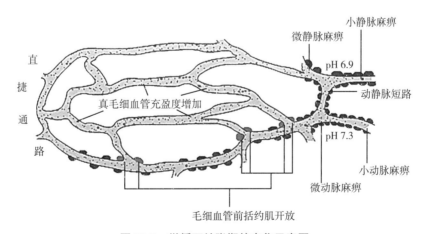

图10-3 微循环扩张期的变化示意图

休克时微循环持续缺血、缺氧，酸性代谢产物增多、堆积而发生酸中毒。酸中毒导致血管平滑肌对儿茶酚胺的反应性降低，使微血管舒张。休克时形成和释放的多种体液因子也参与微循环紊乱的发生。

休克进展期组织缺氧，分泌多量组胺，促使关闭状态的毛细血管网开放，静脉系统容量血管扩张，血管床容积增大，回心血量减少，使"自身输血"的效果丧失。由于毛细血管血流淤滞、毛细血管内流体静压升高，加之毛细血管通透性增高，不仅休克早期组织间液进入毛细血管的缓慢"自身输液"停止，反而有血浆外渗，使血液浓缩，黏稠度增加。

大量血液滞留在毛细血管网，回心血量进一步减少，心排出量和动脉血压进行性降低，使交感-肾上腺髓质系统更为兴奋，微循环血液灌流量进一步下降，组织缺氧更趋严重，形成恶性循环；血液浓缩、黏稠度进一步升高，促进红细胞聚集，导致有效循环血量进一步减少，则加重恶性循环。

休克进展期患者的主要临床表现有：①血压进行性下降，心、脑血管失去自身调节或血流重新分布中的优先保证，冠状动脉和脑血管供血不足，心、脑功能发生障碍；心搏无力、心音低钝，患者神志淡漠甚至陷入昏迷；②肾血流长时间严重不足，肾功能障碍，出现少尿甚至无尿；③皮肤发凉加重、发绀，可出现花斑。

休克进展期机体由代偿向失代偿发展。失代偿初期，经积极救治仍属可逆，故又称可逆性失代偿期；若持续时间较长、救治不力，则进入休克难治期。

三、休克难治期

休克难治期（refractory stage of shock）是休克发展的晚期阶段，有人称之为休克晚期或不可逆性失代偿期。

休克晚期微循环淤滞更为严重。微血管平滑肌麻痹、对血管活性物质失去反应，微血管弛张。微循环血流停止、不灌不流，组织细胞得不到足够的血、氧供应。微循环障碍学说称此期为"微循环衰竭期"（图10-4）。

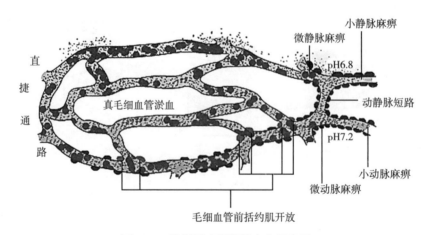

图10-4　微循环衰竭期的变化示意图

　　滞留在微循环内的酸性血液进一步浓缩，血液黏稠度增加，红细胞和血小板容易发生凝集、形成微细血栓，出现DIC；DIC消耗凝血因子，激活纤溶系统，出血倾向明显。休克发展到出现DIC，表示进入微循环衰竭期，病情严重、休克难治。

　　休克难治期患者的主要临床表现有：①血压进一步下降，给予升压药仍然难以逆转；脉搏细速、中心静脉压降低、静脉塌陷，出现循环衰竭，可致患者死亡；②毛细血管无复流（no-reflow），即使大量输血补液后血压回升，毛细血管血流仍然难以恢复；白细胞黏着、嵌塞，毛细血管内皮肿胀和并发DIC微血栓堵塞是毛细血管无复流和导致休克难治的重要原因之一；③微循环停滞和DIC的发生，全身微循环灌流严重不足，导致细胞受损乃至死亡，心、脑、肺、肾、肠等器官功能障碍甚至衰竭。

　　难治性休克的变化和机制是多年来休克研究的重点。

　　Hardway曾提出休克难治与DIC的发生有关。休克一旦并发DIC，对微循环和各器官功能产生严重影响，病情恶化：①微血栓阻塞微循环通道，使回心血量锐减；②凝血与纤溶过程中的产物，如FDPs和某些补体成分，增加血管通透性，加重微血管舒缩功能紊乱；③DIC时出血导致循环血量进一步减少，加重循环障碍；④器官栓塞梗死、功能障碍，给治疗造成极大困难。

　　然而，并非所有休克患者都一定会发生DIC。休克难治除与DIC的发生有关外，还与肠道严重缺血、缺氧，屏障和免疫功能降低、内毒素及肠道细菌入血，作用于单核-吞噬细胞系统，引起全身炎症反应综合征（SIRS），导致多器官功能障碍综合征（MODS）有关。

　　应该指出的是，由于导致休克发生的原因和始动环节不同，不同类型休克的发展并不完全遵循上述发展规律。如严重的过敏性休克，由于微血管大量开放和毛细血管通透性增高，可能一开始就出现休克进展期的改变；严重感染性休克，则可能很快就发生DIC和MODS而迅速进入休克难治期。

第四节　休克的发病机制

　　关于休克的发病机制，曾提出过神经机制、体液机制（有学者将两者合称为神经-体液机制）、组织细胞机制以及分子机制等，但尚未完全阐明。

一、神经-体液机制

　　神经系统在人体生命活动的调控中起主导作用，体液则是维持机体内环境稳定的重要因素。休克研究历史上曾一度占据重要地位的微循环障碍学说主要从神经-体液机制阐述休克的发病，认为休克是以急性微循环障碍为主的临床综合征。患者有效循环血量减少引起交感-肾上腺髓质系统强烈兴奋，儿茶酚胺大量释放，导致血管收缩，器官组织血液灌流不足和细胞功能受损。然而，必须指出，休克早期交感-肾上腺髓质系统强烈兴奋，儿茶酚胺大量释放入血，对机体的影响具有双重意义，除造成不少损害外，因不同器官的血管对儿茶酚胺反应不一，达成的"移缓救急""自身输血""自身输液"等效应，则有一定的代偿作用。

各种休克动因，包括感染性和非感染性因子侵袭机体时，不仅引起交感－肾上腺髓质系统强烈兴奋，下丘脑－垂体－肾上腺皮质、肾素－血管紧张素－醛固酮等系统的活性也增高，体内多种体液因子的水平发生明显变化。休克的发生和发展有许多体液因子参与，比较重要的有以下几类。

（一）血管活性胺

参与休克发病的体液因子中，人们最先注意的是具有血管活性作用的单胺类物质，称为血管活性胺（vasoactive amines），包括儿茶酚胺（catecholamines，CAs）、组胺（histamine）和5-羟色胺（5-hydroxytryptamine，5-HT）等。

1. 儿茶酚胺

指分子结构中含有邻苯二酚基（儿茶酚基）的生物活性胺。人体内天然存在的儿茶酚胺有三种：多巴胺（dopamine，DA）、去甲肾上腺素（noradrenaline，NA）和肾上腺素（adrenaline，Ad）。

微循环障碍学说曾认为，交感－肾上腺髓质系统兴奋，释放大量儿茶酚胺是导致休克的主要体液因子，甚至有人提出儿茶酚胺是各种休克和休克各期自始至终起决定作用的因素，这显然过于夸张。临床用α和β受体阻断剂治疗休克患者取得一定疗效。然而此类阻断剂在阻断交感神经过度兴奋的同时，也阻断了机体的一些代偿性调节反应，故仅对部分休克患者有效。随着大量其他体液因子的不断发现，认识到休克发病的多因素机制，如今不再将儿茶酚胺看作是各种休克和休克各期自始至终起决定作用的因素。

2. 组胺主要存在于肥大细胞，也存在于嗜碱性粒细胞及血小板中。休克时肥大细胞脱颗粒、释放大量组胺，引起小动脉、静脉扩张，毛细血管壁通透性增加，可导致血压降低、回心血量减少、血液黏稠度增加。然而，临床应用抗组胺药治疗休克疗效并不明显。组胺 H 受体有两种亚型，H_1 受体阻断剂可使心肌收缩力增强，有一定的抗休克作用，而应用 H_2 受体阻断剂则可致休克恶化。

3. 5-羟色胺

亦称serotonin，主要分布于肠道嗜铬细胞和血小板内。循环血液中的5-HT主要来源于血管内皮细胞和肥大细胞在缺氧和儿茶酚胺刺激下的释放。5-HT可引起微静脉强烈收缩，毛细血管壁通透性增加、血浆渗出、血液浓缩和血小板聚集，在休克时DIC的发生中起促进作用，可能也是休克难治的原因之一。

（二）调节肽

除血管活性胺外，20世纪70年代以来发现许多参与休克发病的体液因子，其中不少是存在于神经系统作为神经递质和存在于内分泌细胞起循环或局部激素作用的生物活性肽，通常为小分子的4～40肽，种类繁多，分布广、效应强，功能复杂。生理条件下它们起调节器官功能的作用，是维持机体内环境稳定的主要机制之一，故称之为调节肽（regulatory peptide）；在休克等病理情况下，则可能参与或促进机体发病。曾受到高度关注的调节肽主要有以下几种。

1. 内皮素（endothelin，ET）

21肽，主要存在于中枢神经系统和心血管系统，起局部或循环激素样调节作用。生理条件下血浆ET浓度极低，缺血缺氧、血小板聚集等可促进前ET原的基因表达而增加ET的合成与释放。各型休克循环ET水平显著升高，与组织损伤程度正相关，与血液动力学参数负相关，作用似有双重性：早期参与休克发病，但作为局部激素，代偿性升高有可能促进ANP、CGRP、EDRF等的释放，对机体可能有益。

2. 血管紧张素Ⅱ（angiotensin Ⅱ，Ang Ⅱ）

8肽，除循环RAS外，心、脑、肺、血管等也有自身的组织RAS，通过旁分泌、自分泌、胞内分泌等方式释放Ang Ⅱ，调节心血管系统功能活动：①组织器官水平上与循环RAS协同参与血压调节；②细胞水平上通过影响钙运动，参与调节平滑肌收缩；③分子水平上，影响蛋白质合成，促进心肌肥大及平滑肌生长。休克过程中RAS活性显著升高。多数学者认为，不同类型休克及休克不同时期Ang Ⅱ的作用有所不同，组织RAS的作用可能更为重要。休克早期Ang Ⅱ升高具有代偿性保护作用，抑制其增加对机体不利；休克晚期抑制其过度分泌，则具有明显的抗休克作用。

3. 血管升压素（vasopressin）

9肽，亦称抗利尿激素（antidiuretic hormone，ADH）。有效循环血量降低和血浆晶体渗透压升高，可刺激下丘脑视上核或其周围区的渗透压感受器而释放血管升压素。大量出血和全身低血压、疼痛、Ang Ⅱ释放增多也可刺激血管升压素的释放。血管升压素通过抗利尿和缩血管作用可能在休克早期起代偿作用。

4. 心房钠尿肽（atrial natriuretic peptide，ANP）

28肽，除具有强大的利钠、利尿作用外，还有舒张血管、支气管平滑肌，抑制肾素释放的作用，是RAS的内源性拮抗剂。休克时血浆ANP水平显著升高，以局部激素作用为主，对休克时血压及体液因素的急剧改变可能不起主要作用。ANP升高虽不利于血容量的维持，但与RAS、ADH等相互制约，调节水盐代谢平衡及肺血管反应性，缓解肺动脉高压，可能有利于防止急性肺损伤的发生。

5. 血管活性肠肽（vasoactive intestinal peptide，VIP）

28肽，广泛分布于神经系统及胃肠道、肺，具有扩张血管、支气管、消化道平滑肌，促进腺体分泌等作用。VIP主要由肠产生、肝脏分解、肾脏排泄，在循环中半衰期仅1～2分钟，正常时不起循环激素样作用。休克时机体血液重新分布，导致小肠缺血，分泌大量VIP，以舒张血管平滑肌、改善小肠血液供应，同时肝脏分解减少，循环VIP明显增加，可能起循环激素样作用。VIP在休克不同时期具有不同病理生理意义：早期可能有增强心肌收缩力、增加心输出量、改善内脏缺血等有利作用；晚期有可能参与低血压、缺血-再灌注损伤的发生。

6. 降钙素基因相关肽（calcitonin gene-related peptide，CGRP）

由降钙素（calcitonin）衍生的37肽，为强大的内源性血管舒张剂。休克时CGRP水平升高。作为强大的扩血管剂，虽然有可能参与低血压的发生，但对于改善小肠以及全身重要脏器的血液供应有益，能发挥细胞保护作用。病情加重时，肠源性CGRP释放进一步增加，而肝脏降解减少，循环CGRP水平进一步升高，可引起晚期休克低血压，免疫抑制以及肠道水肿、坏死等损伤，导致休克恶化。

7. 激肽（kinin）

激肽系统由前激肽释放酶（prekallikrein，PK）、激肽释放酶（kallikrein，KK）、激肽原（kininogen）和激肽组成。休克时受损的血管内皮和组织细胞可经不同途径生成9肽的缓激肽（bradykinin，BK）。缓激肽的主要作用：①扩张小血管，以微静脉最明显，其次为毛细血管前括约肌和微动脉，但对小静脉却有收缩作用；②增加毛细血管壁通透性，促进水肿形成。其机制主要是使毛细血管内皮细胞中的微丝收缩，导致细胞皱缩和细胞间紧密连接部扩大。

8. 内源性阿片肽（endogenous opioid peptide）

广泛存在于脑、交感神经节、肾上腺髓质和消化道。对心血管系统的作用是降低血压、减少心输出量和减慢心率。休克时血中β-内啡肽（β-endorphin）水平增加与休克程度相平行，并随休克治疗的好转而降低。用吗啡受体阻断剂纳络酮（naloxone）治疗休克大鼠，可明显恢复血压和提高生存率，说明内啡肽在休克发病机制中可能起重要作用。应该指出的是，纳络酮在抗休克的同时，可阻断阿片受体而降低休克患者的痛阈，对创伤性休克患者宜慎用。

其他曾见于报道的调节肽还有：尾加压素Ⅱ（urotensinⅡ，UⅡ，11肽）、神经肽Y（neuropeptide Y，NPY，36肽）、胰高血糖素（glucagon，29肽）、生长抑素（somatostatin，SS，14肽）等。

一般说来，调节肽多具有保护和损伤的两重性：休克代偿期机体尽力动员其抵抗能力对抗损伤，此时多数调节肽分泌增加，对组织器官起保护作用；失代偿期，机体虽经充分动员其代偿能力仍不足以克服损伤，起不了保护作用，反而破坏相互间的平衡，参与休克发展的多个环节，共同导致细胞损伤和器官功能障碍，加重内环境紊乱，形成恶性循环，导致休克难治。

（三）炎症介质

机体受到包括致休克因子在内的严重侵袭后，往往出现发热、白细胞增多、心率和呼吸加快等变化，尽管细菌培养不一定都是阳性，以往人们却认为是细菌感染所致，临床诊断为败血症（sepsis）、脓毒血症（septicemia）或败血症休克（septic shock）等。20世纪80年代以来，由于临床检测技术的进步，发现这类患者并非必然存在细菌感染，其共同的特征性变化是血浆中炎症介质（inflammatory mediators）增多。

各种感染与非感染性因子在引起休克的同时，往往直接或间接地引起机体组织细胞损伤。活体组织对损伤的一系列反应中突出的表现之一是炎症反应。

炎症启动的特征是炎细胞激活，炎细胞激活后产生多种促炎介质（proinflammatory

mediators），如肿瘤坏死因子-α（tumor necrosis factor-α，TNFα）、白介素-1（interleukin-1，IL-1）、白介素-2（IL-2）、白介素-6（IL-6）、白介素-8（IL-8）及干扰素（interferon，IFN）、白三烯（leukotriene，LT）、血小板活化因子（platelet activating factor，PAF）、黏附分子（adhesion molecule，AM）、活性氧（reactive oxygen species，ROS）、溶酶体酶、组织因子（tissue factor，TF）、血栓素（thromboxane A_2，TXA_2）和血浆源介质等（表10-2）。

表10-2　主要促炎介质及其主要作用

促炎介质	来源	主要作用
TNFα	巨噬细胞、淋巴细胞	活化内皮细胞、中性粒细胞及巨噬细胞，发热
IL-1	巨噬细胞	活化内皮细胞、巨噬细胞，发热
IL-2	淋巴细胞	活化T淋巴细胞、巨噬细胞
IL-6	巨噬细胞	活化内皮细胞、巨噬细胞
IL-8	巨噬细胞	中性粒细胞趋化、释放整合素
IFN	巨噬细胞、淋巴细胞	活化巨噬细胞，抗病原微生物
LTB_4	中性粒细胞	中性粒细胞趋化
$LTC_4D_4E_4$	中性粒细胞	平滑肌收缩
PAF	白细胞、血小板、巨噬细胞、内皮细胞	活化血小板、中性粒细胞、巨噬细胞、内皮细胞
AM	白细胞、内皮细胞、血小板	促进白细胞、血小板与内皮细胞黏附
活性氧	内皮细胞、中性粒细胞、吞噬细胞	损伤血管内皮细胞、杀灭病原微生物
溶酶体酶	中性粒细胞、巨噬细胞	损伤弹性纤维、胶原纤维
TF	内皮细胞、单核细胞、吞噬细胞	促进凝血
TXA_2	血小板、巨噬细胞	血小板聚集和活化，血管收缩
血浆源介质	Ⅻ活化血浆前体物质	促进凝血、纤溶，激肽，补体活化

　　一般说来，炎症反应局限在局部组织中，活化的炎症细胞释放的炎症介质仅在炎症局部发挥防御作用。

　　为防止过度的炎症反应对机体的损害，体内具有复杂的抗炎机制。炎细胞既能产生促炎介质，也能生成抗炎介质（anti-inflammatory mediators），主要有IL-4、IL-10、IL-l3、前列腺素（PGE_2，PGI_2）、脂氧素（lipoxin）、一氧化氮（nitric oxide，NO）和膜联蛋白-1（annexin-1）等。此外，能起抗炎作用的还有，促炎细胞因子的可溶性受体（soluble receptor），如可溶性TNFα受体（soluble TNFα receptor，sTNFαR）、内源性IL-1受体拮抗剂（IL-1 receptor antagonist，IL-1ra）等（表10-3）。

表10-3　主要抗炎介质及其主要作用

抗炎介质	来源	主要作用
IL-4	巨噬细胞	抑制巨噬细胞产生细胞因子
IL-10	Tb_2巨噬细胞	抑制巨噬细胞和中性粒细胞产生细胞因子
IL-13	Tb_2	抑制巨噬细胞产生细胞因子
PGE_2、PGI_2	内皮细胞	刺激IL-10、对抗TXA_2
Lipoxin	中性粒细胞	抑制LTB_4
NO	内皮细胞、巨噬细胞	血管舒张
Annexin-1	细胞膜	抑制磷脂酶A_2活性、抑制巨噬细胞活化
sTNFαR	巨噬细胞	TNF受体离解后入血，可降低血中TNF浓度
IL-1ra	巨噬细胞	与IL-1同源，但无活性，可占据IL-1受体位置

感染与非感染因子作用于机体既可产生促炎介质，又可产生抗炎介质。机体内的抗炎介质与促炎介质在不同的环节相互作用、相互拮抗，形成极其复杂的炎症调控网络，将炎症控制在一定限度，防止过度的炎症反应对组织的损伤。

一方面，炎细胞激活产生的多种促炎介质往往又可导致炎细胞活化，两者常互为因果。大量炎细胞活化，突破了炎细胞产生炎症介质的自限作用，通过自我持续放大的级联反应，产生大量促炎介质并进入循环，在远隔部位引起全身性炎症，称之为全身炎症反应综合征（systemic inflammatory response syndrome，SIRS）。

另一方面，适量的抗炎介质固然有助于控制炎症，但抗炎介质产生过量并泛滥入血，则可引起代偿性抗炎反应综合征（compensatory anti-inflammatory response syndrome，CARS），导致免疫功能抑制，增加对感染的易感性。

SIRS与CARS同时并存又相互加强，则会导致炎症反应和免疫功能更为严重的紊乱，对机体产生更强的损伤，称为混合性拮抗反应综合征（mixed antagonist response syndrome，MARS）。

应该强调的是，参与休克发病的体液因子很多，难以一一列举，且这些因子在体内往往具有多种功能。各种体液因子相互作用，组成复杂的多因素调控网络，介入休克发展不同阶段的多个环节，共同导致组织细胞损伤和器官功能障碍。不难理解，对参与休克发病体液因子的研究，实际上已涉及休克发病的分子机制范畴。

二、组织-细胞机制

致休克因素侵袭机体，可直接或间接作用于组织细胞，引起细胞的代谢和功能障碍，甚至结构破坏。

休克的微循环障碍学说曾认为，细胞损伤和功能障碍继发于微循环紊乱，是由缺氧和酸中毒引起的。但随后的一些研究发现：①休克时细胞膜电位的变化先于血压降低出现；②细胞功能恢复可促进微循环恢复；③器官微循环灌流恢复后，其功能不一定能恢复；④改善细胞代谢的药物有一定的抗休克疗效。提示休克时的细胞损伤，除可继发于微循环紊乱外，也可由休克的原始动因直接损伤细胞所致，提出休克发病的细胞机制和休克细胞（shock cell）的概念，认为细胞损伤是器官功能障碍的基础，对休克的认识深入到细胞水平。

（一）细胞损伤

1. 细胞膜的变化

细胞膜是休克时最早发生损伤的部位。细胞膜损伤，膜离子泵功能障碍，水、Na^+和Ca^{2+}内流，导致细胞内水肿、膜电位明显下降。

2. 线粒体的变化

休克初起时线粒体仅发生功能受损，ATP合成减少，细胞能量生成严重不足以致功能障碍；休克进展，线粒体发生肿胀、崩解破坏，导致氧化-磷酸化障碍，能量产生进一步减少，致使细胞死亡。

3. 溶酶体的变化

溶酶体肿胀、空泡形成并释出组织蛋白酶，引起细胞自溶，消化基底膜，激活激肽系统、形成心肌抑制因子（myocardial depressant factor，MDF）等毒性多肽。除酶性成分外，溶酶体的非酶性成分可引起肥大细胞脱颗粒、释放组胺、增加毛细血管通透性和吸引白细胞（图10-5）。

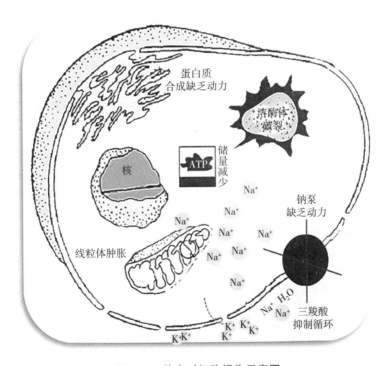

图10-5 休克时细胞损伤示意图

休克时细胞损伤最终可导致细胞死亡。休克时细胞死亡的主要形式是坏死（necrosis），也可能是凋亡（apoptosis）。

（二）细胞代谢障碍

1. 能量物质代谢的变化

休克时细胞内最早发生的代谢变化是从优先利用脂肪酸供能转向优先利用葡萄糖供能。变化总的趋势是：①因供氧不足、糖酵解加强，可出现一过性高血糖和糖尿；②脂肪分解增加，血中游离脂肪酸和酮体增多；③蛋白质分解增加、合成减少，尿氮排泄增多，出现负氮平衡。部分患者可出现高代谢状态，与代谢活动重新调整，如应激激素儿茶酚胺、生长素、糖皮质激素和高血糖素分泌增多，而胰岛素分泌减少有关。

2. 能量不足、钠泵失灵

休克时能量不足，细胞膜钠泵运转失灵，Na^+、水移入细胞内，导致细胞内水肿，细胞内 K^+ 外移，则导致高钾血症。

3. 局部酸中毒

细胞乏氧代谢增强、乳酸生成增多，肝脏摄取乳酸将其转化为葡萄糖的能力减弱，导致乳酸堆积，造成局部酸中毒。加之灌流障碍，CO_2 清除不及时，加重酸中毒。

第五节　休克时器官功能的变化

休克患者，由于组织细胞直接受损和/或血液灌注减少，可发生主要器官的功能障碍甚至衰竭而危及生命。急性肾衰竭、急性肺衰竭都曾经是不同认识阶段休克患者死亡的首要原因。休克发展过程中，患者主要器官的功能变化一直受到临床的高度关注。

1. 肾功能的变化

由于休克时血流重分布的特点，肾脏是休克时最易损害的脏器之一。

休克早期，肾灌流不足、肾小球过滤减少，可出现肾前性少尿，但未发生肾小管坏死，及时恢复有效循环血量，肾灌流得以恢复，肾功能即可得到恢复，称之为功能性肾衰（functional renal failure）；如果休克持续时间延长，或不恰当地长时间大剂量使用缩血管药，病情继续发展可因严重肾缺血和/或肾毒素致急性肾小管坏死（acute tubular necrosis，ATN），发展为器质性肾衰（parenchymal renal failure）。此时即使通过治疗，肾灌流恢复正常，肾功能也难以在短时间内逆转，只有在肾小管上皮修复再生后肾功能才能恢复。

休克时发生的急性肾功能障碍临床主要表现为少尿、无尿，伴氮质血症、高血钾和代谢性酸中毒。

2. 心功能的变化

休克患者心功能障碍发生率较低。除心源性休克有原发性心功能障碍外，非心源性休克早期，由于机体的代偿，冠脉血流得以维持，心功能一般保持正常，甚至可代偿性增强。

即使是非心源性休克，发展到一定阶段也有可能发生急性心力衰竭。主要机制为：①主动脉压降低，冠脉灌流减少，心肌供血不足；②交感-肾上腺髓质系统兴奋，心率加快、心肌收缩加强，心肌耗氧增加，加重心肌缺氧；③危重患者多伴有水、电解质代谢和酸碱平衡紊乱，酸中毒、高钾血症、低钙血症等影响心率和心肌收缩力；④MDF和心肌DIC等损害心肌；⑤细菌毒素，特别是革兰氏阴性杆菌的内毒素（endotoxin），通过其内源性介质抑制心功能。

此外，由于急性肺损伤、肺循环阻力增加，以及呼吸机的使用，失去了胸腔内负压对静脉回流的促进作用，容易导致右心功能阻碍的发生。

3. 脑功能的变化

休克早期，由于血液重新分布和脑循环的自身调节，可保证脑的血液供应，脑血流量正常，患者神志清醒，除因应激引起烦躁不安外，没有明显的脑功能障碍的表现。

随着休克的进展，休克晚期血压进行性下降，持续低血压超出脑循环自身调节的范围，以及脑内DIC发生，加重脑循环障碍，引起脑血液灌注不足，毛细血管周围胶质细胞肿胀，同时由于毛细血管通透性升高，血浆外渗，可导致脑水肿，甚至发生脑疝，致患者死亡。

4. 肺功能的变化

休克早期，由于创伤、出血、感染等刺激可使呼吸中枢兴奋，呼吸加深、加快，通气过度，可导致低碳酸血症甚至发生呼吸性碱中毒；休克进一步发展，交感-肾上腺髓质系统兴奋及其他缩血管物质的作用使肺血管阻力升高；严重休克患者晚期，虽经积极救治，在血压、脉搏、尿量等均趋向平稳后，仍可发生急性呼吸功能障碍，表现为进行性低氧血症和呼吸困难。与乏氧代谢使细胞受损，血管通透性增加，肺水肿、出血，肺泡表面活性物质减少，肺萎陷、肺不张、透明膜形成，通气-血流比失调，加重静脉血掺杂有关。

肺功能障碍较轻者，可称为急性肺损伤（acute lung injury，ALI）。病情恶化，则可进一步发展为急性呼吸窘迫综合征（acute respiratory distress syndrome，ARDS）。这种肺损伤过去曾称为"休克肺"（shock lung）或"成人呼吸窘迫综合征"（adult respiratory distress syndrome，ARDS），但ARDS不仅发生在成人，也不限于休克，因此，学术界主张，用ALI和acute（而非adult）respiratory distress syndrome（巧合的是，缩写仍为ARDS）取代"休克肺"和"成人呼吸窘迫综合征"。

5. 胃肠道功能的变化

休克患者肠壁水肿、消化液分泌抑制使胃肠运动减弱；低灌流导致胃肠道黏膜缺血，产生急性黏膜糜烂和应激性溃疡（stress ulcer）、出血；肠道细菌大量繁殖，肠道屏障功能减弱，大量内毒素甚至细菌入血，引起大量致炎介质释放，称之为肠源性感染。

6. 肝功能的变化

休克患者常有肝功能障碍，主要表现为黄疸和肝功能不全，肝性脑病的发生率并不高。休克时肝易受损与肝脏的解剖部位和组织学特征有关：由肠道移位、吸收入血的细菌、毒素等首当其冲地累及肝脏。肝细胞变性、坏死，发生高胆红素血症和酶的升高，严重时可有肝衰竭；肝功能障碍使由肠道入血的内毒素不能充分解毒引起内毒素血症，乳酸不能转化为葡萄糖或糖原则加重酸中毒。

应该指出的是，上述各器官的功能障碍在休克患者可单独或同时发生。发病过程中，可能累及多个器官、影响其功能，与体内各器官功能间的相互关联有关。例如致病因素损及肝脏，占全身单核吞噬细胞系统功能85%的肝Kupffer细胞的吞噬、清除功能降低，来自肠道的细菌、毒素等可大量滞留在肺，导致ARDS的发生；肺的清除功能受损，细菌、毒素等又可经体循环祸及全身，使其他器官的功能受损；此外，肺损伤后，肺血管阻力增加，右心负荷增大，可能导致右心衰竭，并影响静脉回流和静脉血在肺循环的氧合，进而动脉血氧分压急剧降低，酸碱平衡紊乱，全身组织、细胞缺氧，酸中毒，导致机体多个器官的功能障碍。

第六节　多器官功能障碍

多器官功能障碍综合征（multiple organ dysfunction syndrome，MODS）是指严重创伤、感染和休克等原无器官功能障碍的患者，同时或短时间内相继出现两个以上器官功能障碍，以致自身难以维系内环境稳定，必须依靠临床干预才能维持的综合征。

原有某些器官功能障碍的慢性病患者，继发另一些器官功能障碍，如肺源性心脏病、肺性脑病、肝性脑病、肝肾综合征等，均不属于MODS。

由于医学理论研究和医疗技术的进展，器官支持疗法的发展，20世纪晚期以来，单个器官功能衰竭的危重患者抢救的成功率大大提高，存活率明显增加，使危重病症中原先隐蔽或较为轻微的一些器官功能障碍得以显现，1975年Bauer提出多器官衰竭（multiple organ failure，MOF）的概念。然而，器官功能不全的发生是一个连续的过程，并非一旦不正常，立即陷入衰竭，功能不全的早期可能只是功能障碍。1991年美国胸科和危重病医学会联合会议提出，改用多器官功能障碍综合征（MODS）取代MOF，强调医务人员应早期发现和早期治疗患者，以提高存活率。

危重症患者罹患功能障碍的器官以肺和肝最为常见，其次为肾、胃肠道和心。罹患功能障碍器官的多寡，与患者的死亡率密切相关：据报道，就目前的诊疗水平而言，仅一个器官受损的患者，死亡率为15%～30%；受损器官为两个的患者，死亡率为50%左右；受损器官为三个的患者，死亡率可能超过80%；受损器官为四个的，患者很少存活。

一、MODS的病因和发病经过

（一）MODS的病因

可能导致MODS的病因虽然很多，但多与休克有关。据报道，约80%的MODS患者入院时有明显的休克，尤以感染性休克最为多见。很多情况下，MODS的病因是复合性的，一般分为感染性与非感染性两大类。

1. 感染性病因

如败血症和严重感染。导致败血症的细菌主要为大肠埃希菌和铜绿假单胞菌。老年人原发病以肺部感染最多；青壮年则以腹腔脓肿或肺部侵袭性感染后MODS的发生率较高。

2. 非感染性病因

如大手术和严重创伤。MODS最早发现于大手术后，是大手术的重要并发症。严重创伤后，无论有无感染存在，均可发生MODS。创伤后并发低血容量性休克，休克晚期合并DIC，甚至治疗措施不当，如输液过多、吸氧浓度过高，均可诱发或促进MODS的发生。

（二）MODS的发病经过

从病因作用于机体到MODS的出现，通常有较为规律的发病过程。MODS的发病经过一般分为两种类型。

1. 速发单相型（rapid single-phase）

亦称原发型MODS（primary MODS）。由致病损伤因子直接引起，原无器官功能障碍的患者同时或在短时间内相继发生两个以上的器官功能障碍。该型病情发展较快，只有一个时相，器官功能损伤只有一个高峰。

2. 迟发双相型（delayed two-phase）

亦称继发型MODS（secondary MODS）。创伤、失血、感染等致病因子作用于机体（所谓"第一次打击，first hit"）一定时间后，或经支持疗法，甚至在复苏之后，出现一个病情相对稳定的缓解期，但后来又遭受炎症介质，包括促炎介质和抗炎介质的"第二次打击，second hit"，而发生MODS。第一次打击可能较轻，机体可以承受并恢复；但第二次打击常严重失控，可能致命。该型病情发展呈双相，出现两个损伤高峰。

二、MODS的发病机制

原发型与继发型MODS的发病机制不尽相同。原发型MODS的器官功能障碍主要由致病因素的损伤直接引起，与患者的抗损伤-防御反应可能叠加的影响关系不大；而继发型MODS并非完全是由致病因素的损伤直接引起，其发病机制比较复杂，尚未完全阐明。一般认为，MODS的发病机制可能与患者抗损伤-防御反应失控、多个调控环节的平衡紊乱有关，主要涉及以下几个方面。

1. 炎症反应失控

各种感染或非感染致病因子作用于机体，对患者实施"第一次打击"，直接或间接造成一定程度的组织细胞损伤。机体在一系列抗损伤-防御反应中突出的表现之一是炎症反应。较为理想的情况是，炎症反应局限在损伤组织局部，炎症介质在炎症局部发挥防御作用，机体可以承受致病因素的"第一次打击"，病情得以缓解。然而，炎症反应中炎症细胞激活释放的多种促炎介质往往又可使多种炎症细胞进一步活化，两者常互为因果，形成炎症瀑布反应（inflammatory cascade），产生大量促炎介质使炎症反应失控，表现为弥漫性炎症细胞活化（disseminated activation of inflammatory cell），大量生成的炎症介质泛滥、溢出至血液循环，并在远隔部位引起全身性炎症反应，即发生全身炎症反应综合征（SIRS）。临床特征是继发于各种严重的感染或非感染致病因素后，持续的高代谢、高动力循环状态和血中炎症介质水平增高。

2. 促炎-抗炎介质平衡紊乱

炎症反应中机体内的促炎介质与抗炎介质在不同环节相互作用、互相拮抗，形成复杂的炎症调控网络，将炎症控制在一定限度。炎症局部促炎介质与抗炎介质一定水平的平衡，有助于控制炎症反应，维持机体内环境稳定。若抗炎介质产生过量并泛滥入血，引起过于强烈的内源性抗炎反应，即发生代偿性抗炎反应综合征（CARS）。

炎症加重时两种介质均可泛滥入血，导致SIRS与CARS。如SIRS＞CARS，即SIRS占优势时，可导致细胞死亡和器官功能障碍；如CARS＞SIRS，即CARS占优势时，导致免疫功能抑制，增加对感染的易感性；SIRS与CARS同时并存又相互加强，则会导致炎症反应和免疫功能更为严重的紊乱，对机体产生更强的损伤，称为混合性拮抗反应综合征（mixed antagonist response syndrome，MARS）。

有学者认为，SIRS、CARS和MARS是引起MODS的发病基础，源于机体抗损伤-防御反应中炎症反应的严重失控造成的"第二次打击"，导致患者多个器官功能障碍而发生MODS。

3. 高代谢、高动力循环状态

创伤、感染后的高代谢本质上是一种防御性的应激反应，患者交感-肾上腺髓质系统高度兴奋，体内组织器官耗氧量增加。如代偿功能健全，可通过增加氧供或提高氧摄取率来代偿；但高代谢过甚，加上同时存在的高动力循环，可加重心、肺工作负荷和能量消耗。与此同时，患者多有微血管收缩、痉挛，血管外组织水肿引起的微循环灌注不足和线粒体氧化-磷酸化功能减退、细胞摄氧减少。这样就出现心、肺为保证对体内其他器官组织扩大了的氧供需求，以增加氧耗为代价增加对体内其他器官组织的血、氧供应，但其他器官组织因其自身的原因却未能获取足够的氧供而缺氧，并因此在乏氧代谢中生成较多的乳酸使血乳酸水平升高。这些变化又进一步加重组织细胞损伤和代谢失常，促进MODS的发生发展。

除以上所述，器官微循环灌注障碍以及复苏后有可能发生的缺血-再灌注损伤，也在MODS发生发展的因果转化链中起一定作用。

第七节　休克与多器官功能障碍防治的病理生理基础

休克与MODS的防治首先要尽可能去除病因，明确休克发病的主导始动环节，及早采取积极有效的综合措施，聚焦于恢复有效循环血量，保证生命器官的血液灌流、防止细胞损伤，最大限度地维护各器官系统的功能。

一、病因学防治

积极防治原发病、尽早去除引起休克的原因。如止血、防止血容量进一步丢失；固定骨折、彻底清创，减轻进一步的组织创伤；及早清除感染灶、充分引流、给予适当的抗生素等。

二、发病学治疗

1. 补充血容量

各种休克都存在有效循环血量绝对或相对不足，并导致组织灌流量减少。除心源性休克外，补充血容量是提高心排出量和改善组织灌流的基本措施。

临床上补液的原则是"需多少，补多少"，而非"丢（缺）多少，补多少"。感染性休克和过敏性休克等血管源性休克，血管床容量扩大，虽无可见的体液丢失，有效循环血量却显著减少，需尽早输液，并充分扩容；而低血容量性休克的进展期，微循环淤血、血浆外渗，补液量无疑应大于失液量。应该指出的是，充分扩容不等于超量补液，必须正确估算、量需而入。输液过多、过快可能导致肺水肿。

2. 纠正水、电解质及酸碱平衡紊乱

休克时缺血、缺氧，ATP生成减少，必然引起乳酸血症性酸中毒，应根据酸中毒的程度及时补碱、纠酸。否则，酸中毒不仅可导致高血钾，H^+和Ca^{2+}的竞争也将直接影响心肌收缩力，并可能影响血管活性药物的疗效。

3. 合理应用血管活性药

血管活性药包括血管收缩药和血管舒张药。选用血管活性药的目的是调整血管张力、改善微循环，不能过于追求升高血压而长时间、大剂量使用血管收缩药，以致严重影响微循环灌流。要针对具体病例的不同情况，合理配合使用血管活性药，使之发挥相辅相成的作用。

一般说来，休克早期宜选用血管舒张药，以缓解微血管因交感-肾上腺髓质系统强烈兴奋而引起的过度收缩痉挛。因血管舒张药可能导致血压一过性降低，必须在充分扩容的基础上使用；休克进展期，考虑到血管收缩药对肌性小静脉或微静脉有一定的选择性收缩作用，应用血管收缩药可防止容量血管的过度扩张；对于过敏性休克、神经源性休克等特殊类型的血管源性休克，选用血管收缩药显然是最佳选择。

4. 拮抗体液因子调控炎症反应

生物活性胺、调节肽和炎症介质等多种体液因子参与休克的发病，尤其是在机体的抗损伤-防御反应中，活体组织对损伤的炎症反应如果失控，持续存在的高水平促炎介质与抗炎介质以及促炎-抗炎介质平衡失调，导致不同状态的异常炎症反应（SIRS、CARS与MARS）在继发性MODS的"第二次打击"中起举足轻重的作用。因此，理论上可以通过抑制体液因子的生成与释放、阻断体液因子受体、拮抗体液因子的效应等途径来削弱某种体液因子的作用，调控炎症反应。然而，临床实践中，体液因子的变化难以实时监测、孰高孰低难以及时

判断，而且休克等重症患者全身调节紊乱，往往存在多种体液因子的相互影响和共同作用。辨认炎症反应是否受控，以及失控的异常炎症反应的状态，亦非易事。因此，仅仅针对未必是真正的"罪魁祸首"的某一种或少数体液因子的"除恶扬善"在休克救治上意义有限，未能在临床取得共识。反观，为了提高重症肾衰的疗效，20世纪末开始使用的连续性血液净化技术（continuous blood purification technology，CRRT），因其有"不断清除循环中的毒素和中分子物质"等作用，有可能将重症患者异常变化的体液因子"一网打尽"，在休克与MODS患者的救治中有了较为普遍的应用。

5. 防治细胞损伤与器官功能障碍

应高度重视细胞保护。休克细胞损伤可以是原发的，也可以是继发于微循环障碍，改善微循环是防止细胞损伤的措施之一。此外，必要时可酌情使用细胞保护剂、小分子抗氧化剂及自由基清除剂，以防止DIC及缺血-再灌注损伤的发生。除采取一般的器官保护措施外，还应针对不同器官的特点，及时调整治疗方案。如出现急性心衰的苗头，除减少甚至停止补液外，应及时强心、利尿，降低心脏的前、后负荷；有发生ARDS的可能，应正压给氧，改善呼吸功能；若出现急性肾衰，应及早利尿、适时透析。

三、支持与保护疗法

1. 营养与代谢支持

对普通患者，可作营养支持，确保热量平衡；对重症患者，应作代谢支持，确保正氮平衡。出现高代谢状态的患者，应提高蛋白质和氨基酸的摄入量，并注意提高支链氨基酸的摄入比例，促进肝脏合成蛋白质、减轻芳香族氨基酸和含硫氨基酸对器官的损害。为维持和保护肠黏膜的屏障功能，应缩短患者禁食的时间，鼓励尽早经口进食。

2. 器官功能支持

为延续重症患者的性命，必须及时进行器官功能支持。

（1）呼吸支持：按病情轻重和医院设备条件，可选用鼻导管或面罩吸氧、经鼻高流量氧疗或无创通气、气管插管和有创机械通气，甚至体外膜肺氧合（extra-corporeal membrane oygenation，ECMO）。符合ECMO指征，且无禁忌证的危重型患者，应尽早启动ECMO治疗，避免延误时机，导致患者预后不良。

（2）循环支持：在充分补液的基础上，合理使用血管活性药物，密切监测患者血压、心率和尿量，以及乳酸和碱剩余的变化。必要时进行血流动力学监测。

（3）肾替代治疗：注意维持水、电解质、酸碱平衡，必要时进行连续性肾替代治疗（CRRT）。指征包括高钾血症、严重酸中毒、利尿剂无效的肺水肿或水负荷过多。

第十一章 糖代谢紊乱

1. 掌握高血糖症的病因和发病机制。
2. 掌握高血糖相关疾病与高血糖症防治的病理生理基础。
3. 了解糖及其分类和主要生理功能，血糖的来源、去路和调节。
4. 了解低血糖症的病因和发病机制。
5. 了解低血糖相关疾病与低血糖症防治的病理生理基础。

糖是一类由碳、氢、氧元素构成的多羟基（2个或以上）的醛类或酮类化合物，水解后能变成醛类或酮类有机化合物，又被称为碳水化合物。根据其结构，分为单糖、双糖和多糖。单糖（monosaccharide，glycose）包括葡萄糖、果糖和半乳糖。常见的双糖有麦芽糖、蔗糖和乳糖，一分子麦芽糖可分解为两分子葡萄糖；一分子蔗糖可分解为一分子麦芽糖和一分子果糖；一分子乳糖则可分解为一分子半乳糖和一分子葡萄糖。多糖（polysaccharide），是指≥10个单糖脱水后，通过糖苷键形成的高分子化合物，如淀粉多糖（植物淀粉、糖原等）和非淀粉多糖（水溶性的果胶和非水溶性的纤维素等），都是多糖。

糖约占人体干重2%，既是人体主要能量来源，也是结构物质的重要组成部分。人体内的糖多以糖原、糖蛋白等形式存在。

糖的主要生理功能包括以下4点。①氧化供能：是糖类，特别是单糖，尤其是葡萄糖的主要生理功能；②细胞和组织的重要组成成分：糖蛋白（糖＋蛋白质）是某些激素、酶、凝血因子、受体的组成成分，蛋白多糖（氨基多糖＋蛋白质）是结缔组织基质的主要成分，糖脂（糖＋脂类）是神经组织和生物膜的重要组分；③调节脂肪、蛋白质代谢：糖具有抗生酮及节约蛋白质的作用；当体内的脂肪或非必须氨基酸缺乏时，糖也可以在肝脏内转化为脂肪或非必须氨基酸；④参与信息传递：糖以核糖形式参与核酸组成，进行信息传递；也可形成糖蛋白、黏蛋白传递生物信息。

第一节　糖代谢概述

存在于血管内的糖称为血糖（blood glucose，BG）。血糖在机体随血液巡行各处，为细胞及组织提供热量及修复正常生理结构。正常人空腹血糖浓度不会超过6.1mmol/L（110mg/dL）；餐后2小时，因为食物中的糖被吸收入血，血糖浓度会有所升高，但通常＜7.8mmol/L（140mg/dL）。

正常情况下，机体的内在调节系统能够保持糖代谢处于平衡状态，使血糖的变化局限在一定的生理范围。维持稳定的血糖是维持健康机体活动的生理基础，血糖水平太高或太低对机体都极为不利。

一、血糖的来源和去路

血糖水平在一定范围的变动取决于血糖来源与去路两者的动态平衡（图11-1）。

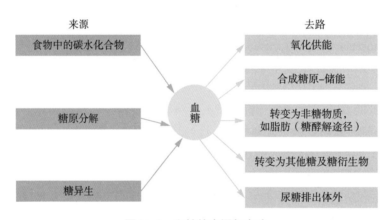

图11-1　血糖的来源与去路

1. 血糖的来源

人体内血糖的主要来源如下。

（1）食物中的碳水化合物经消化分解单糖类物质入血。人体摄入食物，消化成单糖的过程需要消化系统的唾液淀粉酶、胰淀粉酶及小肠黏膜上皮刷状缘的α-糖苷酶等协同作用。

（2）肝糖原、肌糖原分解产生的葡萄糖。

（3）禁食情况下，非糖物质通过糖异生作用转变为葡萄糖，补充血糖。

2. 血糖的去路

人体内血糖的主要分解代谢途径如下。

（1）氧化分解供能，是糖类最重要和主要的生理功能。

（2）合成为糖原贮存在肝脏（肝糖原）或肌肉（肌糖原）。

（3）转变为非糖物质，如通过糖酵解途径，在肝脏转化为脂肪等。

（4）转变为其他糖及糖衍生物，如哺乳期女性分泌的乳汁内含有乳糖。

（5）随尿排出，若血糖＞9.0mmol/L，超过肾糖阈时，尿中会排出葡萄糖（即尿糖）。

二、血糖的调节

人体摄入自然界的食物，通过复杂的新陈代谢，吸收食物中的能量及物质来维持生命。

血糖是体内重要的功能物质。人类进食的间断性，导致了体内血糖水平的波动。于是人体进化出了由肝脏-激素-神经系统组成的网络，时刻监测着体内的血糖的变化，并快速协同，精细微调，使得人体血糖水平维持在一个适宜的范围，一般来说是3.8～7.0mmol/L。

参与体内血糖调节的机制错综复杂，目前较明确的有以下几种。

1. 肝脏的调节

肝脏是体内调节血糖浓度的主要器官，具有参与糖代谢的各种酶，也参与胰岛素的降解代谢。

（1）血糖升高时，肝脏降低了对胰岛素的代谢，通过肝糖原的合成、糖的氧化分解，或将血糖转化为其他非糖物质或其他糖类，降低血糖水平。

（2）血糖偏低时，肝脏分解肝糖原，进行糖异生，或将其他单糖转化为葡萄糖，并运送入血，维持血糖水平。

2. 激素的调节

体内有多种激素参与血糖的调节，其中最重要的是胰岛素。

（1）降糖激素：胰岛β细胞分泌的胰岛素，是体内唯一降糖激素，主要调节葡萄糖的合成代谢。胰岛素的作用主要有促进组织、细胞对葡萄糖的摄取及利用，加速葡萄糖合成为糖原并贮存在肝和肌肉中，抑制糖异生，促进葡萄糖转变为脂肪酸贮存于脂肪组织等。

（2）升糖激素：人体内参与升糖的激素较多。①胰高血糖素，胰岛α细胞分泌，可促进糖原分解和糖异生；激活脂肪酶，加速脂肪动员和氧化供能，促进脂肪分解，减少组织对糖的利用；②生长激素、儿茶酚胺、糖皮质激素亦可增强糖异生，促进糖原分解，而升高血糖水平，但它们在血糖的生理性调节中仅居次要地位。

3. 神经系统的调节

血糖波动会传递到神经系统，通过对肝脏的直接作用，调节体内血糖浓度，比激素调节作用迅速。调节通路有以下几种。

（1）激丘脑下部腹内侧核或内脏神经：促进肝糖原分解，糖异生增加，血糖浓度升高。

（2）激丘脑下部外侧核或迷走神经：肝糖原合成增加，糖异生减少，血糖浓度降低。

（3）交感和副交感神经：调节激素分泌，抑制胰岛素分泌。①血糖浓度过低，交感神经兴奋，肾上腺素及去甲肾上腺素分泌增多，血糖浓度升高；②血糖浓度过高，副交感神经兴奋，胰岛素分泌增加，血糖浓度降低。

机体发生糖代谢紊乱，血糖水平超出正常范围，可出现高血糖症或低血糖症。长期过高或过低的血糖水平均不利于机体生存，都属于病理状态。

第二节 高血糖症

高血糖症（hyperglycemia）指血中葡萄糖含量长期超出正常水平，临床一般以空腹血糖（FBG）＞6.9mmol/L（125mg/dl）及餐后2小时血糖（2PBG）＞11.1 mmol/L（200mg/dl）为诊断标准。

一、病因及发病机制

血糖升高可以是生理性的，也可能是病理性的。

（一）生理性血糖升高

生理性血糖升高常见于运动、情绪激动、饮酒等引起交感神经系统兴奋和应激，使肾上腺素等分泌增加，导致血糖升高，也可出现短暂性尿糖；一次性摄入大量精制糖，致血糖迅速升高，亦可出现饮食性尿糖。

若空腹血糖正常，生理情况下的暂时性血糖升高及尿糖，并不具有值得关注的临床意义。

（二）病理性高血糖症

病理性高血糖症临床最常见的疾病为糖尿病（diabetes mellitus，DM）。目前认为糖尿病是胰岛素绝对或相对不足、胰高血糖素分泌紊乱，或葡萄糖利用低下引起的糖、脂、蛋白质代谢紊乱为主要表现的慢性代谢性疾病。

1. 胰岛素分泌减少

胰岛素是体内唯一降糖激素，胰岛 β 细胞占胰岛细胞的60%～70%，是分泌胰岛素的细胞，任何引起其结构破坏或功能紊乱的因素，都会导致胰岛素分泌减少，临床上往往会出现高血糖症。因胰岛素分泌不足导致的高血糖症，临床上多归为1型糖尿病，亦称胰岛素依赖性糖尿病。

目前已发现的导致胰岛 β 细胞损伤的因素有以下几点。

（1）免疫因素：①细胞免疫受损，胰岛的炎症反应在多种炎细胞释放的炎症介质的协同作用，导致使胰岛 β 细胞损伤、数量减少、功能丧失；②自身抗体生成，多种因素导致抗原错误提呈至辅助性T细胞（T helper cells），产生针对胰岛 β 细胞的特异性抗体，如胰岛细胞抗体（islet cell antibody，ICA）、胰岛素自身抗体（autoantibody to insulin，IAA）、抗谷氨酸脱羧酶抗体（antibody to glutamic acid decarboxylase，GADA）、抗酪氨酸磷酸酶抗体（antibody to tyrosine phosphatases，IA-2）等。

（2）遗传因素：①组织相容性抗原（histocompatibility antigen，HLA）基因突变，对胰岛β细胞免疫耐受性损伤有决定性作用；②细胞毒性T淋巴细胞相关性抗原4（cytotoxic T lymphocyte-antigen-4，CTLA-4）基因外显子1第49位的多态性表达，激活各种T淋巴细胞，导致胰岛β细胞自身免疫反应性破坏。

（3）环境因素：①病毒感染，已发现柯萨奇B4病毒、巨噬细胞病毒、腮腺炎病毒、肝炎病毒、风疹病毒等与胰岛β细胞损伤有关，同时还可诱发自身免疫反映进一步损伤胰岛β细胞；②化学损伤，对胰岛β细胞有毒性作用的化学物质或药物，如四氧嘧啶，有直接毒性作用，可选择性快速破坏胰岛β细胞；临床用于巨型胰岛细胞瘤的链脲霉素，其结构中的巯基（-SH）基团可诱导诱导胰岛β细胞的自身免疫反映，导致细胞溶解；③饮食因素，"三高一低"的不平衡饮食、不良饮食习惯等。

2. 胰岛素抵抗

胰岛素抵抗指血中胰岛素量水平并未降低，但胰岛素效应器官对胰岛素的降低血糖的作用不敏感，临床上2型糖尿病的发生多与胰岛素抵抗相关，多数机制未完全阐明。从分子层面可以分为受体前、受体和受体后水平抵抗（图11-2）。

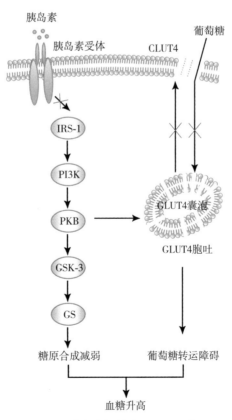

图11-2　胰岛素抵抗分子层面示意图

（1）体前水平：胰岛β细胞分泌胰岛素的活性降低。主要原因包括3点。①胰岛素基因突变；②胰岛素抗体形成；③胰岛素拮抗激素过多。

（2）体水平：细胞膜上的胰岛素受体功能下降或数量减少，影响胰岛素与受体的结合，难以发挥降低血糖的作用。主要原因包括2点。①胰岛素受体异常；②胰岛素受体抗体形成。

（3）受体后水平：胰岛素与靶细胞受体结合后信号向细胞内传递引起一系列代谢过程。研究发现胰岛素信号转导异常主要发生在胰岛素受体底物（insulin receptor substrate，IRS）家族、磷脂酰肌醇激酶3-激酶（phosphoinositol 3-kinase，PI3K）、蛋白激酶B（protein kinase，PKB）、糖原合酶激酶-3（glycogen synthase kinase-3，GSK-3）以及受葡萄糖转运蛋白4（glucose transporter 4，GLUT4）水平。

3. 胰高血糖素分泌增多

胰高血糖素由胰岛α细胞分泌，主要靶器官为肝脏和肾脏。

胰高血糖素有促进肝糖原分解、抑制肝糖原合成、促进葡萄糖异生和分解、促进脂肪分解等作用。胰高血糖素分泌过多，超过生理性胰岛素的降糖作用，就会造成血糖升高，见于胰高血糖素瘤。

4. 其他因素

（1）肝源性高血糖：见于各类肝病。主要机制为以下4点。①继发胰岛功能不全；②胰岛素抵抗；③肝病治疗中的干预措施，如高糖饮食、大量皮质激素、利尿剂等；④肝脏代谢胰岛素功能受损。

（2）肾源性高血糖：见于尿毒症、肾小球硬化等肾功能严重障碍时。导致血糖升高的主要机制是不同程度的胰岛素抵抗和肾糖阈的改变。

（3）肥胖性高血糖：血糖升高见于以下原因。①肥胖患者血中游离脂肪酸水平过高，抑制葡萄糖的摄取和利用；②肥大的脂肪细胞膜受体减少，加剧胰岛素抵抗；③长期过多地摄入糖类或其他营养物质，超过了体内降糖激素的代谢能力。

（4）妊娠和药物等：①妊娠时，体内雌激素、孕激素、黄体酮、催乳素及胎盘生长激素，均能造成胰岛素抵抗。同时还能分泌降解胰岛素的酶，加速胰岛素降解；②药物，如重组人生长激素、糖皮质激素可导致血糖升高；免疫抑制剂他克莫司可抑制钙调磷酸酶的活性及驱动蛋白的去磷酸化，抑制葡萄糖刺激的胰岛素分泌，从而导致血糖升高。

二、高血糖对机体的影响

长期控制欠佳的高血糖可以导致代谢紊乱和多系统损害，严重者或合并应激时可发生严重的急性代谢紊乱，属内科急症，需紧急抢救。

（一）代谢紊乱

1. 物质代谢紊乱

（1）肝、肌肉和脂肪组织对葡萄糖的摄取、利用减少，肝糖原分解增加，导致高血糖的发生。

（2）脂肪组织摄取甘油三酯减少、脂肪合成降低，脂蛋白酯酶活性下降，血游离脂肪酸和甘油三酯水平增高。

（3）蛋白质合成减少，分解增多，出现负氮平衡。

2. 渗透性脱水和糖尿

高血糖引起细胞外液渗透性增高，水从细胞内液转移至细胞外液，导致细胞脱水。

血糖浓度超过肾糖阈，葡萄糖在肾小管液中的浓度升高，小管液渗透压明显上升，肾小管对水的重吸收减少，出现渗透性利尿和体液大量丢失，临床表现为糖尿、多尿、口渴。

3. 酮症酸中毒

胰岛素严重缺乏机体不能正常利用血糖，脂肪组织大量分解产生脂肪酸，进一步转化为酮体，大量酮体在体内堆积形成酮症，可发展为酮症酸中毒和高钾血症。

（二）多系统器官损害

长期持续的高血糖可导致血红蛋白和组织蛋白发生糖基化，生成糖化终产物并堆积体内。糖化终产物刺激糖、脂肪、蛋白质以及自由基生成增多，导致血管内皮细胞损伤、细胞间质增殖和相应组织结构变化，引发多系统器官损害。

1. 血管病变

高血糖引起的血管病变分为微血管病变和大血管病变，以前者为主。微血管病变分布广泛，尤以眼底、肾小球、神经、心肌及肌肉等的微血管为甚，成为决定患者预后的主要因素。大血管病变主要表现为动脉粥样硬化，可增加患者心肌梗死、休克、肢端坏疽等的发生率。

2. 视网膜病变

糖尿病视网膜病变是糖尿病性微血管病变中最重要的表现，具有特异性眼底病变。长期高血糖使葡萄糖难以经正常途径分解，而山梨醇通路激活，视网膜毛细血管周围细胞内山梨醇堆积；高血糖也干扰肌醇磷脂代谢，细胞内多种代谢紊乱，毛细血管收缩减弱甚至缺失，自身调节失常，加之高血糖时糖化血红蛋白增多，血液黏稠度增加，微血栓形成，导致视网膜缺血性损伤。

3. 肾脏病变

血糖过高通过肾脏血流动力学改变及代谢异常造成肾功能损害。肾功能损害是糖尿病的严重并发症之一，主要表现为蛋白尿、水肿、高血压和氮质血症。

4. 神经病变

血糖升高使神经细胞内发生糖醇堆积，消化系统受累影响神经细胞的血氧供应，导致神经细胞营养不良和功能障碍。高血糖引起的神经病变以外周神经最为常见，临床表现为肢端感觉异常或感觉过敏，下肢较为严重，常呈对称性。自主神经病变亦可影响胃肠、心血管、泌尿等器官系统的功能。

5. 糖尿病足

主要原因是微血管病变、外周神经病变及机械性损伤合并感染，形成慢性、进行性、肢端缺血、手足麻木及溃烂的临床疾病。致残率高，对糖尿病患者生活质量影响较大。

6. 感染

常见泌尿系感染、肺炎、结核病、胆道感染、皮肤及软组织感染、外耳炎和口腔感染。主要由于血糖浓度升高有利于细菌生长，高血糖状态使血浆渗透压升高，抑制防御细胞活性致使机体免疫力降低。

7. 其他器官系统

（1）皮肤：高血糖患者由于组织蛋白非酶糖化作用增加和血管病变，皮肤出现萎缩性棕色斑、皮疹样黄瘤。

（2）骨与关节：长期血糖增高引起的营养物质代谢紊乱和血管病变可致骨质疏松、关节活动障碍。

三、高血糖症防治的病理生理基础

血糖持续升高并发展为糖尿病及其引起的各种并发症，对患者的危害及家庭与社会的负担不可低估。必须采用综合防治措施控制血糖水平，防止或延缓糖尿病及各种并发症的发生。

我国医务人员在实践中总结出行之有效的糖尿病防治"五驾马车"（图11-3）。

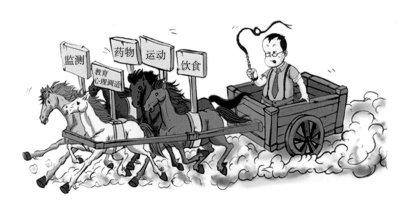

图11-3　糖尿病防治"五驾马车"

1. 糖尿病宣教

糖尿病患者一旦确诊，必须接受糖尿病防治的教育和指导，并长期随访。在健康人群也要积极开展糖尿病防治知识的宣教，提高对糖尿病的知晓率。

2. 饮食控制

生活方式干预特别是合理的饮食有利于控制血糖、减轻体重、改善代谢，不仅能有效防止或延缓糖尿病的发生，对糖尿病患者也有一定的减少降糖药物的作用。

3. 合理运动

长期合理运动有助于提高肌肉等组织对胰岛素的敏感性和葡萄糖的利用，增强外周组织脂蛋白酶的活性，提高利用脂肪酸的能力，降低血脂水平，有利于预防和治疗糖尿病。

4. 药物等治疗

（1）降糖药物：临床常用的口服降糖药物有以下几种。①双胍类通过提高胰岛素的敏感性和减少肝糖的产生而降低血糖，代表药二甲双胍片，如无禁忌，二甲双胍是2型糖尿病的首选药和基础用药；②磺脲类主要用于刺激β细胞分泌胰岛素，其代表药物有格列本脲片、格列吡嗪片等；③噻唑烷二酮类功能是增强靶组织对胰岛素的敏感度，其代表药物有盐酸罗格列酮片、盐酸吡格列酮分散片等；④α-葡萄糖苷酶抑制剂，如阿卡波糖片。口服这些降糖药物，应在医生指导下遵医嘱规范用药。

（2）胰岛素注射：①1型糖尿病患者需依赖胰岛素维持生命；②2型糖尿病患者一般不需要依赖胰岛素维持生命，但在口服降糖药失效或存在使用口服降糖药的禁忌时，则需要使用胰岛素控制血糖水平。使用降糖药物，尤其是胰岛素时应密切监控血糖，防止剂量过大导致低血糖。

（3）其他治疗手段：胰岛细胞移植、胰岛干细胞移植，以替代损伤了的胰岛β细胞，目前仍处于研究阶段。

5. 监测与随访

糖尿病患者的自我血糖监测或定期随访监测十分重要，可动态了解患者的社会生活、心理压力、饮食、药物对疾病的影响，发现病情变化并及时调整处理。

第三节 低血糖症

低血糖症（hypoglycemia）是由多种病因引起的血浆葡萄糖浓度过低、交感神经过度兴奋和中枢神经系统功能失常为主要表现的一组临床综合征。临床诊断标准为BG＜2.8mmol/L（50mg/dl）。

一、病因及发病机制

低血糖症病因复杂，发病的中心环节可简单概括为血糖来源减少，去路增加。

1. 血糖来源减少

（1）糖摄入不足：食物匮乏地区，长期能量摄入减少可以导致低血糖症。老年体弱、较重的慢性疾病、吞咽困难、精神疾病减少摄入者，都可以因为摄入营养素缺乏，也可以导致低血糖症。

（2）肝源性低血糖：各种肝病导致肝脏摄取肠道来源的单糖以及合成糖原的能力下降，代谢降解胰岛素功能受限，糖异生减少等，均可导致低血糖症。

（3）肾源性低血糖：一些遗传因素可以引起的近端肾小管对葡萄糖重吸收障碍，最严重者肾小管几乎不吸收葡萄糖。见于小肠葡萄糖-半乳糖吸收不良综合征及良性家族性肾性糖尿。患者尿糖高而血糖低。

（4）胰岛素拮抗激素缺乏性低血糖：各种原因导致的升糖激素缺乏可能造成低血糖症。如胰高血糖素与受体结合障碍；2,6-二磷酸果糖合成增加，糖酵解激活、糖异生减少；抑制磷酸烯醇式丙酮酸羧基酶的合成，激活肝L型丙酮酸激酶，抑制肝脏摄取血液中的氨基酸，从而抑制糖异生等。此外，其他拮抗胰岛素的激素，如糖皮质激素、儿茶酚胺缺乏等，亦可导致低血糖。

（5）酒精性低血糖：长期酗酒者可因慢性酒精中毒，通过抑制糖异生导致低血糖，亦可因下丘脑－垂体－肾上腺皮质轴功能异常，ACTH分泌减少而加重低血糖。

2. 血糖去路增加

（1）肿瘤性低血糖：①胰源性肿瘤，胰岛素瘤因胰岛素分泌过多，使糖原分解及糖异生减少，组织利用葡萄糖增加而导致低血糖；②胰腺外肿瘤，患者多于饥饿时发生低血糖，其机制可能是各种肿瘤组织代谢旺盛、葡萄糖消耗增多；进食少，糖异生原料减少；肿瘤分泌胰岛素样物质IGF-2，抑制胰高血糖素和生长激素分泌等。

（2）自身免疫性低血糖：与抗胰岛素自身抗体和抗胰岛素受体自身抗体形成相关。

（3）反应性低血糖：主要是自主神经功能失衡，迷走神经兴奋性增高，胰岛素分泌过多所致。

（4）药源性低血糖：口服降糖药或胰岛素注射过多可导致低血糖。此外，β受体拮抗剂、血管紧张素转化酶抑制剂、奎尼丁、水杨酸类、复方磺胺甲噁唑、环丙沙星、加替沙星等无论是单独应用还是与其他药物合用，均有可能导致低血糖。

（5）葡萄糖利用或消耗增加：哺乳期妇女、剧烈活动或重体力活动后、脓毒血症时，均可导致低血糖。

二、低血糖的主要临床表现

低血糖多发生在原发病的过程中，主要影响神经系统的功能，常以神经精神异常为主要表现。

1. 交感神经兴奋

低血糖发生后，由于交感神经兴奋和肾上腺髓质对低血糖的代偿反应，肾上腺素分泌增加，可发生低血糖综合征。患者表现为面色苍白、心悸、发冷、出汗、四肢震颤、周身乏力、头晕、眼花、饥饿及焦虑等。

2. 中枢神经系统功能失常

多见于低血糖持久反复的严重低血糖症患者。人体内，脑部无糖原储存，完全依赖于脑血流中的葡萄糖供能。一旦发生低血糖即可导致大脑功能受损，表现为头晕、烦躁、视力障碍、语言障碍、神经错乱等。频繁发生严重低血糖，则可因机体活动需要的能量严重不足，发生低血糖昏迷、不可逆脑损伤，甚至死亡。

三、低血糖症防治的病理生理基础

低血糖症交感神经兴奋相关的临床表现可随血糖水平恢复正常而很快消失，但中枢神经系统功能失常的临床表现需要数小时、甚至数天乃至更长时间才能缓解或恢复正常，而严重持久的低血糖发作可导致不可逆性脑损伤甚至死亡，故需尽早识别和及时处置低血糖症。

1. 病因学防治

针对引起低血糖症的不同病因，采取相应的治疗措施。继发于其他原发病的尽可能去除导致低血糖症发生的继发性因素；遗憾的是遗传性因素引起者，目前尚无有效的病因治疗，只能对症支持，预后堪忧。

2. 低血糖发作时的处理

处理原则是根据病情的轻重缓急采取相应的治疗措施，尽快解除神经缺葡萄糖（能量）的临床表现。

轻者可口服糖水、含糖饮料，或进食碳水化合物食品；重症，特别是疑似低血糖昏迷的患者，应及时测定血糖明确诊断，及时静脉注射50%葡萄糖溶液，继以5%～10%葡萄糖溶液静脉滴注。必要时可加用糖皮质激素和/或胰高血糖素。

第十二章 脂代谢紊乱

教学目的和要求

1. 掌握高脂血症的病因和发病机制。
2. 熟悉脂蛋白的正常代谢和脂代谢紊乱的分型。
3. 熟悉高脂血症相关疾病与防治的病理生理基础。
4. 熟悉低脂血症的病因和发病机制。
5. 了解脂蛋白的组成、分类和功能。
6. 了解低脂血症相关疾病与防治的病理生理基础。

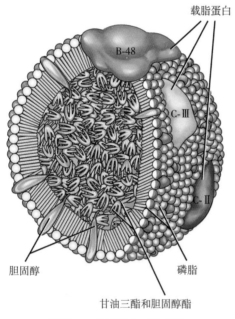

图12-1 脂蛋白组成示意图

脂质（lipid）是脂肪酸和醇作用生成的酯及其衍生物的总称，为中性的脂溶性有机化合物，广泛存在于人体中，是细胞基础代谢的必需物质。

血液中的脂质称为血脂，包括游离胆固醇（free cholesterol，FC）、胆固醇酯（cholesterol ester，CE）、甘油三酯（triglyceride，TG）和磷脂（phospholipid，PL）、糖酯（sugar ester，SE）、游离脂肪酸（free fatty acid，FFA）等。

血脂不溶于水，必须与特殊的蛋白质结合形成脂蛋白才能溶于血浆。成熟的脂蛋白呈球形颗粒，由疏水性核（胆固醇＋甘油三酯）和亲水性外壳（磷脂＋游离胆固醇＋载脂蛋白）组成（图12-1）。

第一节 脂代谢概述

一、正常脂代谢

1. 脂代谢相关蛋白

脂蛋白的主要功能之一是转运和代谢血浆中非水溶性的胆固醇和甘油三酯。因所含甘油三酯（TG）量不同，应用超速离心法可将血浆脂蛋白分为四类。

（1）乳糜微粒（chylomicron，CM）：由小肠合成，是血液中颗粒最大的脂蛋白，密度最低，主要成分是TG，含量＞90%，主要作用是将外源食物中的TG及胆固醇运输到身体各组织，氧化分解供能或贮存。

（2）极低密度脂蛋白（very low density lipoprotein，VLDL）：由肝脏合成，其TG含量占50%～65%，主要将内源性TG（体内多余的糖转变生成的TG）转运至肝外脂肪组织中贮存或供组织利用。

（3）中间密度脂蛋白（intermediate density lipoprotein，IDL）：肝脏合成的VLDL进入血液循环，可被脂蛋白脂酶（LPL）水解为VLDL残粒，该残粒又称为中间密度脂蛋白（IDL）部分IDL可被肝细胞摄取、代谢，其余部分则被LPL进一步水解为LDL。

（4）低密度脂蛋白（low density lipoprotein，LDL）：由VLDL转化而来，约含50%的胆固醇，是胆固醇含量最多的脂蛋白，主要将肝脏合成的内源性胆固醇运送到全身各组织细胞利用或贮存。

LDL在动脉粥样硬化性心血管疾病（Atherosclerotic cardiovascular disease，ASCVD）的发生和发展中起着关键作用。LDL存在一定的异质性。根据颗粒大小和密度高低，可将LDL分为不同的亚组分，包括大而轻、中间型及小而密的LDL（small dense low-density lipoprotein，sdLDL），后者可能具有更强的致动脉粥样硬化作用。

（5）高密度脂蛋白（High density lipoprotein，HDL）主要由肝脏和小肠合成，为颗粒最小、密度最大的脂蛋白，其中脂质和蛋白质部分几乎各占一半，富含卵磷脂，可将肝脏外组织中的胆固醇转运到肝脏进行分解代谢，部分转变成胆汁酸经胆道排泄。

脂蛋白中具有结合与转运脂质作用的蛋白质成分称为载脂蛋白（apoprotein，Apo），主要在肝脏和小肠黏膜细胞中合成。载脂蛋白在脂蛋白的功能和代谢等方面发挥重要作用。各种载脂蛋白合成场所、在脂蛋白中的发布及主要功能见表12-1。

表12-1 各种载脂蛋白的分布及生理功能

载脂蛋白	合成场所	脂蛋白中分布	生理功能
ApoA Ⅰ	肝脏、小肠	HDL、CM	LCAT激活剂，识别HDL受体
ApoA Ⅱ	肝脏、小肠	HDL、CM	抑制LCAT，参与脂质转运
ApoA Ⅳ	肝脏、小肠	HDL、CM	参与胆固醇逆向转运，辅助激活LPL
ApoB$_{100}$	肝脏	VLDL、IDL、LDL	参与VLDL合成与分解，识别LDL受体
ApoB$_{48}$	小肠	CM	参与CM合成与分解，运输外源性TC
ApoC Ⅰ	肝脏	CM、VLDL、HDL	激活LCAT及LPL
ApoC Ⅱ	肝脏	CM、VLDL、HDL	激活LPL
ApoC Ⅲ	肝脏	CM、VLDL、HDL	抑制与肝细胞受体结合
ApoD	肝脏	HDL	参与胆固醇逆向转运
ApoE	肝脏	CM、VLDL、IDL、HDL	识别LDL受体及肝ApoE受体
Apo（a）	肝脏	LDL、HDL	抑制纤溶酶原活性

注：LCAT，卵磷脂-胆固醇酰基转移酶；LPL，脂蛋白脂酶。

2. 脂蛋白代谢相关受体和酶类

（1）脂蛋白受体：是一类位于细胞膜上的糖蛋白，以高亲和性方式与相应的脂蛋白配体结合，介导脂蛋白代谢。目前已明确的脂蛋白受体包括LDL受体（LDL receptor，LDLR）、LDL受体相关蛋白（LDL receptor related protein，LRP）、ApoE受体、VLDL受体和清道夫受体（scavenger receptor，SR）等。

（2）脂酶：在血浆脂蛋白的代谢过程中许多脂酶起重要作用，如脂蛋白脂酶（LPL）、肝脂酶（HL）、卵磷脂-胆固醇酰基转移酶（LCAT）、3羟基-3甲基戊二酰辅酶A还原酶（HMG-CoAR）、酰基辅酶A（acyl-coenzyme A）及胆固醇酰基转移酶（ACAT）等。

脂蛋白受体和脂酶的质和/或量的异常均可影响脂蛋白代谢，导致脂代谢紊乱。

3. 脂蛋白代谢相关途径

以肝脏为中心，脂蛋白代谢可分为外源性与内源性途径（图12-2）。

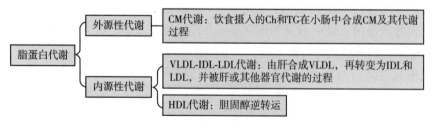

图12-2 脂蛋白代谢途径示意图

（1）外源性代谢途径：指饮食摄入的胆固醇和TG在小肠合成乳糜微粒及其代谢的过程（图12-3）。

食物脂类
消化吸收入小肠黏膜细胞合成TG，与$ApoB_{48}$等组装
形成新生CM
经胸导管入血
ApoC、ApoE
HDL
成熟CM（含ApoCⅡ）
LPL
甘油、脂肪酸
进入组织细胞氧化供能
释放ApoC、ApoA、磷脂、胆固醇等，组成新生HDL
CM残体（富含胆固醇酯、$ApoB_{48}$、ApoE）
由肝细胞膜ApoE受体识别并摄取代谢

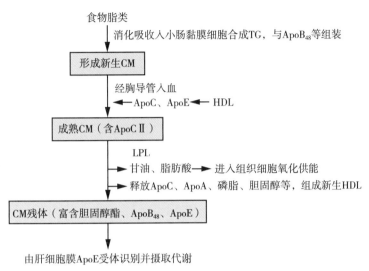

图12-3　外源性代谢（CM代谢，脂质从外界转运入人体内）

（2）内源性代谢途径：指由肝脏合成的VLDL转变为LDL及其被肝或其他器官代谢的过程（图12-4），以及HDL代谢中的胆固醇逆向转运（图12-5）。

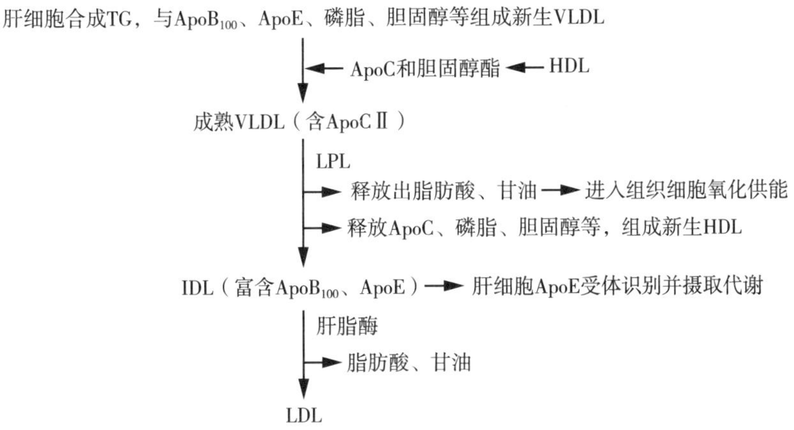

肝细胞合成TG，与$ApoB_{100}$、ApoE、磷脂、胆固醇等组成新生VLDL
ApoC和胆固醇酯
HDL
成熟VLDL（含ApoCⅡ）
LPL
释放出脂肪酸、甘油
进入组织细胞氧化供能
释放ApoC、磷脂、胆固醇等，组成新生HDL
IDL（富含$ApoB_{100}$、ApoE）
肝细胞ApoE受体识别并摄取代谢
肝脂酶
脂肪酸、甘油
LDL

图12-4　内源性代谢（VLDL、LDL代谢，从肝脏转运至其他脏器）

HDL将肝脏外组织中的胆固醇转运到肝脏进行分解代谢，其方向与LDL转运胆固醇的方向相反，称为胆固醇逆向转运。

胆固醇既可由LDL转运到外周血组织，又可由HDL逆向转运回肝脏。胆固醇的双向转运既保证了全身组织对胆固醇的需要，又避免了过量的胆固醇在外周血组织和血液中的蓄积，具有重要的意义。

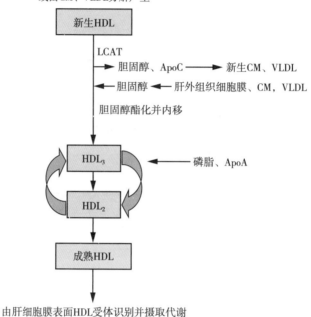

在肝或小肠合成的胆固醇、磷脂、Apo等进行组装，
或由CM、VLDL分解产生

图12-5 内源性代谢（HDL 代谢——胆固醇逆转运回肝脏）

二、血脂水平及其测评

血脂含量虽然仅占全身脂类总量的极小部分，但无论是外源性还是内源性脂类物质均需经血液运转于身体各组织之间，机体脂代谢若有异常，必然会影响血脂的组成与含量，因此，血脂水平可以反映体内脂代谢的状况。由于脂质在血中以脂蛋白的形式存在和运输，临床多用血液中常见脂蛋白指代血脂。与临床密切相关的血脂主要是总胆固醇（total cholesterol，TC）、甘油三酯（TG）和低密度脂蛋白胆固醇（LDL-C）。

1. 血脂的来源与去路

血脂的来源与去路之间保持动态平衡，使血脂水平维持在一定范围内波动。

（1）血脂的来源：①从食物中摄取的外源性脂质，经消化吸收进入小肠黏膜细胞合成TG，与载脂蛋白ApoB$_{48}$等组装成乳糜微粒（CM），经淋巴管至胸导管入血；②肝脏合成的VLDL及由其转化而来的LDL入血；③在肝脏与外周组织之间双向穿梭转运的HDL。

（2）血脂的去路：①进入体内脂肪组织，储能与保温；②构成机体细胞、组织的重要成分及合成身体必需的维生素和各种类固醇化合物；③转变为胆汁酸经胆道排出体外；④氧化分解，提供能量。

2. 血脂的检测

血脂检测是发现血脂异常、评估动脉粥样硬化性心血管疾病（ASCVD）风险和确定干预策略的基础。

（1）临床常规项目：①总胆固醇（TC），血液中各脂蛋白所含胆固醇之总和；②甘油三酯（TG）；③低密度脂蛋白胆固醇（LDL-C），LDL颗粒中胆固醇的占比较为固定（约为50%），LDL-C浓度基本能反映血液LDL颗粒水平；④高密度脂蛋白胆固醇（HDL-C），HDL中胆固醇含量比较稳定，故目前多通过检测其所含胆固醇的量，间接了解血中HDL水平。

血脂检测报告中也会报告非HDL-C，指血液中除HDL以外其他脂蛋白所含胆固醇的总和，包括VLDL、IDL、LDL和Lp（a）中的胆固醇，代表了含有ApoB脂蛋白颗粒中胆固醇的总量。非HDL-C无须测定，系由公式"非HDL-C＝TC-HDL-C"计算得来。

（2）新增项目：近年来载脂蛋白A1、载脂蛋白B（ApoB$_{100}$）、脂蛋白（a）等已被越来越多临床实验室作为血脂检测项目。

3. 血脂"合适水平"的参考标准

在常用的血脂指标中，与动脉粥样硬化性心血管疾病（ASCVD）发病风险呈因果关系且作为临床首要治疗靶点的血脂指标是LDL-C。对于ASCVD风险不同人群，LDL-C的合适水平和升高的判断标准不同。由于中国≥18岁成人大部分为ASCVD低危人群，表12-2为适用于ASCVD低危人群的主要血脂指标的参考标准。因非HDL-C和Lp（a）在临床实践中的应用不断增加，其合适水平参考值也列于其中，通常情况下HDL-C水平与ASCVD发病风险呈负相关。

表12-2 中国ASCVD低危人群的主要血脂指标的参考标准

单位：mmol/L（mg/dl）

分层	TC	LDL-C	HDL-C	非HDL-C	TG
理想水平		<2.6（100）		<3.4（130）	
合适水平	<5.2（200）	<3.4（130）		<4.1（160）	<1.7（150）
边缘升高	≥5.2（200）且 <6.2（240）	≥3.4（130）且 <4.1（160）		≥4.1（160）且 <4.9（190）	≥1.7（150）且 <2.3（200）
升高	≥6.2（240）	≥4.1（160）		≥4.9（190）	≥2.3（200）
降低			<1.0（40）		

4. 血脂水平异常

血脂水平异常通常指血清中胆固醇和/或TG水平升高，俗称高脂血症（hyperlipidemia）。实际上血脂水平异常也泛指包括低HDL-C血症在内的各种血脂异常。

血脂水平异常的分类较繁杂，常用的有病因分类和临床分类两种，最实用的是临床分类。

（1）血脂水平异常病因分类：①原发性血脂异常，指无明确可引起血脂异常的继发因素，如疾病、药物等，所致的血脂异常；②继发性血脂异常，通常是指由导致血清脂质和脂蛋白代谢改变的潜在的系统性疾病、代谢状态改变、不健康饮食以及某些药物引起的血脂异常。

继发性血脂异常与原发性血脂异常可能产生相似的后果。

（2）血脂水平异常临床分类：从实用角度出发，血脂水平异常可进行简易的临床分类（表12-3）。

表12-3　血脂异常的临床分类

	TC	TG	HDL-C	相当于WHO表型
高胆固醇血症	增高			Ⅱa
高TG血症		增高		Ⅳ、I
混合型高脂血症	增高	增高		Ⅱb、Ⅲ、V
低HDL-C血症			降低	

除以上分类外，1970年WHO将高脂血症分为Ⅰ、Ⅱa、Ⅱb、Ⅲ、Ⅳ和V共六型（表12-4），稍显繁杂，临床较少使用。

表12-4　血脂异常的WHO分类

表型	血浆4℃过夜外观	脂质变化	脂蛋白变化	相当于简易分型	易患疾病
Ⅰ	上层奶油样，下层清	TG↑↑↑，TC↑或正常	CM↑	高甘油三脂血症	胰腺炎
Ⅱa	透明	TC↑↑	LDL↑	高胆固醇血症	冠心病
Ⅱb	透明	TC↑↑，TG↑↑	VLDL↑，LDL↑	混合型高脂血症	冠心病
Ⅲ	上层奶油样，下层混浊	TC↑↑，TG↑↑	β-VLDL↑	混合型高脂血症	冠心病
Ⅳ	混浊	TG↑↑	VLDL↑	高甘油三脂血症	冠心病
V	上层奶油样，下层混浊	TG↑↑↑，TC↑	CM↑，VLDL↑	混合型高脂血症	胰腺炎

第二节　高脂血症

高脂血症（hyperlipidemia）实际上表现的是血中某一类或某几类脂蛋白水平升高，故也称为高脂蛋白血症（hyperlipoproteinemia）。在我国，一般以成人空腹血浆（或血清）总胆固醇（TC）≥6.22mmol/L和/或甘油三酯（TG）≥2.26mmol/L作为高脂血症的诊断标准。

一、病因及影响因素

各种可引起脂质的外源性摄取增加、内源性合成争夺以及脂质转运或分解代谢异常的病因，均可导致高脂血症的发生。

1. 遗传因素

脂质代谢途径中任何基因异常，均可导致高脂血症。如LPL基因缺陷、LDLR基因异常、ApoB100基因异常、ApoE基因异常等。

2. 继发因素

（1）疾病：尤其是一些代谢性疾病往往引发脂代谢紊乱，见于：①糖尿病，胰岛素缺乏或抵抗，脂肪分解加速、合成减少、血中游离脂肪酸增多，引起 TG、VLDL、LDL 以及 TC 增高和 HDL 降低；②甲状腺功能低下，胆固醇排出的速度降低更甚于合成的减少，血中 TC 浓度增加，导致继发性高胆固醇血症；③肾病，患者排出大量蛋白尿，引起低蛋白血症，促使 VLDL 等脂蛋白合成加速，转化为 LDL 也增加。

（2）生活方式：如高胆固醇饮食、高饱和脂肪酸饮食、高糖饮食、酒精中毒、缺乏运动等。

（3）其他因素：如雌激素变化、年龄的影响等。

二、发生机制

脂代谢涉及脂质外源性摄入、内源性合成及体内脂蛋白-受体-酶之间相互作用等多个环节，任何一个环节出现异常，都可能导致脂代谢紊乱（图 12-6）。

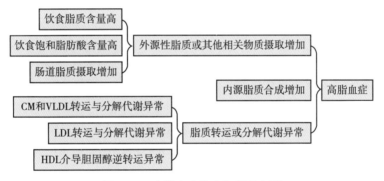

图 12-6　高脂血症发生机制示意图

1. 外源性脂质或相关物质摄取增加

（1）长期高脂饮食：摄取大量 TG，小肠经外源性途径合成 CM 增加。

（2）饮食中饱和脂肪酸增多：血中 LDL 增加，LDL 受体相对不足，脂质代谢减少。

（3）肠道脂质摄取增加：肠道脂质摄取作用依赖肠道黏膜上皮细胞表达的三种蛋白成分，尼曼-匹克 C1 型类似蛋白（NPC1L1）、ABCG5 和 ABCG8。基因突变时，脂质动态平衡异常。

2. 内源性脂质合成增加

肝脏是内源性脂质合成的主要部位，肝脏脂质合成增加主要见于以下情况。

（1）高糖、高饱和脂肪膳食后，肝细胞胆固醇合成的限速酶 HMGCoA 还原酶的活性增加，胆固醇合成增加。

（2）血胰岛素、甲状腺素增多，诱导肝 HMGCoA 还原酶的表达增加，胆固醇合成增加。

（3）血胰高血糖素、皮质醇减少，肝对 HMGCoA 还原酶抑制减弱，胆固醇合成增加。

（4）肥胖或胰岛素抵抗导致脂肪动员时，大量游离脂肪酸进入血液循环，肝脏以其为底物合成VLDL增加。

3. 脂质转运或分解代谢异常

遗传因素和环境因素可能影响参与脂质转运或代谢的载脂蛋白、脂蛋白受体和脂酶等代表的表达和活性，导致脂质转运和代谢异常。

（1）CM和VLDL转运及分解异常，导致血浆TG水平升高。见于：①LPL表达与活性异常；②ApoCⅡ表达异常；③与ApoE受体及LDL受体结合力较弱的ApoE等位基因E2的表达超过等位基因E3和E4，使含有ApoE的脂蛋白CM和VLDL分解代谢障碍。

（2）LDL转运及分解异常，导致血中TC和LDL-C水平升高。见于：①LDL受体（LDLR）基因突变，外周细胞膜表面LDLR缺如或异常，对LDL的摄取代谢障碍；②$ApoB$基因突变，使$ApoB_{100}$与LDLR结合的能力明显减弱；③LDLR表达减少或活性降低，影响LDL的分解代谢；④VLDL合成增加，生成的LDL相应增加，但LDLR活性下降，LDL的分解代谢受阻。

（3）HDL介导胆固醇逆转运异常，过量的胆固醇在外周组织和血液中蓄积，TC水平升高。

三、高脂血症与疾病

高脂血症在引起机体功能与代谢紊乱的同时，还直接或间接地参与一些疾病的发生与发展。研究较为清楚的是动脉粥样硬化性心血管疾病、肥胖症、脂肪肝等。

1. 动脉粥样硬化

动脉粥样硬化（atherosclerosis，As）又称动脉粥样硬化性心血管疾病（Atherosclerotic cardiovascular disease，ASCVD），目前认为其本质是巨噬细胞、血管内皮细胞和平滑肌细胞共同参与导致的一种慢性特异性炎症性疾病。

基础和临床研究揭示：①异常增高的血脂是产生As的重要因素；②血管内皮炎症、氧化型LDL在血管内膜中淤积和产生泡沫细胞是形成As的主要原因；③高脂血症引起血黏度改变，进而改变凝血系统和纤溶系统的各种因子的表达和功能，促进血栓形成，加速As的形成和发展。

可导致动脉粥样硬化的血脂异常主要有4种：①低密度脂蛋白胆固醇（LDL-C）水平升高，可损伤血管内皮细胞，且LDL颗粒较小易于渗入内皮下，在As的发生发展中起"始发作用"；②高密度脂蛋白胆固醇（HDL-C）降低，拮抗As发生的保护性作用减弱，有助于As的发生和发展；③高甘油三酯血症，富含TG的脂蛋白，如IDL、VLDL或CM残体，可直接触发As，或通过改变LDL、HDL的组成成分而间接促进As的发生；④高脂蛋白（α）血症，是导致As的重要危险因子，其机制尚未完全阐明，可能与脂蛋白（α）与纤溶酶原的结构高度同源，竞争性抑制纤溶酶，干扰纤溶以及刺激血管内皮细胞黏附分子释放，促使白细胞黏附，有利于As的形成有关。

动脉粥样硬化斑块往往引起急性冠脉综合征和脑卒中的发生，其机制在于：①斑块过大（＞管腔截面积的50%），直接堵塞血管；②斑块所在部位血管痉挛，血管更显狭窄；③斑块表面溃疡、出现裂隙或斑块破裂，导致斑块部位或其下游动脉粥样硬化血栓形成，造成血管腔堵塞。

2. 肥胖症

肥胖症指由遗传因素、环境因素等多种因素相互作用导致的体内脂肪堆积过多或分布异常，以体重过度增加为特征，并引起一系列病理生理改变的慢性代谢性临床综合征。

高脂血症患者脂质摄取或合成增加，脂肪组织中脂质贮存相应增加，与此同时脂肪组织中的脂质动员减少，脂质在脂肪组织中沉积，导致肥胖。

肥胖可分为单纯性肥胖和继发性肥胖：①单纯性肥胖，主要与遗传因素及饮食营养过剩有关，除脂质沉积外，还有脂肪细胞的增生与肥大；②继发性肥胖，主要由神经内分泌疾病所致，一般认为只有脂肪细胞肥大、而无增生，但重度肥胖时，脂肪细胞不能进一步肥大，亦可出现一定程度的增生。

3. 非酒精性脂肪性肝病

非酒精性脂肪性肝病（non-alcoholic fatty liver disease，NAFLD）指明确排除酒精和其他肝损伤因素，以肝细胞内脂质（主要是TG）沉积为主要特征的临床综合征。国外多个协会已将其更名为代谢功能障碍相关的脂肪性肝病（metabolic dysfunction-associated steatotic liver disease，MASLD）。

脂代谢紊乱是NAFLD的主要危险因素之一，而NAFLD又进一步促进脂代谢紊乱的发生发展。NAFLD的发生机制主要是：各种致病因素引起肝脏脂代谢紊乱，TG在肝细胞沉积，导致肝细胞脂肪变性。脂肪肝的严重程度与高脂血症呈正相关。

4. 对其他器官影响

（1）对大脑的影响：虽然由于血脑屏障的存在，大脑具有相对独立的脂质代谢系统。但流行病学资料显示，高脂血症是阿尔茨海默病的重要危险因素，而降脂治疗可降低其发生的危险。高脂血症患者脑组织脂质代谢紊乱的机制可能有二。①血液中可以通过血脑屏障的不饱和脂肪酸进入脑组织增多，脑组织中脂质合成增加；②血脑屏障受损、通透性增高，原本不能通过血脑屏障的血脂，也进入并沉积于脑组织。

（2）对肾脏的影响：高脂血症可引起肾动脉粥样硬化和肾小球损伤。肾动脉粥样硬化斑块形成，肾血流量减少，导致肾性高血压的发生。肾小球损伤可有肾小球上皮细胞损害和基底膜通过性增加，可引发蛋白尿。

（3）其他影响：①黄色瘤，脂质在真皮内沉积；②角膜弓，脂质在角膜周缘沉积。

四、高脂血症防治的病理生理基础

1. 病因学处理

（1）防治原发病：高脂血症可继发于多种疾病，积极防治原发病可降低继发性高脂血症的发病风险。

（2）矫正基因突变：单基因突变是导致脂代谢紊乱最重要的遗传因素，矫正异常表达的基因，从而恢复正常的脂代谢，应划归为遗传性脂代谢紊乱的病因学治疗。

2. 纠正血脂异常

对高脂血症,纠正血脂异常的目的是降低血脂。降脂治疗的策略包括生活方式干预和药物治疗。

(1)生活方式干预:推荐健康生活方式,包括合理膳食、适度增加身体活动、控制体重、戒烟和限制饮酒等。其中合理膳食对血脂影响较大,要限制饱和脂肪酸及反式脂肪的摄入,适当增加水果、蔬菜、全谷薯类、膳食纤维及鱼类的摄入。

(2)药物治疗:当生活方式干预不能达到降脂目标时,应考虑加用降脂药物。临床上可供选用的降脂药物有许多种类,根据其主要作用分为主要降低胆固醇的药物和主要降低TG的药物。其中部分降脂药既能降低胆固醇,又能降低TG。主要降低TG的药物主要包括贝特类药物、高纯度ω-3多不饱和脂肪酸(ω-3脂肪酸)和烟酸类药物。

主要降胆固醇的药物主要作用机制是抑制肝细胞内胆固醇的合成和/或增加肝细胞LDLR,或减少肠道内胆固醇吸收,或加速LDL分解代谢,包括他汀类药物、胆固醇吸收抑制剂、胆酸螯合剂等。他汀类药物是降胆固醇治疗的基础,对于他汀类药物不耐受者可使用天然降脂药血脂康。当他汀类药物或血脂康不能使LDL-C达标时,可联合使用非他汀类降脂药物。

降脂药物联合应用是血脂异常干预策略的基本趋势,主要目的是提高血脂达标率,进一步降低ASCVD风险,减少降脂药物的不良反应发生率。

3. 防止靶器官损伤

(1)促进胆固醇逆转运:减少脂质在靶器官蓄积而造成的损伤,是高脂血症防治的重要策略之一。

(2)应用抗氧化剂:脂质氧化修饰后对器官组织具有更强的损伤作用,应用抗氧化剂可保护器官组织免于或减轻损伤。

第三节 低脂血症

低脂血症(hypolipidemia),也可称为低脂蛋白血症(hypolipoproteinemia)。相对于高脂血症,低脂血症在临床上比较少见,对其尚无统一定义。

低脂血症可分原发性和继发性两种。原发性低脂血症与基因突变等遗传因素有关,多为常染色体隐性遗传,纯合子可有明显的临床表现,杂合子一般较少发病。继发性低脂血症可由多种因素引起,如降脂药物使用不当、长期营养不良、消化吸收障碍、贫血、甲亢、感染和慢性炎症、恶性肿瘤等。

一、病因及发病机制

各种病因引起的脂类摄取、消化、吸收、合成和代谢障碍,均可导致低脂血症的发生。

1. 脂质摄入不足

常见于食物短缺、长期素食、过度减肥等。亦可见于上消化道阻塞性病变难以进食的患者。

2. 脂质消化吸收障碍

（1）小肠病变：①切除术后，小肠正常运动受到干扰，正常功能表面区域减小；②黏膜损伤，严重影响包括脂质在内的营养物质的消化吸收；③淋巴发育不良、淋巴回流或血运障碍，影响脂肪、脂溶性维生素和其他营养物质的吸收。

（2）其他脏器病变：胰、胆、肝疾病，影响外源性脂质的消化吸收等。

3. 脂质合成减少

（1）各种原因引起的严重肝病：脂代谢相关蛋白合成减少。

（2）严重创伤、烧伤：脂质合成所需原料减少。

（3）长期大量使用他汀类、雌激素、甲状腺素等药物：影响脂质的合成和代谢。

4. 脂质代谢增强

（1）脂质利用增加：见于贫血引起的低脂血症。贫血可引起胆固醇吸收和合成减少，若伴有骨髓红细胞系统增生活跃，红细胞增殖增加，胆固醇作为细胞膜的主要组成成分，被增加利用，导致血脂水平降低；

（2）脂质分解增强：见于以下疾病。①甲亢，甲状腺激素具有刺激脂肪合成和参加脂肪分解的双重作用，其净效应是减少脂肪贮存，降低血脂水平；②恶性肿瘤，肿瘤细胞表面LDLR表达和活性增加，使胆固醇分解增强。此外，肿瘤患者厌食导致营养不良、恶病质、贫血等也参与的低脂血症的发生。

5. 脂蛋白相关基因缺陷

脂蛋白相关交易缺陷是原发性低脂血症发生的重要遗传学机制。主要有低α脂蛋白血症和低β脂蛋白血症。

二、低脂血症与疾病

低脂血症相关疾病大多数是遗传性疾病。

1. 家族性α脂蛋白缺乏症（Tangier disease，丹吉尔病）

罕见的常染色体隐性遗传病，由于ABC A1基因突变，引起α脂蛋白缺乏。患者主要特征为ApoA1及富含ApoA1的脂蛋白缺乏或减少，低胆固醇血症，伴有TG水平升高和LDL-C水平降低。

2. LCAT缺乏症

如鱼眼病（fish-eye disease，FED），因LCAT基因突变所致的常染色体隐性遗传病。LCAT缺乏导致血浆及外周组织中的游离胆固醇因不能转变为胆固醇酯而浓度增高，HDL颗粒成熟障碍，常伴有LDL-C水平降低。

3. β脂蛋白缺乏症

也称为棘（状）红细胞增多症，因MTTP突变基因突变所致的常染色体隐性遗传病。患者主要特征为 ApoB 缺乏及 CM、VLDL 和 LDL 等含 ApoB 的脂蛋白合成障碍，影响食物中的脂类及脂溶性维生素的吸收，出现脂肪泻、低胆固醇血症。特别是由于细胞膜脂质减少，磷脂酰胆碱与鞘磷脂的失常，红细胞因而变形为棘（状）红细胞。

4. 家族性低β脂蛋白血症

目前最常见的以低胆固醇血症为特征，因 ApoB 基因突变所致的常染色体显性遗传病，包括纯合子和杂合子两种类型。纯合子患者的主要临床特征与β脂蛋白缺乏症相似，杂合子患者主要表现为 ApoB 和富含 ApoB 的脂蛋白减少，低胆固醇血症，其他临床表现不明显。

5. 对具体其他方面的影响

临床上低脂血症细胞膜、血液系统、消化系统、神经系统、免疫系统等多个系统的不利影响比较明显，严重者甚至致命。

三、低脂血症防治的病理生理基础

低脂血症临床少见，主要防治原则是消除病因学因素、补充脂溶性维生素，以及保护靶器官。

第十三章 高 血 压

教学目的和要求

1. 掌握高血压的原因、分类和发病机制。
2. 熟悉高血压的定义和分级。
3. 熟悉高血压对机体的影响。
4. 了解高血压防治的病理生理基础。

心脏和血管组成循环系统，其基本功能是以一定的血流量灌注机体各器官组织，保证氧、代谢底物、调控物质的输送和代谢产物的清除。

血管内血液对血管壁所产生的侧压力称为血压（blood pressure，BP），包括动脉血压（arterial pressure）、静脉血压（venous pressure）和毛细血管血压（capillary pressure）。动脉血压有收缩压（systolic pressure，SP）、舒张压（diastolic pressure，DP）与平均动脉压（mean arterial pressure，MAP）之分。MAP可通过下列公式计算：

$$MAP = DP + \frac{1}{3}(SP-DP)$$

根据Ohm定律：MAP＝CO（cardiac output）×TPR（total peripheral resistance）。

机体通过对心排出量（CO）和总外周阻力（TPR）的调节，将动脉血压调控在一定水平，保证血液灌流量与器官、组织的代谢活动和功能状态相适应（图13-1）。

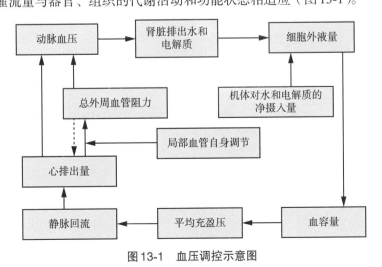

图13-1　血压调控示意图

上述各种因素，就其对血压的作用而言，可大致分为两类：一是通过增加总外周阻力和/或心排出量，使血压升高；二是通过降低总外周阻力和/或心排出量，使血压下降。正常情况下，两者保持动态平衡，使血压维持在正常的波动范围之内，如上述某种或多种因素导致增压作用大于减压作用，就会使血压升高。

第一节　高血压的判定依据与分级、分类

血压受情绪、体位、体力活动、应激和性别、种族等因素的影响，生理条件下也会在一定的范围内变动。据2022年《中国高血压防治指南》，血压正常值已从120/80mmHg调整为130/85mmHg。120/80mmHg称之为"理想血压"；收缩压在130～139mmHg，舒张压在85～89mmHg，只要血压能够控制在正常波动范围之内，则视为"正常高值"。

高血压（hypertension）指血压调控紊乱，体循环动脉血压持续升高的病理过程。

成人高血压定义：收缩压≥140mmHg和/或舒张压≥90mmHg。

一、高血压的分级

根据血压升高水平，高血压分为1、2、3级（表13-1）。

表13-1　高血压的分级

血压类别	收缩压/mmHg	舒张压/mmHg
理想血压	＜120	＜80
正常血压	＜130	＜85
正常高值	130～139	85～89
高血压	≥140	≥90
1级高血压（轻度）	140～159	90～99
2级高血压（中度）	160～179	100～109
3级高血压（重度）	≥180	≥110

注：表列为未服降压药者，非同日三次测量的诊室血压；收缩压与舒张压分属不同级别，以较高分级为准；有高血压史、服降压药者，血压虽然低于140/90mmHg，仍应诊断为高血压。

二、高血压的分类

除血压升高程度外，高血压还可从不同角度进行分类。

1. 按病因

通常可将高血压分为继发性高血压与原发性高血压两大类。

（1）继发性高血压（secondary hypertension）：血压升高只是某种已知疾病的临床表现之一，约占5%。

（2）原发性高血压（essential hypertension）：以血压升高为主要表现的独立的临床综合征，目前原因及发病机制尚不甚清楚，约占95%。

2. 按收缩压和舒张压

通常可将高血压分为收缩期高血压与舒张期高血压两大类。

（1）收缩期高血压（systolic hypertension）：仅出现收缩压升高≥140mmHg，而舒张压维持在正常范围<90mmHg，为单纯型收缩期高血压（isolated systolic hypertension，ISH），多见于大动脉硬化、动脉壁顺应性降低的老年患者。单纯型收缩期高血压也可按收缩压水平分为1、2、3级。尤其应该注意的是，收缩压≥160mmHg，同时舒张压<70mmHg，脉压明显增大，是中老年高血压患者心血管事件的危险因素。

（2）舒张期高血压（diastolic hypertension）：主要表现为舒张压升高>90mmHg，见于外周血管硬化、阻力较高的患者。但大多数病例，在舒张压升高时往往伴有收缩压的升高。

3. 按病情发展速度

通常可将高血压分为缓进型高血压与急进型高血压两大类。

（1）缓进型高血压（unmentionable hypertension）：起病隐匿，发展缓慢。开始时多无症状，往往是在体检或因其他疾病就医时被发现。此类患者占高血压患者的大多数，早期悄无声息，被形象地称为"无声杀手"。

（2）急进型高血压（fulminating hypertension）：起病急骤，发展迅速，血压升高明显，舒张压多在120mmHg以上，病情严重，如不采取积极的治疗措施，多在10年内因心、脑、肾等器官功能的严重损害而丧命。

第二节　高血压的病因和发病机制

一、继发性高血压

继发性高血压发生的原因和机制比较明确，主要取决于原发疾病。

1. 肾性高血压（renal hypertension）

肾疾病时出现的高血压，包括肾实质性高血压和肾血管性高血压，为继发性高血压最常见的前两位原因。

肾性高血压发病的主要机制为以下3种。

（1）肾素-血管紧张素系统激活：见于各种原因所致的肾动脉狭窄或阻塞。由于肾缺血促进肾素分泌，激活肾素-血管紧张素系统，其升压机制主要是血管收缩，外周阻力增加。使用血管紧张素转换酶抑制剂（angiotensin-converting enzyme inhibiter，ACEI），可使血压下降。

（2）水钠潴留：多见于肾炎、肾盂肾炎、多囊肾等广泛性肾实质病变，由于大量肾单位丧失了排水、排钠能力，健存肾单位又不能充分代偿，导致水、钠潴留，血容量增加、心排出量增大，引起血压升高。应用利尿剂以减少血容量可降低血压。

（3）肾减压物质生成减少：肾髓质间质细胞分泌多种减压物质，具有排钠、扩血管的作用，这些物质和肾素-血管紧张素系统在相互对抗中维持平衡，当肾髓质受到破坏或其间质细胞产生的减压物质减少时，肾素-血管紧张素系统与减压物质失去平衡，即可引起血压升高。

上述3种机制在肾性高血压发病中的作用因肾疾病的种类、部位和严重程度的不同而异。一般来说，肾血管疾病以第一种机制为主；肾实质病变，尤其是伴有肾功能障碍者，以第二种机制为主；肾髓质破坏则有第三种机制参与。慢性肾疾病病例，病变性质和部位复杂，三种机制常同时参与作用。

2. 内分泌性高血压（endocrine hypertension）

由内分泌紊乱引起的高血压，主要见于肾上腺疾病。

（1）嗜铬细胞瘤（pheochromocytoma）：多发生于肾上腺髓质，瘤细胞大量分泌和释放儿茶酚胺，使小血管收缩和心排出量增加，导致血压升高。血压升高多为阵发性，也有少数患者血压呈持续性升高。应用α-受体阻断剂可使血压降低；应用β-受体阻断剂可控制心排出量的增加，缓解其他临床表现。

（2）原发性醛固酮增多症（primary hyperaldosteronism）：多见于肾上腺皮质球状带肿瘤或双侧肾上腺皮质增生的患者。血压升高主要是由于醛固酮（aldosterone）分泌过多，导致血容量和心排出量增加。

（3）皮质醇增多症（hypercortisolism）：由肾上腺皮质分泌过量的糖皮质激素所致。糖皮质激素升高血压的主要机制有以下3种。①促进水、钠潴留，增加血容量；②刺激肾素生成，激活肾素-血管紧张素系统；③加强血管对加压物质的反应。如伴有盐皮质激素增加，则更使水、钠潴留加重。

此外，内分泌性高血压亦可见于甲状腺与甲状旁腺以及垂体疾病，如甲状腺功能亢进、甲状旁腺功能亢进及肢端肥大症等。

3. 其他疾病

主动脉缩窄、妊娠高血压、药物导致的高血压、急性应激，如复苏或大手术后伴发的高血压。

一般说来，继发性高血压发生的原因和机制比较简单，起初多是由于参与血压调节机制的某个环节，如肾或肾上腺发生紊乱。通常认为，无论引起继发性高血压的始动机制如何，肾对钠、水排泄能力的降低是维持各种继发性高血压的重要机制，故利尿、排钠对各种继发性高血压都有明显的降压效果。

二、原发性高血压

原发性高血压的原因及发病机制目前尚不完全清楚。

（一）原因

原发性高血压的原因目前虽然尚不完全清楚，但没有原因的疾病事实上是不存在的。就目前的认识而言，血压作为一种表型是由两个组分决定的：①遗传决定的核心血压；②不良生活方式相关的增压因子导致的血压增量。原发性高血压是一种多基因病，呈遗传易感性与相应环境（生活方式）因素共同作用的发病模式。

1. 遗传因素

人们早就认识到高血压与遗传有关。相关调查提示：①双亲血压正常者，其子女罹患高血压的概率仅3%～5%，而双亲均为高血压者其概率高达45%～50%；②单卵孪生子间血压相关系数约为0.55，而双卵双生仅为0.25左右；③不同种族的高血压患病率通常不同，如我国汉族高血压的患病率高于藏族等少数民族。

2. 生活方式因素

不良生活方式主要有：①钠摄入量过高；②应激，精神紧张、心理压力过大；③钾或钙摄入量不足；④喜静，体力活动过少；⑤肥胖；⑥吸烟、酗酒等。

值得注意的是，肥胖、酗酒及喜静等还与遗传因素有关。在这些不良生活方式因素的长期作用下，遗传性缺陷充分显现，引起血压调控机制的"适应性"改变，共同作用于血压调节的某个或某些环节而引起高血压。

（二）发病机制

理论上分析，血压升高可由心排出量和/或总外周阻力（TPR）增高两个因素引起。但大多数研究表明，原发性高血压患者的心排出量多为正常甚或降低，其主要的血流动力学异常是是TPR持续、进行性升高。

1. TPR升高的启动因素

（1）神经－内分泌系统调节紊乱有多方面的表现。

1）交感神经系统活动增强：在原发性高血压的发病中起一定作用，但并非起决定性作用。交感神经节后纤维因递质不同分为缩血管纤维（以神经肽Y和NA为递质）和舒血管纤维（以CGRP和P物质为递质），这两类纤维的功能失衡，即缩血管纤维的功能强于舒血管纤维是交感神经参与高血压发生的重要机制。此外，精神因素导致的血压升高还可能与迷走神经活动减弱有关。

2）肾素－血管紧张素系统激活：肾素－血管紧张素系统是血压长时间调控的重要调节机制，是主要的潴钠、升压系统之一。有研究表明，在钠摄入量相同的条件下，多数原发性高血压患者血压升高与肾素活性绝对或相对升高有关，ACEI的降压效果明显；仅30%左右的原发性高血压患者血压升高的同时肾素活性降低，为低肾素活性型，这些患者的血容量增大，属容量依赖型高血压（volume-dependent hypertension），利尿剂有明显疗效。

3）胰岛素抵抗：原发性高血压患者通常伴有明显的代谢异常，包括胰岛素抵抗、糖耐量下降、高胰岛素血症（hyperinsulinemia）、高尿酸血症（hyperuricemia）及脂质代谢异常等，其中心环节是胰岛素抵抗。胰岛素对血管具有收缩和舒张的双重作用。胰岛素抵抗与高胰岛素血症引起高血压的主要机制是胰岛素的舒血管效应缺陷，不足以抗衡它的缩血管效应，使其缩血管作用增强而导致血压升高。

（2）血管平滑肌对各种缩血管刺激的反应性增高可能与下列因素有关。

1）遗传性膜离子运转缺陷：是血管口径结构性狭窄的内在基础。原发性高血压患者血管平滑肌细胞（vascular smooth muscle cells，VSMC）内 Na^+、Ca^{2+} 浓度增高，而 K^+ 浓度降低。血管平滑肌的兴奋性、反应性增高，血管壁僵硬度增大，并刺激 VSMC 增殖。

2）局部肾素－血管紧张素系统与激肽释放酶－激肽系统失衡：Ang Ⅱ 可不依赖于循环肾素－血管紧张素系统，在局部组织产生并独立发挥调控作用。在血压升高之前，局部肾素－血管紧张素系统即已激活，并在高血压发展过程继续发挥作用。激肽释放酶－激肽系统也有循环与局部之分，前者主要与凝血及炎症有关，后者是体内主要的内源性降压系统之一，主要在肾及心血管发挥抗衡肾素－血管紧张素系统的作用。在原发性高血压患者观察到尿中激肽释放酶水平显著下降，且与高血压的严重程度密切相关。ACEI 的降压作用除了它可减少 Ang Ⅱ 的生成外，还与 ACE 有激肽降解酶的作用，ACEI 可使激肽降解减少，增强其抗衡肾素－血管紧张素系统的作用有关。

3）内皮细胞产生的扩血管－缩血管物质失衡：血管内皮细胞通过产生扩血管物质与缩血管物质实现对血管张力的调控。原发性高血压患者的血管内皮细胞功能受损，血管对内皮依赖性扩血管物质的反应性减弱，而对缩血管物质的反应性增强，从而使血管张力增大。

值得注意的是，缩血管物质通常也具有促平滑肌增殖的作用，这就导致血管由功能变化（张力升高）发展为结构改变（血管重构）。

2. TPR升高的维持机制

（1）血管重构：主要表现为 VSMC 增殖、肥大，管壁间质成分增多，小动脉壁变性，微动脉和毛细血管数量减少。这些变化既影响血流动力学，还使血管壁发生损伤性改变。血管重构不仅是加强和维持 TPR 升高的因素，而且是推动高血压向器质性损害发展的主要原因，在高血压的维持和进展中发挥相当重要的作用。

（2）肾潴钠倾向增加：有证据表明，肾不只是血压升高的受累脏器，而且在原发性高血压的发病中起启动或维持血压升高的作用。其中心环节是肾潴钠倾向增加，导致血压升高主要机制有以下3种。①血容量增多，通过外周血管的自身调节，使 TPR 增大；②小动脉和微动脉平滑肌细胞内 Na^+ 增多，Na^+-Ca^{2+} 交换受抑，细胞内 Ca^{2+} 浓度增高，平滑肌反应性增强；③刺激内源性哇巴因（ouabain）分泌，它虽可抑制肾小管重吸收钠，却可使 TPR 增大。这些效应的最终结果是使血压维持于高水平。

总之，血压的调控是一个复杂的过程。血压调控机制与体液容量调控、代谢调控乃至器官功能和生长调控机制相联系。原发性高血压不大可能是一种单纯的疾病，可能包含若干整合形式的病因－发病机制组合，遗传因素与环境因素共同作用于血管张力、体液容量或血管内皮与平滑肌细胞生长调控的某个或多个环节，导致血压升高的启动与维持。

第三节 高血压对机体的影响

一、血压升高对机体的不利影响

升高血压水平以增加某些器官的血流量，是机体协调自身和适应环境的调节手段之一。然而，机体优先通过增加心排出量和/或扩张代谢需求增高器官组织的血管，以提高这些器官的血流量。

这是因为血压升高对机体有不利的影响：①心室壁及血管壁的应力升高；②血流量增大和/或血管口径缩小、血流速度加快，可使血管内皮承受的切应力增大；③毛细血管压升高可使血管床（尤其是肾小球滤膜）承受的滤过压增大；④动脉血压升高还可促使血液中一些成分进入动脉壁。因此，血压长期保持在较高水平势必影响心血管系统，尤其是血管的一个损伤因素。

二、重要器官功能结构改变

高血压对机体的影响取决于血压升高和血流动力学改变的速度、程度、持续时间以及原发性疾病的情况等多种因素，主要表现在心、脑、肾等重要器官的功能和结构的改变，以及眼底血管的变化上。

1. 心脏

血压升高使左心室射血阻力增大，可导致左心室肥厚、心肌改建，对心脏的影响具有两重性：早期的心肌肥大和心功能的适应性改变具代偿意义，一般是可逆的；随着高血压的发展，进行性的过度心肌改建逐渐转为失代偿和功能紊乱，发生心力衰竭和心律失常等损害性改变。

心力衰竭是高血压常见的严重并发症，多为慢性充血性心力衰竭，发生率随年龄的增长和血压升高的程度而上升。伴发心力衰竭的高血压患者约有50%在发生心力衰竭5年内死亡。

2. 脑

大脑是最易受高血压影响的靶器官。其影响是通过高血压对脑血管的损害和压力本身的作用而引起的。高血压的并发症以脑并发症为最多，占高血压并发症总数的50%～70%。临床常见脑并发症有以下3种。

（1）高血压脑病（hypertensive encephalopathy）：是脑血管的自身调节在血压升高时失控而导致的脑血管综合征。血压突然升高超过脑血管自身调节的上限，血管不再保持收缩而发生被动扩张，脑血流量突然增加，毛细血管压力急剧升高，血管内液外渗，引发水肿，其至发生斑点状出血，导致颅内压增高，称为高血压脑病。患者出现剧烈头痛、喷射状呕吐、视物模糊，甚至意识障碍。

（2）高血压性脑出血（hypertensive brain hemorrhage）：为高血压常见的致命性脑并发症，由脑小（微）动脉破裂而引起。脑小动脉和微动脉在增高的血压长期作用下机械性扩张，发生动脉瘤或动脉壁纤维性坏死。在此基础上，体力活动、情绪激动或用力排便等使血压突然升高时，可引起这些心血管小血管破裂出血。发病前多无预兆，发病后常伴有剧烈头痛、呕吐和意识丧失。

（3）脑血栓形成（cerebral thrbosis）：主要发生于较大的脑血管，虽非高血压所引起，但高血压可促进其发生和发展。动脉粥样硬化致使管腔狭窄，可引起脑供血不足。若在此基础上发生脑血栓堵塞血管，则可导致其支配区的脑组织坏死。患者突然出血失语、偏瘫、半身感觉缺失、同侧偏盲等。

3. 肾

因高血压而发生肾衰竭者约占高血压并发症的5%。

高血压与肾的相互关系复杂：一方面，肾病变导致肾性高血压，血压升高又促进加重肾病变甚至发生肾衰竭；另一方面，高血压引起肾病变，见于非肾性高血压，尤其是原发性高血压。血压持续升高可引起肾小（微）动脉硬化、纤维组织增生，促进肾大血管粥样硬化与血栓形成，从而使肾缺血、肾单位萎缩和纤维化。轻者肾功能减退，重者可导致肾衰竭。

4. 视网膜

高血压患者视网膜血管可有不同程度的改变和损害，检查眼底血管的变化是评定高血压严重程度的重要参考指标。

视网膜血管改变多在舒张压显著升高（＞125mmHg）或收缩压急剧增高的情况下出现。临床常见视网膜血管痉挛、硬化、渗出和出血等，有时还发生视神经盘水肿。一旦出现这些改变则提示患者病情严重。

第四节　高血压防治的病理生理基础

高血压防治的目的是最大限度地减少心、脑、肾与血管并发症的发生，降低患者的死亡率。遵循个性化治疗的原则，根据患者血压水平，决定给予改善生活方式和降压药物的时机与强度。

1. 生活方式干预

对确诊高血压的患者，应立即启动并长期坚持生活方式干预。生活方式干预的目标及可能获得的降压效果见表13-2。

表13-2 高血压患者生活方式干预目标及效果

生活方式干预内容	干预目标	可能获得的收缩压下降效果
减少钠盐摄入	≤6克/人日（不包括隐性盐）	2～8mmHg
减轻体重	BMI＜24；腰围＜90（男），85（女）	5～20mmHg/减重10kg
规律运动	中等强度，30分/次，5～7次/周	4～9mmHg
戒烟	要求主动戒烟，避免被动吸烟	
限酒	推荐不饮酒，建议戒酒	
心理平衡	减轻精神压力，保持心情愉悦	

可根据患者具体情况，与患者共同讨论需要改善的生活方式，制定最终目标。但不要急于求成，可遵循患者意愿，每次有针对性地选择1～2项需改善的生活方式，持续督促、追踪。

2. 药物降压治疗

（1）原则：①达标，将血压控制在目标值以下；②平稳，保持血压平稳降低，推荐使用长效制剂；③综合管理，对高血压患者结合其并发的合并症进行综合干预管理。

（2）启动药物治疗时机：所有高血压患者一旦诊断，建议在生活方式干预的同时立即启动药物治疗。仅血压升高，未合并冠心病、心力衰竭、脑卒中、动脉粥样硬化、肾脏疾病或糖尿病的高血压患者亦可根据病情及患者意愿暂缓用药，采用单纯生活方式干预最多3个月，若仍未达标，即应启动药物治疗。

（3）常用降压药物：有降低TPR和/或心排血量与血容量作用的降压药物如下。①血管紧张素转换酶抑制剂（ACEI）；②血管紧张素受体阻断剂（ARB）；③β-受体阻断剂；④钙通道阻滞剂（calcium channel blocker，CCB）和⑤利尿剂（diuretics）五大类。

为了提高降压效果和减少药物的副作用，不但应将药物和非药物降压措施（生活方式干预）结合起来，必要时还应根据患者的病情，选择上述五类药物中的一种或几种，为使血压达标，大多数高血压患者往往需要两种或两种以上的降压药物联合应用。

（4）降压目标：一般高血压患者，血压应降至＜140/90mmHg；合并糖尿病、冠心病、心力衰竭、慢性肾脏疾病伴有蛋白尿等的高危患者，如能耐受，血压可控制在＜130/80mmHg；年龄65～79岁、血压≥150/90mmHg的患者，首先应将血压降至＜150/90mmHg。若耐受良好，则进一步降至＜140/90mmHg；年龄≥80岁的患者，血压降至＜150/90mmHg。

应该指出的是，老年患者高血压持续较久时间，或机体各重要器官的基本灌流量都是在较高的血压水平基础上维持的，如血压降得过于急剧，即便是降低后的血压还高于正常水平，但对这些老年高血压患者而言，可能已经难以维持重要器官的基本灌流量，以致可能发生器官缺血缺氧，甚至导致器官功能衰竭。因此，应特别注意，切勿操之过急。

第十四章

心功能障碍

教学目的和要求

1. 掌握心功能障碍的病因、诱因与心力衰竭的分类。
2. 掌握机体对心脏工作负荷加重的适应代偿。
3. 掌握心力衰竭的发生机制。
4. 掌握心力衰竭对机体的主要影响和临床表现。
5. 熟悉有关心功能障碍的基本概念。
6. 熟悉心力衰竭防治的病理生理基础。

心血管系统主要通过血液循环供应全身器官组织和细胞充足的氧和营养物质，同时带走代谢废物，保证了机体新陈代谢的正常进行和内环境的相对恒定。血液循环的动力来自心脏规律性的协调地收缩和舒张，心脏的这种活动犹如水泵，故称心脏的泵血功能，亦简称为心泵功能。生理条件下，心脏泵血功能通常能够适应机体不同水平的代谢需求，表现为心排出量（cardiac output，CO）可随机体代谢的增高而增加。这主要是通过对心率、心室充盈量和心肌舒缩活动的强度三个变量的调控实现的。

在各种致病因素的作用下，尽管有足够的回心血量，但由于心脏的收缩和/或舒张功能发生障碍，使心排出量绝对或相对下降，即心脏泵血功能减弱，以至于不能满足机体代谢需要的病理生理过程或综合征称为心功能障碍（cardiac dysfunction），包括心脏泵血功能下降但尚处于完全代偿直至失代偿的整个过程。而心力衰竭（heart failure）属于心功能障碍的晚期、心脏泵血失代偿阶段，患者出现明显的心排出量减少和循环淤血症状和体征。两者在发病学上本质相同，但程度上有所区别，临床实践中往往通用。

随着对心血管疾病治疗的改进，各种急性心脏疾病的死亡率明显降低，加之人口寿命延长，心功能障碍的发病率逐年增高，心力衰竭的防治成为关系人类健康的重要公共卫生问题。

第一节　心功能障碍的病因和诱因

心功能障碍可归因于心脏本身舒缩功能障碍，也可由心脏负荷过重所致。无论何种病因，一旦导致心泵功能降低，机体将会动员各种代偿机制尽可能维持循环"稳态"，直至失代偿而发生心力衰竭。

一、心功能障碍的病因

心功能障碍的病因很多，常见的有以下2种。

1. 心肌舒缩功能障碍

（1）原发性心肌舒缩功能损伤：常见于心肌梗死、心肌炎及各种心肌病等，由于心肌细胞变性、坏死及心肌组织纤维化等心肌本身结构性损伤导致心肌舒缩性能降低。

（2）继发性心肌舒缩功能障碍：常见于心肌代谢障碍，如心肌缺血、缺氧以及维生素B_1缺乏等，不仅引起心肌能量代谢障碍，久而久之可导致心肌病变，使心肌舒缩性能降低。

2. 心脏工作负荷过重

心室的工作负荷可分为前负荷（preload）与后负荷（afterload）。心室的前负荷是指心脏收缩前所承受的负荷，相当于心室舒张末期容积或压力，又称容量负荷（volume load）；后负荷是指心室射血时所要克服的阻力，又称压力负荷（pressure load）。

心室的工作负荷过重心肌可发生适应性改变，以承受增高的工作负荷，维持相对正常的心排血量。但长期负荷过重，超过心肌的代偿能力，会导致心肌舒缩功能障碍。

（1）前负荷（容量负荷）过重：左心室前负荷过重主要见于二尖瓣或主动脉瓣关闭不全引起的左心室充盈量增加；右心室前负荷过重主要见于房室间隔缺损出现左向右分流时，以及三尖瓣或肺动脉瓣关闭不全。严重贫血、甲状腺功能亢进及维生素B_1缺乏引起脚气性心脏病时，外周血管阻力降低，而动-静脉瘘是血液经异常通路回流，均可使回心血量增加，左、右心室容量负荷都增加。

（2）后负荷（压力负荷）过重：左心室后负荷过重主要见于高血压、主动脉缩窄和主动脉瓣狭窄等；而肺动脉高压和肺动脉瓣狭窄则加重右心室后负荷。慢性阻塞性肺疾病（chronic obstructive pulmonary disease，COPD）时肺循环阻力增加，长此以往因右心后负荷过重引起肺源性心脏病。

二、心力衰竭的诱因

由于病变较轻及机体的代偿调节，许多心功能障碍的患者可能在较长时间内并无症状。当各种增加心脏负担，使心肌耗氧量增加和/或供血供氧减少的因素叠加于患者，使储备减少的心泵功能失代偿，则可诱发心力衰竭，出现心排出量不足的临床表现。

在基本病因的基础上诱发心力衰竭的因素，称为心力衰竭的诱因。常见的有以下5种。

1. 感染

（1）致病微生物加重心肌损伤。

（2）伴有发热时，代谢率升高，增加心脏的负荷和耗氧，而心率加快，心脏舒张期缩短，则使心肌供血供氧减少。

2．心律失常

（1）快速型心律失常使心肌耗氧增加，舒张期缩短而减少心肌供血和心室充盈。

（2）严重缓慢型心律失常，心率过慢，心排出量减少。

3．水、电解质和酸碱平衡紊乱

（1）过多、过快输液，加重心脏工作负荷。

（2）高钾血症和低钾血症严重影响心肌电生理功能，继而影响泵功能。

（3）酸中毒和碱中毒干扰心肌钙离子转运，影响心肌舒缩功能。

4．妊娠与分娩

（1）妊娠期血容量增加，加重心脏工作负荷，同时血浆容量增加超过红细胞数量的增加，易发生稀释性贫血。

（2）分娩时疼痛、精神紧张，交感－肾上腺髓质系统兴奋，心率加快，增加心肌耗氧量。

5．其他

（1）过劳和情绪激动。

（2）甲状腺疾病。

（3）外伤与手术及洋地黄中毒等。

第二节　心脏负荷加重时机体的适应代偿

生理条件下，心排血量可以随着机体代谢需要的升高而增加。心脏工作负荷加重，心排出量与组织器官对血、氧的需求之间出现供不应求的矛盾，机体可调动体内相互关联的三个方面的适应代偿，增加心输出量以满足机体代谢的需求（图14-1）。

一、神经－体液调节机制的变化

心排出量供不应求可通过多种信息传递途径引起内源性神经－体液调节机制的激活，这是心脏工作负荷加重时调节心内代偿与心外代偿的基本机制。在神经－体液调节机制中，研究最为深入的是交感－肾上腺髓质系统（sympatheticoadreno-medullary system）和肾素－血管紧张素－醛固酮系统（renin-angiotensin-aldosterone-system，RAAS）。

1．交感－肾上腺髓质系统活性增强

（1）血浆儿茶酚胺水平升高，加快心率、增强心肌收缩力。

（2）激活肾素－血管紧张素系统（renin angiotensin system，RAS），使水、钠潴留，增加回心血量。

（3）收缩阻力血管维持血压。

但是，交感－肾上腺髓质系统长期过度激活增加心脏工作负荷及心肌耗氧；诱发心律失常；导致心肌细胞钙超载及自由基生成增多。

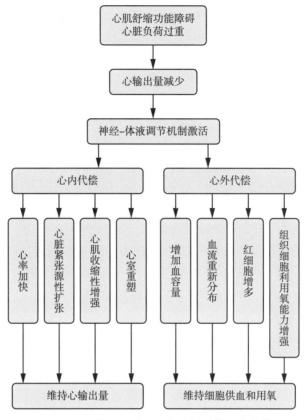

图14-1 机体对心脏工作负荷加重的适应代偿

2. 肾素-血管紧张素-醛固酮系统激活

（1）血管紧张素Ⅱ及醛固酮水平升高，缩血管，维持血压，调节血液重新分布。

（2）钠水潴留，增加血容量与回心血量，有利于恢复心排出量。

但是，肾素-血管紧张素-醛固酮系统过度激活增加心脏工作负荷，促进过度心肌改建。局部RAS激活是代偿期心室重塑继续发展的主要因素，衰竭期循环RAS再度激活是心衰恶化进展的重要因素之一。

这些神经-体液调节机制在早期有一定的代偿意义，可引起心脏本身以及心外组织器官的一系列代偿适应性变化，其中既有迅速启动的功能性代偿，又有缓慢持久的结构性代偿。在初始阶段，这些适应性变化对于维持心脏泵血功能、血流动力学稳态及重要器官的血流灌注起重要作用。但是，随着时间的推移，神经-体液调节机制过度激活也可能成为加重心肌损伤、促使心脏泵血功能降低及心功能不全进展的关键环节。

二、泵功能储备的动员（心内代偿）

心脏本身的代偿形式包括心率增快、心脏紧张源性扩张、心肌收缩性增强和心室重塑（ventricular remodeling）。其中，心率加快、心脏紧张源性扩张和心肌收缩性增强属于功能性

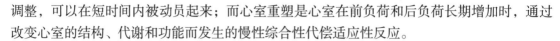

调整，可以在短时间内被动员起来；而心室重塑是心室在前负荷和后负荷长期增加时，通过改变心室的结构、代谢和功能而发生的慢性综合性代偿适应性反应。

1. 心率加快

在一定的范围内，心率适度加快（＜150次/分）可提高心排血量，并可提高舒张压，有利于冠脉的血液灌流，对维持动脉血压、保证重要器官的血流供应有积极意义。

心率加快是一种快速代偿反应，启动这种代偿反应的机制是：①当组织细胞对血供的需求增加时，正常的心脏可通过增加每搏输出量和心率增加心排出量。而心功能障碍时，由于损伤的心脏每搏排血量（stroke volume，SV）相对固定，难以增加，引起动脉血压下降，颈动脉窦和主动脉弓上的压力感受器的传入冲动减少，压力感受性反射活动减弱，心迷走神经兴奋性减弱，心交感神经兴奋性增强，心率增快；②心脏泵血功能减退时，心室舒张末期容积增大，心房淤血，压力上升，刺激容量感受器，引起交感神经兴奋，心率加快。

但是，心率加快的代偿作用也有一定的局限性：①心率加快增加心肌耗氧量；②心率过快（成人＞180次/分）明显缩短心脏舒张期，不但减少冠脉灌流量，使心肌缺血、缺氧加重，而且缩短心室充盈时间，减少充盈量，心排血量反而降低。

2. 心脏紧张源性扩张

静脉回心血量可以在一定程度上调控心肌的收缩能力。根据Frank-Starling定律，肌节长度在1.7～2.2μm的范围内，心肌收缩能力随心脏前负荷（心肌纤维初长度）的增加而增加。左室舒张末期压在0～6mmHg的范围内，肌节长度为1.7～1.9μm。随着左室舒张末期充盈量增加，肌节长度增长，心肌收缩力逐渐增大。当肌节长度达到2.2μm时，粗、细肌丝处于最佳重叠状态，形成有效横桥的数目最多，产生的收缩力最大，这个肌节长度称为最适长度。当心脏工作负荷加重、收缩功能受损时，心脏本身会发生快速的、应急性的调节反应。由于每搏出量降低，心室舒张末期容积增加，导致心肌纤维初长度增大（肌节长度不超过27.2μm），此时心肌收缩力增强，SV代偿性增加，这种伴有心肌收缩力增强的心腔扩大称为心脏紧张源性扩张（tonogenic dilation），有利于将心室内过多的血液及时泵出，但其代偿能力有限。舒张末期容积或压力过高时，心室扩张使肌节长度超过2.2μm，有效横桥的数目反而减少，心肌收缩力降低，SV减少。当肌节长度达到3.6μm时，粗、细肌丝不能重叠而丧失收缩能力。

应当注意的是，长期前负荷过重引起肌节过度拉长，心室腔明显扩大。这种心肌过度拉长并伴有心肌收缩力减弱的心腔扩大称为肌源性扩张（myogenic dilation），其已失去增加心肌收缩力的代偿意义。此外，过度的心室扩张还会增加心肌耗氧量，加重心肌损伤。

3. 心肌肥大

主要由于心肌细胞体积增大导致心室重量和室壁厚度增加，又称心室肥厚（ventricular hypertrophy）。压力（后）负荷过重，增多的肌节及肌原纤维并行排列，使心肌细胞增粗而使室壁显著增厚而心腔容积正常甚或减小，称之为向心性肥大（concentric hypertrophy）；容量（前）负荷过重，肌小节串联性增生，心肌细胞增长而使心腔容积增大，称之为离心性肥大（eccentric hyper-trophy）。但心腔增大也会引起室壁一定程度增厚。

在负荷增重的刺激下，神经-体液调节机制过度激活，细胞因子高表达，诱导心肌基因表达改变，心脏的结构、代谢和功能经历一个模式改建的过程，发生适应性变化。①心肌细胞水平：心肌细胞增粗、增长，即心肌细胞肥大（myocyte hypertrophy）；②心肌组织水平：心肌质（重）量增加、间质成分增多，毛细血管相对减少，称为心肌改建（myocardial remodeling）；③心脏器官水平：室壁增厚、心腔扩大，称为心室重塑（ventricular remodeling）。

一定时期内肥大心肌可增强心肌收缩力有助于维持心排出量，亦能降低室壁应力和心肌耗氧有助于减轻心脏负担；但改建的心肌收缩和舒张性能均降低，最终导致心力衰竭发生。

三、外周组织对低灌注的适应代偿（心外代偿）

心脏工作负荷加重，泵血功能减退时，除心脏本身发生功能和结构的代偿外，机体还会启动心外的多种代偿机制，以适应心排出量的降低。

1. 启动肾代偿

主要通过降低肾小球滤过率、增加肾小管对水钠的重吸收，增加血容量。

血容量增加的机制：①心交感神经兴奋。心功能障碍时，心排血量和有效循环血量减少，交感神经兴奋，肾血管收缩，肾血流量下降，近曲小管重吸收钠水增多，血容量增加。②RAAS激活，促进远曲小管和集合管对水钠的重吸收。③抗利尿激素（antidiuretic hormone，ADH）释放增多。随着钠的重吸收增加，以及Ang Ⅱ的刺激，ADH的合成与释放增加，淤血的肝脏对ADH的灭活减少，使血浆ADH水平增高，促进远曲小管和集合管对水的重吸收。④抑制钠水重吸收的激素减少。PGE_2和ANP可促进钠水排出。心功能障碍时PGE_2和ANP的合成和分泌减少，促进钠水潴留。

一定范围内的血容量增加可提高心排血量和组织灌流量，但长期过度的血容量增加可加重心脏负荷、使心排血量下降而加重心功能不全。

2. 血流重新分布

心功能障碍时，交感－肾上腺髓质系统兴奋，外周血管选择性收缩，引起全身血流重新分布，主要表现为皮肤、骨骼肌与内脏器官的血流量减少，其中以肾血流量减少最明显，而心、脑血流量不变或略增加。这样既能防止血压下降，又能保证重要器官的血流量。但是，若外周器官长期供血不足，亦可导致该脏器功能减退。另外，外周血管长期收缩，也会导致心脏后负荷增大而使心排血量减少。

3. 红细胞增多

循环性缺氧刺激肾间质细胞分泌促红细胞生成素（erythropoetin，EPO），促进骨髓造血，使红细胞和血红蛋白增多，提高血液携氧的能力。

4. 组织细胞对氧的利用能力增强

（1）细胞线粒体数量增多，细胞色素氧化酶活性增高，改善细胞的内呼吸功能。

（2）细胞内磷酸果糖激酶活性增高，使细胞可从糖酵解中获得能量补充。

（3）肌肉组织中肌红蛋白含量增多，可改善肌肉组织对氧的储存和利用。

综上所述，机体在心脏本身和心外存在多种代偿机制，从神经－体液调节机制激活以维持器官组织血液灌注和心室重塑以适应心脏工作负荷增加两个主要方面进行适应代偿。这种适应代偿贯穿于心功能障碍发生发展的全过程。一般说来，在心脏泵血功能受损的急性期，神经-体液机制激活，维持血压和器官血液灌注，同时在心脏工作负荷增加和神经-体液机制的驱动下，迅速启动心室重塑，随着心肌代偿性肥厚使室壁应力"正常化"，心脏泵血功能可维持于相对正常的水平，神经-体液调节机制的激活逐渐平息，进入相对稳定的心功能障碍代偿期。但整体平静之下，心室重塑仍持续、缓慢而隐匿地进行，其有害的一面随时间的推移而积累，心功能障碍逐渐发展到出现明显临床表现的衰竭期。机体的代偿能力在很大程度上决定心力衰竭是否发生，以及发病的快慢和病情的轻重。

第三节　心力衰竭的发生机制

心力衰竭的发生机制复杂，迄今尚未完全阐明。目前认为，心功能障碍的发生发展是多种机制共同作用的结果。不同原因所致的心功能障碍及其发展的不同阶段参与作用的机制不同，但是，神经-体液调节失衡在其中起着关键作用，而心室重塑是心功能障碍发生与发展的分子基础，最终的结果是导致心肌舒缩功能障碍。各种病因都可通过削弱心肌舒缩功能从而引起心力衰竭，这是心力衰竭最基本的发病机制。

一、心肌收缩功能降低

心肌收缩功能降低是导致心脏泵血功能减退的主要原因。造成心肌收缩功能降低的主要机制有以下3个方面。

1. 心肌细胞数量减少及结构改变

（1）心肌细胞数量减少：因心肌细胞变性、萎缩甚至死亡，使有效收缩的心肌细胞数量减少。心肌细胞死亡主要有坏死（necrosis）及凋亡（apoptosis）两种形式。

（2）心肌结构改变：①细胞水平，主要是肌原纤维排列紊乱；②组织水平，心肌细胞死亡、肥大与萎缩并存以及纤维化造成心脏结构的不均一性（heterogeneity）构成心肌收缩力降低和发生心律失常的结构基础。

2. 心肌能量代谢紊乱

心肌收缩是一个主动耗能过程，Ca^{2+}的转运和心肌收缩时肌丝的滑动都需要ATP，凡是干扰能量生成、储存或利用的因素，都可影响到心肌的收缩性。不幸的是，心功能障碍患者心肌能量代谢的生成、储存和利用等诸环节都存在内在缺陷。

（1）能量生成障碍：心脏是绝对需氧器官，心脏活动所需的能量几乎全部来自有氧氧化。绝对或相对的缺血、缺氧及代谢酶活性的改变，使心肌细胞有氧氧化障碍，导致ATP生成不足。

（2）能量储存减少：随着心肌肥大的防治，产能减少而耗能增加，磷酸肌酸激酶活性降低，使储能形式的磷酸肌酸（creatine phosphate，CP）含量减少。

（3）能量利用障碍：位于肌球蛋白头部的Ca^{2+}-Mg^{2+}-ATP酶的活性是决定心肌细胞对ATP有效利用的物质基础，肥大心肌此酶活性降低，影响利用ATP供能。

3. 心肌兴奋-收缩耦联障碍

心肌的兴奋是电活动，收缩是机械活动，Ca^{2+}在将兴奋的电信号转化为收缩的机械活动中发挥重要作用，任何影响Ca^{2+}转运、分布的因素都会影响心肌的兴奋-收缩耦联。

（1）Ca^{2+}运转紊乱：①肌浆网摄取、储存的Ca^{2+}减少；②线粒体摄取、储存的Ca^{2+}增多但不易释放；③细胞外Ca^{2+}内流障碍，不仅直接影响胞内Ca^{2+}升高，更为严重的是影响其触发肌浆网释放Ca^{2+}；④肌钙蛋白与Ca^{2+}结合障碍，心肌兴奋-收缩耦联的关键步骤难以达成。

（2）交感神经对心肌兴奋-收缩耦联的调控能力降低：①去甲肾上腺素合成减少、消耗增多、储备水平降低；②β受体敏感性下降；③G-蛋白脱耦联。

二、心肌舒张功能障碍

心肌舒张是保证心室有足够血液充盈的基础，心脏的收缩与舒张对正常的心排出量同等重要。据统计，20%～30%的心力衰竭是由舒张功能障碍所致。心肌舒张功能障碍可能与下列因素有关。

1. 心室顺应性降低

心室顺应性（ventricular compliance）指心室在单位压力变化下所引起的容积改变（dV/dp），其倒数dp/dV即心室的僵硬度（ventricular stiffness）。心室舒张末期压力-容积（P-V）曲线可反映心室的顺应性和僵硬度（图14-2）。

室壁增厚以及炎症、水肿、纤维化和间质增生等引起的室壁成分改变，均可使心室顺应性降低，心室舒张充盈受限，导致心排出量减少，诱发或加重心力衰竭。

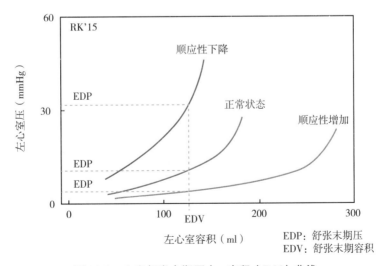

图14-2　心室舒张末期压力-容积（P-V）曲线

2. 心室舒张势能减小

心室收缩末期由于心室几何结构的改变可产生一种促使心室复位的舒张势能。心室收缩愈好，这种势能就愈大，对心室的舒张越有利。凡是削弱收缩性的病因均可通过减少舒张势能影响心室的舒张。

此外，心室舒张期冠状动脉的充盈、灌流也是促进心室舒张的一个重要因素。当冠状动脉因粥样硬化发生狭窄、冠脉内血栓形成、室壁张力过大或心室内压过高（高血压，心肌病）也可造成冠脉灌流不足，影响心室舒张。

3. 心肌主动松弛异常

主动松弛是心肌主动伸展而使心室内压迅速降低的过程，其异常影响心室的舒张和充盈，可能与 Ca^{2+} 复位迟缓、肌球-肌动蛋白复合体解离障碍有关。

三、心脏各部位舒缩活动不协调

为保持心功能的稳定，左-右心之间，房-室之间，心室本身各区域的舒缩活动处于高度协调的工作状态。一旦心脏舒缩活动的协调性被破坏，将会引起心脏泵血功能紊乱而导致心排出量下降，是心力衰竭的发病机制之一。破坏心脏舒缩活动协调性最常见的原因是各种类型的心律失常和大面积心肌梗死。

1. 心律失常

（1）心室颤动：心脏射血严重减少甚至停止，心性猝死的重要原因。

（2）心房颤动：心肌超微结构改变，导致房室收缩顺序紊乱、心室充盈不足、每搏排血量减少，是促进心功能障碍发展的重要因素。

（3）房室传导阻滞。

2. 大面积心肌梗死

心肌梗死呈区域性分布，梗死区心肌收缩功能完全丧失，边缘缺血区舒缩功能减退，非病变区心肌舒缩功能基本正常甚至代偿性增强，这三类受损程度不同的心肌同处一室，造成心脏各部位舒缩活动不协调，严重影响心脏的泵血功能，导致心排出量减少。

综上所述，在多种致病因素的作用下，心肌收缩功能降低和/或舒张功能障碍和/或心脏各部位舒缩活动不协调，最终导致心脏泵血功能严重降低，心排出量供不应求，而发生心力衰竭（图14-3）。

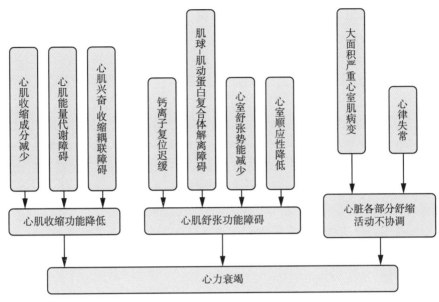

图14-3 心力衰竭的发生机制

第四节 心力衰竭的分类

心力衰竭有多种分类方法，常用的有以下5种。

1. 按心力衰竭起病及病程进展速度分类

（1）急性心力衰竭（acute heart failure）：起病急，发展迅速，心输出量在短时间内大幅度下降，其发生时机体代偿机制常来不及动员，常见于急性心肌梗死、严重的心肌炎等。

（2）慢性心力衰竭（chronic heart failure）：起病缓慢，机体有充分时间代偿。代偿阶段患者心力衰竭临床表现可不明显，在疾病后期机体代偿能力丧失，心排出量不能满足机体代谢需要，心衰表现逐渐显露，进入失代偿期，常见于高血压病、心瓣膜病和肺动脉高压等。

2. 按心力衰竭病情严重程度分类

（1）轻度心力衰竭（left heart failure）：代偿充分，休息或轻体力活动情况下，可不出现心力衰竭的临床表现，体力活动略受限制，一般体力活动时可出现气急心悸，亦可视为轻度心力衰竭。

（2）中度心力衰竭（right heart failure）：代偿不全，体力活动明显受限，轻体力活动即出现心力衰竭的临床表现，但休息后可好转。

（3）重度心力衰竭（whole heart failure）：完全失代偿，安静情况下即可出现心力衰竭的临床表现，完全丧失体力活动能力，病情危重。

3. 按心力衰竭的发病部位分类

（1）左心衰竭（left heart failure）：常见于冠心病、心肌病、高血压病及二尖瓣关闭不全等。左室受损或负荷过重，导致左室泵血功能下降，使从肺循环流到左心的血液不能充分射入主动脉，残留在左心的血液量增多，心排出量下降。

（2）右心衰竭（right heart failure）：常见于肺栓塞、肺动脉高压、慢性阻塞性肺疾病及某些先天性心脏病（如法洛四联症）等所致的右心后负荷过重而发生的右心室衰竭。衰竭的右心室不能将体循环回流的血液充分排至肺循环，故导致体循环淤血。

（3）全心衰竭（whole heart failure）：左右心同时受累。临床上某些疾病如风湿性心肌炎或严重贫血可同时累及左右心，发生全心衰竭。全心衰竭也可由一侧心衰波及另一侧演变而来。例如左心衰竭，肺静脉压升高，继而肺动脉压也升高，使右室后负荷过重而发生衰竭；或右心衰竭时，由于射入肺动脉的血量减少，经肺循环回流到左心的血量减少，使左心排出量下降，冠脉灌流减少，左室泵血功能受损而使左心也衰竭。

4. 按心肌收缩与舒张功能的障碍分类

（1）收缩性心力衰竭（systolic heart failure）：心肌收缩功能障碍而引起的心力衰竭，临床标志是左心室射血分数（ejection fraction，EF）减小。常见于高血压性心脏病、冠心病等。

（2）舒张性心力衰竭（diastolic heart failure）：近年临床备受关注。心肌收缩功能正常，由于心室舒张和充盈能力降低而引起的心力衰竭。常见于二尖瓣或三尖瓣狭窄、缩窄性心包炎、肥大性心肌病、心肌缺血等。

（3）收缩性和舒张性心力衰竭（systolic and diastolic heart failure）：心衰发生时心肌收缩和舒张功能障碍同时并存。常见于重症和晚期心力衰竭。

5. 按心排出量的高低分类

（1）低排出量性心力衰竭（low output heart failure）：运动以及静息时，患者的心排出量均低于正常群体的平均水平。

（2）高排出量性心力衰竭（high output heart failure）：瓣膜反流、心内分流以及甲亢、贫血、动-静脉瘘等高动力循环状态患者，心脏容量负荷长期过重，代偿阶段其心排出量明显高于正常，发展至心力衰竭（失代偿）时，心排出量虽较发生心力衰竭前（代偿阶段）降低，但仍可高于或不低于正常人群的平均水平（图14-4）。

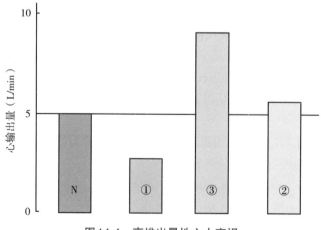

图14-4 高排出量性心力衰竭

注：N正常人群；①低排出量性心衰；②高排出量性心衰；③高动力循环状态。

第五节　心力衰竭对机体的影响

从血流动力学角度看，心力衰竭的临床表现主要源于心排出量不足和肺循环、体循环淤血。左心衰竭主要是体循环泵血减少和肺循环淤血，右心衰竭则主要为肺循环泵血减少和体循环淤血，这些特征是心力衰竭临床表现的病理生理基础，并构成相应的临床综合征或称症候群（图14-5）。

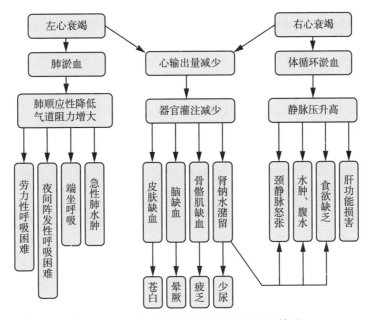

图14-5　心力衰竭临床表现的病理生理基础

一、低排出量综合征

心衰患者心排出量减少表现为低排出量综合征（syndrome of low output），临床易于观察和更为关注的是左心衰竭导致的体循环低排出量综合征，主要临床表现有以下2点。

1. 心脏泵血功能降低

（1）心率加快：由于交感－肾上腺髓质系统兴奋，患者心率明显加快。心悸常是心力衰竭患者最早和最明显的症状。随着SV的进行性降低，心排出量的维持对心率加快的依赖程度增大，但心率过快影响心室舒张期充盈，SV更为降低，心排出量转为减少，而且可造成心肌缺血、缺氧，加重心肌损害。

（2）心排出量减少、心指数降低：心排出量（cardiac output，CO）是评价心脏泵血功能的重要指标之一，但横向可比性较差。心指数（cardiac index，CI）是经单位体表面积标准化的心排出量，横向可比性较好。随着心力衰竭的发展，重症心力衰竭患者静息时CO＜3.5L/min，CI＜2.2L/（min·m²），心脏泵血严重供不应求。

（3）射血分数降低：射血分数（ejection fraction，EF）是每搏排血量（stroke volume，SV）占心室舒张末期容积（ventricular end diastolic volume，VEDV）的比例，正常值为0.67（0.56～0.78），是评价心室射血效率的指标。心力衰竭患者，SV基本正常或稍减少，VEDV则因射血后剩余血量增多而加大，EF因此降低。

（4）心室充盈受损：临床上VEDV较难测定，通常以肺毛细血管楔压（pulmonary capillary wedge pressure，PCWP，正常值6～12mmHg）反映左心房压（left atrial pressure）和左心室舒张末期压（left ventricular end diastolic pressure，LVEDP）；以中心静脉压（central venous pressure，CVP，正常值4～12cmH₂O）反映右心房压（right atrial pressure）和右心室舒张末期压（right ventricular end diastolic pressure，RVEDP），再从心室末期压力-容积（P-V）关系曲线推测VEDV。心力衰竭患者射血分数（EF）降低，VEDP升高，VEDV增大。

2. 器官血流重新分配

器官血流量灌注压及灌注阻力。心力衰竭的关键变化是心排出量供不应求，面对变化了的灌注压（血压），各器官的阻力血管收缩程度不同，导致器官血流重新分配。

一般而言，心力衰竭较轻时，心、脑血流量可维持在基本正常的水平；运动时骨骼肌血流增加有限，易疲劳；而皮肤、肾脏及胃肠血流量明显减少，表现为皮肤苍白（若合并缺氧，可发绀），尿量减少、钠水潴留，以及胃纳不佳、消化不良等。

当心力衰竭发展到严重阶段，心、脑血流量亦可减少。

应该注意的是，右心衰竭引起的低排出量综合征主要影响肺循环，可缓解肺淤血，在一定程度上减轻左心衰竭导致的呼吸困难。

二、静脉淤血综合征

静脉淤血综合征（syndrome of venous congestion）根据静脉淤血的主要部位，分为肺循环淤血和体循环淤血。慢性心力衰竭常有水钠潴留、血容量增多，这原本是对有效循环血量（effective circulating volume）减少的回应，然而由于心肌收缩力降低、神经-体液调节机制过度激活，通过血容量增加和容量血管收缩导致的前负荷增大，非但不能使SV与CO有效地增加，反而造成显著的静脉淤血及组织水肿。

（一）肺循环淤血

当肺毛细血管楔压PCWP＞18mmHg时，通常发生肺循环淤血，见于左心衰竭，主要表现为各种形式的呼吸困难和肺水肿，但发展到全心衰竭或左、右心室同时衰竭肺淤血反而不明显或减轻，与右心的排出减少密切相关。

1. 呼吸困难

呼吸困难（dyspnea）时患者主观为气短及呼吸费力，具有限制体力活动的保护意义。因肺淤血水肿的严重程度不同，呼吸困难有不同的表现形式。

（1）劳力性呼吸困难：轻度左心衰竭患者仅在体力活动时出现呼吸困难，休息后消失，称为劳力性呼吸困难（dyspnea on exertion），是左心衰竭最早的表现。其发生机制包括以下3点。①体力活动时四肢血流量增加，回心血量增多，肺淤血加重；②体力活动时心率加快，舒张期缩短，左心室充盈减少，肺循环淤血加重；③体力活动时机体需氧量增加，但衰竭的左心室不能相应地提高心排血量，因此机体缺氧进一步加重，刺激呼吸中枢，使呼吸加快加深，出现呼吸困难。

（2）端坐呼吸：是左心衰竭造成严重肺淤血的表现。患者安静时即感呼吸困难，甚至不能平卧，必须采取端坐或半卧，以减轻呼吸困难程度，称之为端坐呼吸（orthopnea），端坐缓解呼吸困难的机制包括以下2点。①端坐位时下肢血液回流减少，肺淤血减轻；②膈肌下移，胸腔容积增大，肺活量增加，通气改善；③端坐位可减少下肢水肿液的吸收，使血容量降低，减轻肺淤血。

（3）夜间阵发性呼吸困难（paroxysmal nocturnal dyspnea）：见于重症左心衰竭引起明显肺循环淤血出现端坐呼吸的患者，是左心衰竭的典型表现之一。患者夜间入睡后（多在入睡1～2小时后）因突感气闷、气急而惊醒，被迫坐起，可伴有咳嗽或泡沫样痰，发作较轻者坐起后有所缓解，经一段时间后可自行消失。严重者可持续发作，咳粉红色泡沫样痰，甚至发展为急性肺水肿。若患者在气促咳嗽的同时伴有哮鸣音，称为心性哮喘（cardiac asthma）。

呼吸困难夜间阵发的机制包括以下3点。①患者入睡后由端坐位改为平卧位，下半身静脉回流增多，水肿液吸收入血液循环也增多，加重肺淤血；②入睡后迷走神经紧张性增高，使小支气管收缩，气道阻力增大；③熟睡后中枢对传入刺激的敏感性降低，只有当肺淤血程度较为严重，动脉血氧分压降低到一定程度时，方能刺激呼吸中枢，使患者感到呼吸困难而惊醒（图14-6）。

2. 肺水肿

肺水肿是急性左心衰竭最严重的病变，其发病机制如下。

（1）毛细血管静脉压升高：①左心衰发展到一定程度时，肺毛细血管静压急剧上升超过30mmHg，肺的抗水肿代偿能力不足，即会发生肺水肿；②左心衰竭患者由于输液过多过快，血容量急剧增加，可引起肺毛细血管静压升高，加速肺水肿的发生。

（2）毛细血管通透性加大：①肺循环淤血，肺泡通气－血流比失调，PaO_2下降，缺氧使毛细血管通透性加大，血浆渗入肺泡形成肺水肿；②与此同时，毛细血管流体静压升高，血管内皮细胞间隙增大，也可使毛细血管通透性加大，血浆渗入肺泡形成肺水肿；③进入肺泡的水肿液可稀释破坏肺泡表面活性物质，使肺泡表面张力加大，肺泡毛细血管内的液体成分被吸入肺泡中，肺水肿加重。

（二）体循环淤血

当中心静脉压CVP＞16cmH₂O时，通常发生体循环淤血，见于右心衰竭及全心衰竭。主要表现如下。

1. 颈静脉充盈增高

右心淤血、右心室舒张末期压（RVEDP）升高，上腔静脉回流受阻，颈静脉充盈甚至

机制

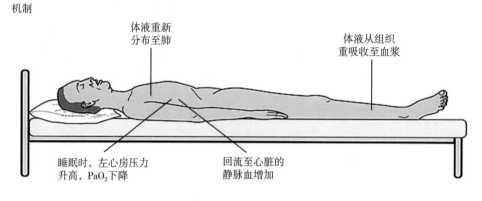

体液重新
分布至肺

体液从组织
重吸收至血浆

睡眠时，左心房压力
升高，PaO_2下降

回流至心脏的
静脉血增加

临床表现

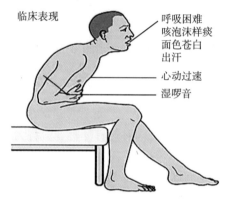

呼吸困难
咳泡沫样痰
面色苍白
出汗

心动过速

湿啰音

图 14-6　夜间阵发性呼吸困难

怒张（engorgement of neck vein）。按压肝脏颈静脉充盈怒张更为明显，称为肝颈静脉反流征阳性。

2. 肝大及肝功能损害

下腔静脉回流受阻，肝静脉压升高，肝小叶中央区淤血，肝窦扩张、出血及周围水肿，导致肝大，局部有压痛。

长期心力衰竭可导致心源性肝硬化，因肝细胞变性、坏死，可出现转氨酶水平升高和黄疸。

3. 外周水肿

心性水肿（cardiac edema）以受重力影响最大的部位，如直立时的脚踝、仰卧时的腰背部，出现最早或最为显著。

第六节　心力衰竭防治的病理生理基础

1. 防治基本病因（原发病）及消除诱因

基本病因是心力衰竭发病的"源头"，必须采取积极措施防治心力衰竭的病因，例如，

VitB₁严重缺乏，要及时补充VitB₁，恢复正常的心肌代谢，心力衰竭就可得到控制。

心功能损害程度突然加重，多与诱因有关，及时消除各种心力衰竭诱因可起到控制病情的作用。

2. 调整神经-体液系统失衡，干预心室重塑

神经-体液系统过度激活及心室重塑在心力衰竭的发生发展中起非常重要的作用，调整神经-体液系统失衡，干预心室重塑受到高度关注，成为心力衰竭防治的关键。

血管紧张素转换酶抑制剂（angiotensin converting enzyme inhibitor，ACEI）可通过抑制循环和心脏局部的RAAS，延缓心室重塑，降低心力衰竭患者的死亡率。对于不能耐受ACEI的患者，可换用血管紧张素Ⅱ受体阻断剂（angiotensin Ⅱ receptor blocker，ARB）。β受体阻断剂可通过阻断β受体，防止交感神经对衰竭心肌的恶性刺激，可改善慢性心力衰竭患者的心功能，延缓甚至逆转心室重塑，降低患者的死亡率。

3. 改善心脏泵血功能

可采取以下措施。

（1）调整心脏的前、后负荷：①心力衰竭时前负荷可出现过高或过低的情况，在血容量扩大，回心血量增多时，前负荷会增大，限制水钠摄入、应用利尿剂及使用静脉血管扩张剂（如硝酸甘油），可降低血容量、减少回心血量，减轻心脏前负荷。若前负荷过低，可在中心静脉压或肺毛细血管楔压的严密监测下，适当补充血容量，有利于增加心排出量；②心力衰竭时交感神经兴奋，释放大量缩血管物质，导致血管强烈收缩，外周阻力上升，心脏后负荷加大。合理使用ACEI或ARB之类动脉血管扩张药，可降低外周阻力，减轻心脏后负荷。

（2）改善心肌收缩、舒张性能：①针对心肌收缩性减弱，可采用各类强心药物，如毛地黄制剂（地高辛），拟交感胺类（多巴胺），磷酸二酯酶抑制剂（氨联吡啶酮）等，以增强心肌的收缩性；②可改善心肌舒张性的药物有钙拮抗剂、β受体阻断剂、硝酸酯类等。

（3）改善心肌能量代谢：心力衰竭患者可有循环性缺氧，吸氧可改善组织供氧。心肌能量药物，如能量合剂、葡萄糖、氯化钾及肌苷等可能具有改善心肌代谢的作用。

4. 修复、替代或部分替代严重衰竭的心脏

（1）干细胞治疗：干细胞（stem cells）治疗心衰是一种新型的治疗方法，原理是利用干细胞的独特功能，在心脏组织中修复受损的细胞、组织，改善心功能。目前，干细胞治疗心衰已经在一些国家和地区进行了临床试验，初步结果显示，干细胞治疗可以大幅改善患者的心功能。应该指出的是，干细胞治疗心衰还处于研究和试验阶段，需要遵循一系列的临床实验和监管程序，进一步验证其安全性和有效性，才有可能得到广泛应用。

（2）手术疗法：①对有严重血流动力学障碍的瓣膜狭窄或反流的患者，可考虑瓣膜修补或置换；②对难治性严重心力衰竭，可考虑采用人工狭窄或心脏移植。

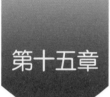

第十五章 肺功能障碍

教学目的和要求

1. 掌握呼吸衰竭的发生机制。
2. 掌握呼吸衰竭对机体的影响。
3. 熟悉有关肺功能障碍的基本概念。
4. 了解呼吸衰竭的诊断标准与分类。
5. 了解呼吸衰竭防治的病理生理基础。

完整的呼吸包括外呼吸、气体在体内的运输以及内呼吸三个过程。肺的主要功能是与外界进行气体交换，通过其外呼吸功能不断给机体提供O_2，排出CO_2，维持机体血气平衡和内环境稳定。肺的功能还包括屏障防御、免疫、代谢分泌等非呼吸功能。许多病理性因素可导致肺的上述功能发生改变，从而引起肺部疾病和生命活动的异常。

外呼吸包括肺通气和肺换气，前者指肺泡气与外界气体交换的过程，后者是肺泡气与血液之间的气体交换过程。肺功能障碍（pulmonary disfunction）是指由于肺通气和/或换气功能障碍引起机体出现呼吸困难，导致PaO_2降低，甚至$PaCO_2$也升高的病理过程。

外呼吸功能严重障碍，在海平面、平静呼吸、吸入空气、吸入气氧浓度分数（fraction of inspiration oxygen，FiO_2）为21%的情况下，机体$PaO_2 < 60mmHg$，发生低氧血症，从而引起一系列病理生理改变，而且排除外呼吸功能外的原因，如心内解剖分流和原发性心排血量降低等因素，即可诊断为呼吸衰竭（respiratory failure）。

呼吸衰竭缺乏特异性临床表现，其诊断主要依赖动脉血气分析，PaO_2降低是诊断呼吸衰竭的必备条件。呼吸衰竭必定有$PaO_2 < 60mmHg$，但并不一定有$PaCO_2$升高。根据$PaCO_2$是否升高，可将呼吸衰竭分为单纯低氧血症型（Ⅰ型呼吸衰竭）和合并高碳酸血症型（Ⅱ型呼吸衰竭）。

当吸入气的FiO_2不是21%的情况下，则应使用呼吸衰竭指数（respiratory failure index，RFI）作为诊断呼吸衰竭的指标。临床将呼吸衰竭指数（RFI）称为氧合指数（oxygenation index，OI），两者内涵相同。

$RFl = OI = PaO_2/FiO_2$，如< 300可诊断为呼吸衰竭。

此外，呼吸衰竭还看根据发病的缓急，分为慢性和急性呼吸衰竭；根据主要发病机制不同，分为通气性和换气性呼吸衰竭；根据原发病变部位不同，分为中枢性和外周性呼吸衰竭。

第一节　肺功能障碍的病因和发病机制

任何引起肺的通气和/或肺换气功能降低的因素，均有可能导致肺功能障碍。

一、肺通气功能障碍

正常成人在静息时有效通气量约为4L/min。当肺通气功能障碍使肺泡通气不足时可发生呼吸衰竭。肺通气障碍包括限制性通气不足和阻塞性通气不足。

1. 限制性通气不足

限制性通气不足（restrictive hypoventilation）是指由于吸气时肺泡的扩张受限所引起的肺泡通气不足。其主要原因如下。

（1）呼吸肌活动障碍：①中枢或周围神经的器质性病变，如脑外伤、脑血管意外、脑炎、脊髓灰质炎、多发性神经炎等；②过量镇静药、安眠药、麻醉药所引起的呼吸中枢抑制；③呼吸肌本身的收缩功能障碍，如由长时间呼吸困难和呼吸运动增强所引起的呼吸肌疲劳、由营养不良所致呼吸肌萎缩；④低钾血症、缺氧、酸中毒等所致呼吸肌无力等。

（2）胸廓的顺应性降低：严重的胸廓畸形、胸膜纤维化等可限制胸部的扩张。

（3）肺的顺应性降低：如严重的肺纤维化或肺泡表面活性物质减少可降低肺的顺应性，使肺泡扩张的弹性阻力增大而导致限制性通气不足。

（4）胸腔积液和气胸：胸腔大量积液或张力性气胸压迫肺，使肺扩张受限。

2. 阻塞性通气不足

阻塞性通气不足（obstructive hypoventilation）指气道狭窄或阻塞所致的通气障碍。

影响气道阻力的因素有：气道内径、长度和形态、气流速度和形式等，其中最主要的是气道内径。气管痉挛、管壁肿胀或纤维化，管腔被黏液、渗出物、异物等阻塞，肺组织弹性降低以致对气道管壁的牵引力减弱等，均可使气道内径变窄或不规则而增加气流阻力，从而引起阻塞性通气不足。

气道阻塞可分为中央性与外周性。

（1）中央性气道阻塞：指气管分叉处以上的气道阻塞。因阻塞部位不同，可引起不同形式的呼吸困难（图15-1）。①阻塞位于胸外，如声带麻痹、炎症、水肿等，吸气时气道内压明显低于大气压，导致气道狭窄加重；呼气时则因气道内压高于大气压而使阻塞减轻，患者表现为吸气性呼吸困难（inspiratory dyspnea）；②阻塞位于中央气道的胸内部位，吸气时由于胸内压降低使气道内压大于胸内压，阻塞减轻；呼气时胸内压升高而压迫气道，使气道狭窄加重，患者表现为呼气性呼吸困难（expiratory dyspnea）。

（2）外周性气道阻塞：内径小于2mm的小支气管软骨为不规则的块片，细支气管无软骨支撑，管壁薄，又与管周围的肺泡结构紧密相连，因此随着吸气与呼气，由于胸内压的改

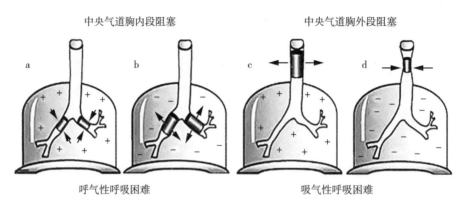

中央气道胸内段阻塞　　　　　中央气道胸外段阻塞

a　　　　　b　　　　　c　　　　　d

呼气性呼吸困难　　　　　吸气性呼吸困难

图15-1　不同部位气道阻塞所致呼气与吸气时气道阻力的变化

变，其内径也随之扩大和缩小。吸气时随着肺泡的扩张，细支气管受周围弹性组织牵拉，其口径变大和管道伸长；呼气时则小气道缩短变窄。

外周性气道阻塞的患者用力呼气时可引起小气道闭合，小气道阻力大大增加，患者主要表现为严重的呼气性呼吸困难。其机制为：用力呼气时胸内压和气道内压均高于大气压，在呼出气道上，压力由小气道至中央气道逐渐下降，必然有一部位气道内压与胸内压相等，称为"等压点"（equal pressure point）。等压点下游端（通向鼻腔的一端）的气道内压低于胸内压，气道可能被压缩。正常人，气道的等压点位于有软骨环支撑的大气道，即使气道外压力大于气道内压力，也不会使气道闭合。慢性阻塞性肺疾病主要侵犯小气道，由于小气道阻塞，患者在用力呼吸时，气体通过阻塞部位形成的压差较大，以至于正常时在大气道才能达到的等压点向上游端（指向肺泡的一端）前移至无软骨支撑的小气道，使阻塞部位的小气道外的压力高于小气道内压，气道阻塞加重，甚至是小气道闭合（图15-2）。

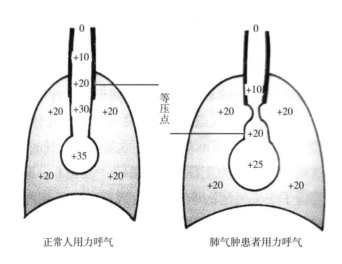

正常人用力呼气　　　　　肺气肿患者用力呼气

图15-2　气道等压点前移与气道闭合

通气功能障碍对O_2的吸入和CO_2的排出产生同等程度的影响，肺通气功能障碍时主要的血气变化是PaO_2降低的同时$PaCO_2$升高，最终发生Ⅱ型呼吸衰竭。

二、肺换气功能障碍

肺换气功能障碍包括弥散障碍、肺泡通气-血流比例失调以及解剖分流增加。

1. 弥散障碍

弥散障碍（diffusion impairment）指由肺泡膜面积减少或肺泡膜异常增厚和弥散时间缩短引起的气体交换障碍。弥散障碍的常见原因如下。

（1）肺泡膜面积减少：见于肺实变、肺不张、肺叶切除等。正常成人肺泡总面积约为$80 \sim 100m^2$，静息时参与换气的面积为$35 \sim 40m^2$，运动时增大。由于储备量大，只有当肺泡膜面积减少一半以上时，才会发生换气功能障碍。

（2）肺泡膜厚度增加：肺泡膜的薄部为气体交换的部位，它是由肺泡上皮、毛细血管内皮及两者共有的基底膜所构成，其厚度不到$1\mu m$。虽然气体从肺泡腔到达红细胞内还需经过肺泡表面的液体层、血管内血浆和红细胞膜，但总厚度不到$5\mu m$，故正常气体交换很快。当肺水肿、肿泡透明膜形成、肺纤维化及肺泡毛细血管扩张或稀血症导致血浆层变厚时，可因弥散距离增宽使弥散速度减慢。

（3）弥散时间缩短：正常静息时，血液流经肺泡毛细血管的时间约为0.75秒，而血液氧分压只需0.25秒就可升至肺泡气氧分压水平。肺泡膜病变和肺泡膜面积减少时，虽然弥散速度减慢，但在静息时气体交换在0.75秒内仍可达到血气与肺泡气的平衡，因而不发生血气的异常。但是在体力负荷增加等使心排出量增加和肺血流加快时，血液和肺泡接触时间过短，可导致低氧血症。

弥散障碍时的血气变化：肺泡膜病变加上肺血流增快只会引起PaO_2降低，但不会使$PaCO_2$增高。因为CO_2在水中的溶解度比O_2大，弥散速度比O_2快，能较快地弥散入肺泡使$PaCO_2$与肺泡氧分压（P_ACO_2）取得平衡。只要患者肺泡通气量正常，$PaCO_2$与P_ACO_2就可保持正常；如果存在代偿性通气过度，P_ACO_2与$PaCO_2$则可低于正常。

2. 肺泡通气-血流比例失调

适当的肺泡通气量（V_A）与肺血流量（Q）比例是保证流经肺泡的血液有效地进行气体交换的关键。正常成人在静息状态下，V_A约为4L/min，Q约为5L/min，两者的比例V_A/Q约为0.8。健康人肺的各部分通气与血流的分布并不均匀：直立位时，由于重力的作用，胸腔内负压上部比下部大，肺尖部肺泡的扩张程度较大，顺应性较低，因而吸气时流向上肺肺泡的气量较少，肺泡通气量自上而下递增。重力对血流的影响更大，上肺与下肺血流量的差别比通气量的差别更明显，使肺泡的V_A/Q自上而下递减。正常青年人肺尖部V_A/Q可高达3.0，而肺底部仅有0.6。且随年龄的增长，这种差别更大。这种生理性的肺泡通气与血流的比例不均衡是造成正常PaO_2比P_AO_2稍低的主要原因。

当肺组织发生病变时，由于肺病变轻重程度与分布不同，使各部分肺的通气与血流变化不均匀，可以造成肺泡通气-血流比例失调（ventilation-perfusion imbalance），导致换气功能障碍。按发生原因，肺泡通气 - 血流比例失调有两种表现形式（图15-3）。

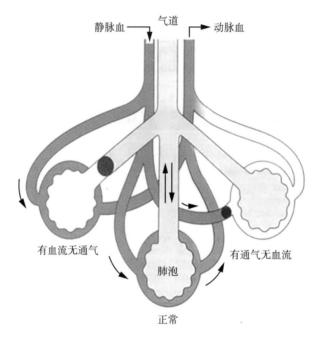

图15-3　肺泡通气 - 血流比例失调

（1）部分肺泡通气不足：支气管哮喘、慢性支气管炎、阻塞性肺气肿等引起的气道阻塞，以及肺纤维化、肺水肿等引起的限制性通气障碍，分布往往是不均匀的，可导致肺泡通气的严重不均。病变重的部分肺泡通气明显减少，而血流未相应减少，甚至还可因炎性充血等使血流增多（如大叶性肺炎早期），V_A/Q 显著降低，以致流经这部分肺泡的静脉血未经充分动脉化便掺入动脉血内。这种情况类似动 - 静脉短路，故称功能性分流（functional shunt）。正常成人由于肺内通气分布不均匀形成的功能性分流约占肺血流量的3%，慢性阻塞性肺疾病严重时，功能性分流可增加到占肺血流量的30%～50%，从而严重地影响换气功能。

（2）部分肺泡血流不足：肺动脉栓塞、弥散性血管内凝血、肺动脉炎、肺血管收缩等都可使部分肺泡血流减少，V_A/Q 可显著大于正常，患部肺泡血流少而通气多，肺泡通气不能充分被利用，称为无效腔样通气（dead space like ventilation）。正常人的生理无效腔（dead space，V_D）约占潮气量（tidal volume，V_T）的30%，疾病时功能性无效腔（functional dead space，V_{Df}）可显著增大，V_D/V_T 可高达60%～70%，从而导致呼吸衰竭。

肺泡通气与血流比例失调时的血气变化：无论是部分肺泡通气不足引起的功能性分流增加，还是部分肺泡血流不足引起的功能性无效腔增大，均可导致 PaO_2 降低，而 $PaCO_2$ 可正常或降低，但极严重时也可升高。

3. 解剖分流增加

解剖分流（anatomic shunt）指一部分静脉血经支气管静脉和极少的肺内动 - 静脉交通支直接流入肺静脉，发生静脉血掺杂（venous admixture）。解剖分流的血液完全未经气体交换，故又称为真性分流（true shunt）。

生理情况下，肺内也存在少量的解剖分流，占心排出量的2%～3%。支气管扩张症可伴有支气管血管扩张和肺内动－静脉短路开放，解剖分流量增加，静脉血掺杂异常增多，而导致呼吸衰竭。

在肺实变和肺不张时，病变肺泡完全失去通气功能，但仍有血流，流经病变部位肺泡的血液完全未进行气体交换而掺入动脉血，发生类似解剖分流的功能性分流。吸入纯氧可有效地提高功能性分流病例的PaO_2，而对真性分流患者的PaO_2则无明显作用，用这种方法可对两者进行鉴别。

第二节　常见呼吸系统疾病发生呼吸衰竭的机制

在呼吸衰竭的发病机制中，单纯通气不足或单纯换气功能障碍，如单纯弥散障碍，单纯肺内分流增加或单纯无效腔增加的情况较少见，往往是几个因素同时存在或相继发生作用。本节以临床上常见的急性与慢性呼吸系统疾病，急性呼吸窘迫综合征（acute respiratory distress syndrome，ARDS）与慢性阻塞性肺疾病（chronic obstructive pulmonary disease，COPD）为例，简述其发生呼吸衰竭的机制。

一、急性呼吸窘迫综合征

急性呼吸窘迫综合征（ARDS）是一种由急性肺损伤（acute lung injury，ALI）引起的以低氧血症和呼吸窘迫为主要临床表现的临床综合征。其损伤特点为弥散性肺泡损伤，特征性病理改变包括肺泡上皮、血管内皮损伤、肺泡膜通透性增加、大量中性粒细胞浸润，肺泡内透明膜形成。

1. 急性肺损伤的原因

导致ALI发生的原因很多，可以是：①化学性因素，如吸入毒气、烟雾、胃内容物等；②物理性因素，如化学损伤、放射性损伤等；③生物因素，如肺部冠状病毒感染；④全身性病理过程，如休克、大面积烧伤、败血症等，甚至由某些治疗措施，如作体外循环、血液透析等所致。

2. ADRS时ALI引起呼吸衰竭的机制

ADRS时ALI引起急性呼吸衰竭的机制比较复杂，既有由肺水肿引起的气体弥散功能障碍，由肺不张引起的肺内分流，还有微血栓形成和肺血管收缩引起的死腔样通气（图15-4）。

（1）肺弥散功能障碍：由于肺泡－毛细血管膜的损伤及炎性介质的作用使肺泡上皮和毛细血管内皮通透性增高，引起渗透性肺水肿，致肺弥散功能障碍。

（2）肺内分流：肺泡Ⅱ型上皮细胞损伤使表面活性物质生成减少，加上水肿液的稀释和肺泡过度通气消耗表面活性物质，使肺泡表面张力增高，肺的顺应性降低，形成肺不张。肺

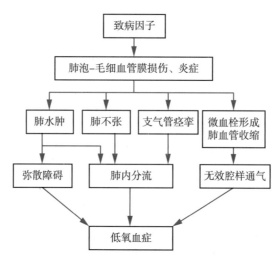

图15-4　ARDS患者呼吸衰竭的发生机制

不张、肺水肿引起的气道阻塞，以及炎性介质引起的支气管痉挛可导致肺内分流。

（3）无效腔样通气：肺内DIC及炎性介质引起的肺血管收缩，可导致无效腔样通气。

ALI引起的呼吸衰竭以Ⅰ型呼吸衰竭为主。肺弥散功能障碍、肺内分流和无效腔样通气均使PaO_2降低，由于PaO_2降低对血管化学感受器的刺激和肺充血、水肿对肺泡毛细血管旁J-感受器的刺激，使呼吸运动加深加快，导致呼吸窘迫和$PaCO_2$降低。故ARDS患者通常发生Ⅰ型呼吸衰竭。

极端严重者，由于肺部病变广泛，肺总通气量减少，影响CO_2的排出，则可发生Ⅱ型呼吸衰竭。

二、慢性阻塞性肺疾病

慢性阻塞性肺疾病（chronic obstructive pulmonary disease，COPD）指由慢性支气管炎和肺气肿引起的，以非可逆性气流受阻为特征的慢性肺疾病。其基本病变是管径小于2mm的小气道阻塞和阻力增高。

1. 小气道阻塞的机制

（1）慢性支气管炎：①小气道壁充血、水肿、炎症细胞浸润、上皮细胞与纤维母细胞增生、细胞间质增多，引起气道管壁增厚狭窄；②气道高反应性和炎症介质可引起支气管痉挛；③炎症累及小气道周围组织，引起组织增生和纤维化可压迫小气道；④气道炎症使表面活性物质减少，表面张力增加，使小气道缩小而加重阻塞；⑤黏液腺及杯状细胞分泌增多可加重炎性渗出物形成黏痰堵塞小气道。

（2）肺气肿：①肺泡弹性回缩力下降，炎症细胞释放的蛋白酶过多或抗胰蛋白酶不足，蛋白酶与抗蛋白酶失衡，导致细支气管与肺泡壁中弹性纤维降解，肺泡弹性回缩力下降；②胸内负压降低，用力呼气时可使等压点前移至小气道，引起小气道受压闭合；③肺气肿患者肺泡扩大而数量减少，使细支气管壁上肺泡的附着点减少，牵拉力减弱，引起细支气管缩小变形，阻力增加，气道阻塞。

2. COPD引起呼吸衰竭的机制

COPD是引起慢性呼吸衰竭最常见的原因。其机制涉及：阻塞性通气障碍、限制性通气障碍、弥散功能障碍和肺泡通气－血流比失调等诸多方面（图15-5）。

（1）阻塞性通气障碍：①支气管壁肿胀；②支气管痉挛；③支气管腔堵塞；④气道等压点前移。

（2）限制性通气障碍：①Ⅰ型上皮细胞受损活性物消耗过多引起的肺泡表面活性物减少；②因营养不良缺氧、酸中毒呼吸肌疲劳引起呼吸肌衰竭。

（3）弥散功能障碍：因肺泡壁损伤、肺泡膜炎性增厚引起的肺泡弥散面积减少。

（4）肺泡通气－血流比失调：①气道阻塞不均引起的部分肺泡低通气；②微血栓形成引起的部分肺泡低血流。

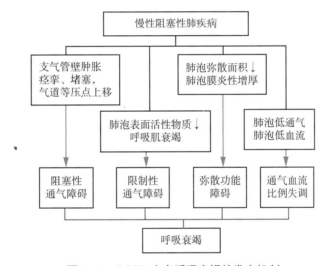

图15-5 COPD患者呼吸衰竭的发生机制

COPD患者，由于病程漫长，存在严重的通气障碍和换气障碍，影响O_2的摄取和CO_2的排出，在PaO_2降低＜60mmHg的同时，合并有$PaCO_2$的升高＞50mmHg，故发生Ⅱ型呼吸衰竭。

第三节 呼吸衰竭对机体的影响

呼吸衰竭时发生的低氧血症和高碳酸血症可影响全身各系统的代谢和功能，首先是引起一系列代偿适应性反应，以改善组织的供氧，调节酸碱平衡和改变组织器官的功能、代谢以适应新的内环境。呼吸衰竭严重时，如机体代偿不全，则可出现严重的代谢功能紊乱。

1. 酸碱平衡及电解质紊乱

Ⅰ型和Ⅱ型呼吸衰竭时均有低氧血症，乏氧代谢产物在体内积聚，必然可引起代谢性酸中毒。存在代谢性酸中毒时，由于HCO_3^-降低可使肾排Cl^-减少。

Ⅱ型呼吸衰竭时低氧血症和高碳酸血症并存，因此可有代谢性酸中毒合并呼吸性酸中毒。酸中毒可使细胞内K^+外移及肾小管排K^+减少，导致血钾增高。

ARDS患者由于代偿性呼吸加深加快，或给呼吸衰竭患者应用人工呼吸机不当，可出现CO_2过量排出，而发生代谢性酸中毒合并呼吸性碱中毒。

若给呼吸功能患者过量利尿剂或$NaHCO_3$等则可引起医源性代谢性碱中毒，而发生代谢性酸中毒合并代谢性碱中毒。

一般而言，呼吸衰竭患者在必然存在代谢性酸中毒的基础上，时常发生二重性甚至三重性混合型酸碱平衡紊乱。

2. 呼吸系统的变化

肯定存在的低氧血症和可能发生的高碳酸血症必然影响呼吸功能：①PaO_2降低，作用于颈动脉体与主动脉体化学感受器，反射性增强呼吸运动。$60mmHg > PaO_2 > 30mmHg$，呼吸运动反射性逐渐增强；②$PaO_2 < 30mmHg$，缺氧对呼吸中枢的直接抑制作用超过反射性兴奋作用使呼吸抑制；$PaCO_2$升高，主要作用于中枢化学感受器，兴奋呼吸中枢，呼吸加深加快，作用强大而迅速，但不持久。$PaCO_2$超过$80mmHg$，反而抑制呼吸中枢。此时呼吸运动主要靠动脉血低氧分压对血管化学感受器的刺激得以维持。

引起呼吸衰竭的呼吸系统疾病本身也会导致呼吸运动的变化。如中枢性呼吸衰竭时呼吸浅而慢，可出现潮式呼吸、间歇呼吸、抽泣样呼吸、叹气样呼吸等呼吸节律紊乱。其中潮式呼吸最为常见，可能由于呼吸中枢兴奋过低而引起呼吸暂停，从而使血中CO_2逐渐增多，$PaCO_2$升高到一定程度使呼吸中枢兴奋，出现呼吸运动，排出CO_2，使$PaCO_2$降低到一定程度又可导致呼吸暂停，如此形成周期性呼吸运动。阻塞性通气障碍时，由于气体受阻，呼吸运动加深。由于阻塞的部位不同，表现为吸气性或呼气性呼吸困难。

3. 循环系统的变化

低氧血症和高碳酸血症对心血管的作用相似，两者具有协同作用：轻度变化可兴奋心血管运动中枢，使心率加快、心缩增强、心排出量增加，但其对心血管的直接作用是抑制心脏活动、并使体循环血管舒张；严重的缺氧和CO_2潴留除直接抑制心脏活动、扩张血管外，对心血管中枢的作用亦由兴奋转为抑制，可导致心排出量减少、血压下降、心律失常等严重后果。

呼吸衰竭可累及心脏，主要引起右心肥大与衰竭，即肺源性心脏病，简称肺心病。其发病机制比较复杂：①肺泡缺氧和CO_2潴留所致血液氢离子浓度增高，引起肺小动脉收缩；②肺小动脉长期收缩、缺氧导致血管壁增厚、硬化以及肺血管床器质性损害，形成肺动脉高压；③肺动脉高压和缺氧引起的代偿性红细胞增多使血液黏稠度增高，增加右心后负荷；④长期后负荷过重可引起右心代偿性肥厚（向心性肥大）；⑤肥大心肌的不平衡增生导致心肌收缩性能降低由代偿发展为失代偿，表现为右心衰竭；⑥呼吸困难时用力呼气则使胸内压异常增高，影响心脏的舒张功能，用力吸气则胸内压异常降低，即心脏外面的负压增大，可增加右心收缩的负荷，促使右心衰竭的进展。

呼吸衰竭是否可累及左心尚有争论，目前倾向于认为可累及左心。其机制可能为：①低氧血症和酸中毒同样可使左心室收缩性能降低；②胸腔内压的高低同样也影响左心的舒缩功能；③右心扩大和右心室压增高将室间隔推向左心侧，可降低左心室的顺应性，导致左室舒张功能障碍。

4. 中枢神经系统的变化

中枢神经系统对缺氧最敏感，PaO_2 降至 60mmHg，可出现智力和视力轻度减退。PaO_2 迅速降至 40～50mmHg 以下，会引起一系列神经精神症状，如头痛、不安、定向与记忆障碍、精神错乱、嗜睡，以致惊厥和昏迷等。CO_2 潴留使 $PaCO_2$ 超过 80mmHg 时，可引起头痛、头晕、烦躁不安、言语不清、扑翼样震颤、精神错乱、嗜睡、抽搐、呼吸抑制等，称为 CO_2 麻醉（carbon dioxide narcosis）。

由呼吸衰竭引起的脑功能障碍称为肺性脑病（pulmonaryencephalopathy）。Ⅱ型呼吸衰竭患者肺性脑病的发病机制，与高碳酸血症、酸中毒和缺氧对脑血管和脑细胞的作用，引起的脑水肿和神经元功能障碍有关。

5. 肾功能的变化

肾功能受损，出现少尿、氮质血症和代谢性酸中毒。此时肾结构往往并无明显改变，为功能性肾衰竭。其发生主要与缺氧和高碳酸血症通过交感神经反射性引起肾血管收缩，肾血流量严重减少有关。

6. 胃肠的变化

严重缺氧可使胃壁血管收缩，因而能降低胃黏膜的屏障作用，CO_2 潴留可增强胃壁细胞碳酸酐酶活性，使胃酸分泌增多，加之有的患者还可合并弥散性血管内凝血、休克等，故呼吸衰竭时可出现胃肠黏膜糜烂、坏死、出血与溃疡形成等病变。

第四节　呼吸衰竭防治的病理生理基础

呼吸衰竭虽然是由外呼吸功能严重障碍所致，但由于缺氧、高碳酸血症、酸碱平衡紊乱以及肺循环障碍，机体多个器官系统受到累及，必需采取综合防治措施。

1. 防治与去除呼吸衰竭的原因

积极治疗原发基础疾病，去除增加机体耗氧的因素。COPD 患者要注意防治呼吸道感染等诱因，以防急性加重。

2. 改善内环境及重要器官功能

纠正酸碱平衡及电解质代谢紊乱，预防与治疗肺源性心脏病、肺性脑病等。

3. 合理调控 PaO_2 和 $PaCO_2$ 水平

（1）提高 PaO_2：呼吸衰竭患者 $PaO_2 < 60mmHg$，必有低张性缺氧，一般而言应尽快升至 50～60mmHg，以基本满足机体的代谢需求。①Ⅰ型呼吸衰竭，只有缺氧而无 CO_2 潴留

可吸入较高浓度的氧（一般不超过50%）；②Ⅱ型呼吸衰竭，既有缺氧又有CO_2潴留，$PaCO_2$超过80mmHg，抑制呼吸中枢，呼吸运动主要靠动脉血低氧分压对血管化学感受器的刺激得以维持。吸氧浓度不宜超过30%，流速一般控制在1～2L/min。以免缺氧完全纠正后反而呼吸抑制，使高碳酸血症更加重，病情更恶化。

（2）降低$PaCO_2$：提供肺泡通气量是降低$PaCO_2$的有效途径。主要措施有：①解除呼吸道阻塞，如抗生素治疗气道炎症，平喘药扩张支气管，体位引流、必要时行气管插管以清除分泌物；②增强呼吸动力，对呼吸中枢抑制所致限制性通气障碍，可用呼吸中枢兴奋剂，但对一般慢性呼吸衰竭患者，用中枢兴奋剂在增加肺通气的同时也增加呼吸肌耗氧量和加重呼吸肌疲劳，反而得不偿失；③人工辅助通气，维持必需的肺通气量，同时使呼吸肌得以休息，有利于呼吸肌功能的恢复；④补充营养，慢性呼吸衰竭患者由于呼吸困难影响进食量、胃肠消化及吸收功能差，常有营养不良，导致体重和膈肌重量减轻，膈肌萎缩也可使其收缩无力，更易发生呼吸肌疲劳，除呼吸肌休息外，还应补充营养以改善呼吸肌功能。

1. 掌握胆红素代谢障碍（黄疸）的定义、诊断标准和分类。
2. 掌握肝性脑病的定义和发病机制。
3. 熟悉肝功能障碍的常见病因和临床综合征。
4. 熟悉正常胆红素代谢。
5. 熟悉黄疸的临床常见类型、对机体的影响。
6. 熟悉影响肝性脑病发生因素及防治的病理生理基础。
7. 了解肝功能障碍的基本概念。
8. 了解肝肾综合征的定义和病理生理学改变。

　　肝脏是人体最大的腺体和代谢器官，由肝实质细胞（肝细胞）和非实质细胞构成。肝非实质细胞包括肝巨噬细胞（即枯否细胞）、肝星形细胞、肝脏相关淋巴细胞和肝窦内皮细胞等。肝脏不仅在糖、脂类、蛋白质、维生素、激素等物质代谢中处于中心地位，而且肝脏还具有生物转化、分泌和排泄等方面的生理功能。特别是胃肠道吸收的物质，几乎全部进入肝脏，在肝内进行合成、分解、转化、贮存。在肝脏中发生的化学反应有1500种以上，因此也被认为是人体内的一个巨大的"化工厂"。

　　各种致肝损伤的因素损害肝脏细胞，会使其合成、降解、解毒、贮存、分泌及免疫功能障碍，机体可出现黄疸、出血、感染、肾功能障碍及肝性脑病等临床综合征，称为肝功能障碍（hepatic dysfunction）。这一过程可长可短，涵盖肝脏功能从代偿转化为失代偿的整个过程，其晚期阶段称为肝功能衰竭（hepatic failure），主要表现为肝性脑病和肝肾综合征。

第一节　肝功能障碍的病因和分类

一、肝功能障碍的常见病因

1. 生物性因素

病毒、细菌、寄生虫等感染均可造成肝细胞损害，导致肝功能障碍，其中尤以肝炎病毒最为常见。

（1）肝炎病毒：目前已发现7种病毒（甲型、乙型、丙型、丁型、戊型、己型、庚型肝炎病毒）可导致病毒性肝炎或与肝脏疾病有关。其中乙型肝炎病毒（HBV）研究较多，HBV引起的乙型肝炎的发病率高，危害大。病毒性肝炎的发病与病毒的量、毒力及感染途径有关，也与病毒侵入机体后引起的细胞免疫及体液免疫等情况密切相关。例如，小量病毒往往导致隐性感染，成为病毒携带者；大量病毒感染则往往导致严重的病变。病毒感染后所引起的细胞免疫和体液免疫反应，有利于杀灭病毒，但也可攻击感染的肝细胞，使肝细胞受损。一般认为，T细胞介导的细胞免疫反应是引起病毒性肝细胞损伤的主要因素。

（2）其他病原微生物：如某些细菌、真菌可引起肝脏脓肿；某些寄生虫如阿米巴、吸虫、绦虫等可累及肝脏，造成一定的肝损伤。

2. 化学性因素

（1）肝毒性物质：指以肝脏为主要靶器官或主要靶器官之一的各种化学毒物。常见的化学毒物如下。①金属、类金属及其化合物，如黄磷、铊、铅、锑、砷化物等；②卤烃类，如四氯化碳、三氯甲烷、二氯乙烷、氯仿等；③芳香族氨（硝）基化合物，如苯胺、甲苯胺、二甲苯胺、氯苯胺及硝基苯、二硝基苯、三硝基苯、三硝基甲苯、硝基氯苯等；④其他，如乙醇、氯乙醇、肼、有机磷农药、有机氯农药等。进入体内毒物一般经肝脏代谢或解毒，当毒物过量或肝脏的解毒功能降低，毒物可与细胞内蛋白质结合，通过脂质过氧化等方式损伤蛋白质，导致肝细胞损害和/或肝内胆汁淤积。

（2）药物：抗生素、中枢神经类药、麻醉剂、解热镇痛药、抗肿瘤药等多种化学药物及某些中药可引起程度不同的肝损伤。进入体内的药物，一般均经肝代谢或解毒。因此，药物本身或其代谢产物可损害肝细胞。药物摄入后，与肝细胞内p450酶系及一些基团，如葡萄糖醛酸、硫酸酯甲基、巯基、甘氨酸、谷氨酸、芳香基等结合，而被解毒。如果此防御功能失效，有毒产物则可与蛋白质等结合，引起脂质过氧化、蛋白质巯代氧化等，最终导致肝细胞受损、死亡。药物所致肝损害一般分为过敏性肝损害与中毒性肝损害。

（3）酒精：酒精的代谢主要在肝脏进行，酒精中的乙醇在肝脏乙醇脱氢酶的作用下被氧化为乙醛，继而在乙醛脱氢酶的作用下被氧化成乙酸。乙酸本身虽然无毒，但会代谢为脂肪酸、胆固醇等，在体内储存，转化为脂肪，导致脂肪肝的发生。长期脂肪肝可刺激肝脏发生肝纤维化，最终诱发肝硬化的发生。

3. 免疫性因素

免疫反应主要杀灭或清除异源物质，同时也可导致肝细胞损伤。例如，在原发性胆汁性肝硬化、慢性活动性肝炎等的发生发展过程中，T淋巴细胞介导的细胞免疫功能的增强起重要作用。其中杀伤性T细胞是最重要的效应细胞。

4. 遗传性因素

遗传性肝病虽然少见，但很多肝病的发生、发展却与遗传因素有一定的关系。某些遗传性代谢缺陷及分子病可累及肝脏导致物质代谢紊乱，主要表现在肝脏结构和功能改变。如肝豆状核变性时，过量铜在肝脏沉积，可导致肝硬化。原发性血色病时，含铁血黄素在肝内沉积也可导致肝损害。

5. 营养性因素

单纯营养缺乏不致引起肝病的发生，但可促进肝病的发生、发展。如长期营养缺乏，肝糖原、谷胱甘肽等减少，可降低肝脏解毒功能或增强毒物对肝脏损害。而随食物摄入的黄曲霉素、亚硝酸盐和毒蕈等，也可促进肝病的发生。

二、肝功能障碍的分类

根据病情发病缓急，肝功能障碍可以分为急性和慢性两种类型。

急性肝功能障碍起病急骤，进展迅速，发病数小时后即出现黄疸，很快进入昏迷状态，并伴有明显的出血倾向，常伴发肾衰竭。

慢性肝功能障碍病程较长，进展缓慢。临床上常因上消化道出血、感染、碱中毒、服用镇静剂等诱因的作用使病情突然恶化，进而发生昏迷。

第二节　肝功能障碍的主要表现

1. 物质代谢障碍

（1）糖代谢障碍：肝细胞对于血糖稳定的维持具有重要作用，肝糖原的合成与分解受胰高血糖素和胰岛素的调节。肝细胞功能障碍易出现低血糖或餐后糖耐量异常，其可能机制有：①肝细胞大量死亡使肝糖原贮备明显减少；②受损肝细胞内质网中葡萄糖-6-磷酸酶活性降低，肝糖原转化为葡萄糖的过程障碍；③肝细胞灭活胰岛素功能降低，血液中胰岛素水平增加，易出现低血糖。个别肝功能障碍患者也可出现糖耐量降低。

（2）蛋白质代谢障碍：肝对血中氨基酸浓度相对稳定有重要作用。血浆中30余种血浆蛋白在肝细胞合成，特别是白蛋白占肝合成蛋白的25%左右，肝细胞受损导致白蛋白合成不足，表现为低白蛋白血症。肝脏对维持血中氨基酸稳定具有重要作用，肝功能受损可致血浆氨基酸比例失衡，导致白蛋白/球蛋白比值＜1。

（3）脂代谢障碍：肝脏参与脂类的消化、吸收、运输、分解与合成等过程。其中，胆汁酸盐辅助脂类的消化与吸收过程；肝脏合成的甘油三酯、磷脂及胆固醇通过合成极低密度脂蛋白和高密度脂蛋白分泌入血。肝功能障碍时，由于磷脂及脂蛋白的合成不足可造成肝内脂肪蓄积，易发生脂肪肝；胆固醇在肝内酯化生成胆固醇酯，肝功能障碍时胆固醇酯化障碍、转运能力降低，胆固醇转化为胆汁酸的能力下降，导致血浆胆固醇升高。

（4）维生素代谢障碍：在肝功能障碍患者较为常见，尤其是维生素A、维生素D、维生素K等的吸收、储存及转化异常，造成体内缺乏，患者可分别出现夜盲症、骨质疏松及出血倾向。

2. 水、电解质代谢紊乱

（1）肝性腹水：肝硬化等肝病晚期可出现腹水，其发生机制如下。①门脉高压，肠系膜毛细血管压增高，液体漏入腹腔形成腹水；②血浆胶体渗透压降低，白蛋白合成不足，血浆胶体渗透压降低，促使液体漏入腹腔增多；③淋巴回流不足，液体从肝表面漏入腹腔，形成腹水；④钠、水潴留，肝脏受损及门脉高压等原因使液体淤积在脾、胃、肠等脏器，有效循环血量减少，肾血流量减少，可致肾小球滤过率降低，RAAS激活加之肝脏灭活功能不足导致醛固酮过多，钠水重吸收增加；抗利尿激素增高，心房利钠肽减少，促进肾脏水钠重吸收。

（2）电解质代谢紊乱：①低钾血症。肝硬化晚期大量腹水形成，使有效循环血量减少，同时肾素－血管紧张素－醛固酮系统激活。肝细胞损伤又使醛固酮灭活减少，可导致醛固酮过多，使肾排钾增多，可致低钾血症。②低钠血症。有效循环血量减少，引起抗利尿激素分泌增加，而肝脏灭活ADH减少，使ADH过多，肾小管重吸收水增多，加之体内原有水、钠潴留，可造成稀释性低钠血症。低钠血症时，由于细胞外液渗透压降低，水进入细胞内，导致细胞内水肿，特别是脑细胞水肿可产生中枢神经系统功能障碍。

3. 生物转化功能障碍

（1）药物代谢障碍：肝细胞参与体内药物的分布、转化及排泄过程，很多药物可损害肝细胞，损害的肝细胞对药物的代谢能力降低，使药物在体内的代谢过程改变，从而增加药物的毒副作用，易发生药物中毒。因此，肝病患者的用药要慎重。

（2）激素灭活功能障碍：肝细胞在激素灭活中有重要作用。肝细胞受损后，激素的灭活功能障碍，导致内分泌功能紊乱，出现相应的临床表现。例如，醛固酮、抗利尿激素灭活减少导致钠、水潴留；雌激素灭活减弱，可导致月经失调、男性患者女性化及小动脉扩张等变化。

4. 免疫功能障碍

库普弗细胞负责吞噬、清除来自肠道的异物、病毒、细菌及毒素等；同时参与清除衰老、破碎的红细胞，以及监视、杀伤肿瘤细胞。肝功能障碍时，库普弗细胞功能降低及补体水平下降常伴有免疫功能下降，易发生肠道细菌移位、感染及毒血症等。

5. 凝血－抗凝血平衡紊乱

肝细胞合成大部分凝血因子、重要的抗凝物质如蛋白C、抗凝血酶-3、纤溶酶原、抗纤溶酶等，可灭活或清除激活的凝血因子和纤溶酶原激活物等。肝功能障碍可导致机体凝血－抗凝血平衡紊乱，严重时诱发DIC。

6. 胆汁分泌和排泄障碍

肝细胞负责胆红素的摄取、运载、酯化和排泄等，肝功能障碍时患者可出现黄疸（详见本章第三节）。

7. 解毒功能障碍

肝细胞损害，其解毒功能障碍。特别是来自肠道的有毒物质，由于肝细胞解毒功能降低，使毒物入血增多；毒物也可经侧支循环绕过肝脏，直接进入体循环。严重时可导致肝性脑病（详见第四节）。

8. 肝性肾衰竭

重症肝病患者有效循环血量减少，交感－肾上腺髓质系统、RAAS激活，引起肾血管收缩、肾血流减少，肾小球滤过率下降，导致肝性肾衰竭（详见第五节）。

第三节 黄 疸

由于血浆胆红素水平增高所引起的皮肤、巩膜、黏膜、大部分内脏器官、组织及体液的黄染，称为黄疸（jaundice）。黄疸为临床常见综合征，并非一个独立疾病。

一、正常胆红素的代谢

1. 胆红素的来源

（1）造血胆红素：衰老红细胞破坏后，血红蛋白分解产生的胆红素，占体内胆红素的80% ～ 85%。

（2）旁路胆红素：来源于肌红蛋白、细胞色素、过氧化氢酶、过氧化物酶等含铁卟啉化合物以及骨髓无效造血时的血红蛋白分解，占15% ～ 20%。

2. 胆红素的分类

（1）非结合胆红素（间接胆红素）：吞噬细胞内生成的胆红素，为脂溶性，易透过细胞膜进入血液，在血液中主要与血浆白蛋白结合为复合物运至肝脏。

（2）结合胆红素（直接胆红素）：运至肝脏的非结合胆红素与血浆白蛋白分离，经载体转运摄入肝细胞至滑面内质网，在 UDP-葡萄糖醛酸基转移酶（UGT）的作用下与葡萄糖醛酸结合为结合胆红素。结合胆红素脂溶性弱、亲水性强，与胞质中的谷胱甘肽S-转移酶（GST）结合，运往肝细胞的毛细胆管侧的细胞膜处排泄至胆汁，随胆汁排入肠道。

3. 正常胆红素的代谢

排入肠道的胆红素几乎都是结合型的，在回肠和结肠的细菌β-葡萄糖苷酶作用下，生成无色的胆素原。正常人每天从粪便排出的胆素原为40 ～ 280mg。胆素原与空气接触氧化成黄褐色的胆素，是粪便的主要色素。

肠道中有10% ～ 20%的胆素原经肠道黏膜细胞重吸收入血，经门静脉入肝，大部分再经肝细胞分泌，排入胆汁而再进入肠腔，此过程称为胆素原的肠肝循环（bilinogen enterohepatic circulation）。其中有少量（0.4 ～ 4.0mg/d）胆素原进入血液，经体循环从肾脏由尿排出，是尿液的主要色素（图 16-1）。

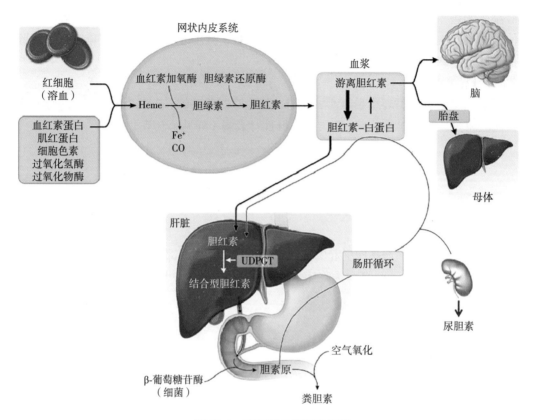

图 16-1　胆红素的来源及代谢

二、胆红素代谢障碍

血清胆红素浓度的正常范围为 $1.7 \sim 17.1\mu mol/L$（ $0.1 \sim 1.0mg/dl$ ）。血清胆红素水平高于正常称为高胆红素血症（hyperbilirubinemia）。血清胆红素水平如超过 $34.2\mu mol/L$（ $2.0mg/dl$ ），出现明显的黄疸，称为显性黄疸；如超过正常（ $17.1\mu mol/L$ 即 $1.0mg/dl$ ）但低于 $34.2\mu mol/L$（ $2.0mg/dl$ ），临床上尚无明显的皮肤、巩膜黄染，称为隐性黄疸。

（一）黄疸的原因和分类

黄疸可按不同标准进行分类。

临床通常将常见的黄疸分为溶血性黄疸、肝细胞性黄疸和阻塞性黄疸，但该分类未能涵盖所有病因导致的黄疸。也可按增多的胆红素类型，分为以非结合型胆红素增多为主的黄疸和以结合型胆红素增多为主的黄疸。该分类较为宽泛，不利于病因的鉴别。

病理生理学通常主张按照发病部位将黄疸分为肝前性、肝性与肝后性黄疸 3 大类。

1. 肝前性黄疸

胆红素生成过多，超过了肝细胞的处理能力，称为肝前性黄疸（prehepatic jaundice），分为肝前溶血性黄疸（prehepatic hemolytic jaundice）和肝前非溶血性黄疸（prehepatic nonhemolytic jaundice）。

（1）肝前溶血性黄疸：常见原因有以下5种。①免疫性因素，ABO血型不合的异型血输血、母婴血型不合引起的新生儿溶血病、自身免疫性溶血性贫血、药物致敏等；②生物性因素，细菌、病毒、疟原虫、毒蛇咬伤及脾功能亢进；③物理性因素，高温、体外循环及人工瓣膜所致的机械损伤，DIC时的微血管病性溶血性贫血等；④化学性因素，苯肼、铅、萘、砷化物等；⑤遗传性因素，红细胞膜遗传缺陷红细胞脆性增高而发生溶血。

（2）肝前非溶血性黄疸：主要指造血功能紊乱、骨髓内无效造血，导致旁路胆红素增多引起的黄疸，见于恶性贫血、地中海贫血、先天性卟啉病等。

2. 肝性黄疸

肝性黄疸（hepatic jaundice）指肝细胞对胆红素的摄取、运载、酯化、排泄功能障碍引起的黄疸。

（1）摄取、运载功能障碍：许多有机阴离子和药物均可与胆红素相竞争而被肝细胞摄取或与配体（主要是Y蛋白）相结合，从而使肝细胞对胆红素的摄取和运载功能受抑制，从而使非结合胆红素水平增高，如Gilbert综合征。

（2）酯化功能障碍：肝细胞内UGT活性不足，见于以下内容。①新生儿生理性黄疸（UGT发育不成熟）；②人乳黄疸（母乳中含有能抑制UGT的物质）；③先天性黄疸（UGT1A1基因突变导致UGT活性降低）。

（3）排泄障碍：主要指肝细胞对结合型胆红素的排泄障碍。主要有以下内容。①肝细胞性黄疸，临床常见，肝细胞损害影响对胆红素的摄取、运载、酯化和排泄诸方面，以排泄功能障碍为主；与毛细胆管破裂、毛细胆管阻塞、毛细胆管通透性增高使胆汁反流入血有关；②肝内胆汁淤滞性黄疸，胆汁在肝内胆管淤滞并反流入血；③Dubin-Johnson综合征和Rotor综合征，均为常染色体隐性遗传。

3. 肝后性黄疸

肝后性黄疸（posthepatic jaundice）系由肝外胆道阻塞，胆汁淤积，胆道内压增高，胆红素反流入血所致。由于阻塞部位明确，亦称"阻塞性黄疸"，该类黄疸以结合型胆红素增多为主。

（二）黄疸对机体的影响

1. 中枢神经系统

（1）非结合胆红素对多种NAD依赖性脱氢酶有抑制作用，干扰脑细胞的代谢，可与细胞膜上的磷脂结合形成复合体影响细胞的正常功能。

（2）核黄疸（kernicterus）：新生儿，特别是早产儿血脑屏障通透性较高，血中非结合型胆红素大大增多，甚至可达307.8 ～ 342.0μmol/L（18 ～ 20mg/dl），易通过血脑屏障进入脑内，引起大脑基底核等神经核团明显黄染和变性、坏死。临床上患儿出现肌肉抽搐、全身痉挛等一系列神经、精神症状，患儿往往因此而死亡，幸存者则留有肢体瘫痪、智力减退等后遗症。脑部病变也可以不限于基底核，分布比较广泛，故核黄疸亦称为胆红素性脑病（bilirubin encephalopathy）。此外，患儿胃肠道、脾脏、肾脏、肾上腺、胰腺、性腺、骨髓、呼吸道黏膜等亦可出现严重的渐进性坏死。

2. 小肠

胆红素可刺激小肠黏膜，甚至引起黏膜糜烂，影响小肠的分泌和吸收；高胆红素血症还可引起小肠紧张度降低和活动减弱，并抑制胃的排空。

3. 其他

肝后性黄疸患者常发生心率缓慢、低血压及皮肤瘙痒。

第四节　肝性脑病

肝性脑病（hepatic encephalopathy，HE）指在排除其他已知脑疾病前提下，继发于严重肝病的神经精神综合征。临床上，肝性脑病按神经精神症状的轻重分为四期。

一期（前驱期）：轻微的精神神经症状，可表现为轻度知觉障碍、欣快或焦虑、精神集中时间缩短等，轻微扑翼样震颤。

二期（昏迷前期）：一期症状加重，出现嗜睡、淡漠、时间及空间轻度感知障碍、言语不清、明显的人格障碍及行为异常，明显的扑翼样震颤。

三期（昏睡期）：有明显的精神错乱、时间感知及空间定向障碍、健忘、言语混乱等症状，可昏睡但可唤醒。

四期（昏迷期）：昏迷且不能唤醒，对疼痛刺激无反应，无扑翼样震颤。

肝昏迷（hepatic coma）是肝性脑病的最后阶段，肝功能衰竭最终的临床表现。肝昏迷不等同于肝性脑病。

一、肝性脑病发病机制

肝性脑病的发病机制尚不完全清楚。肝性脑病时脑组织并无明显的特异性形态学改变，且多被认为是继发性变化。肝性脑病的发生是脑组织的代谢和功能障碍所致。

有关肝性脑病的发病机制，主要有氨中毒学说、假性神经递质学说、血浆氨基酸失衡学说和γ-氨基丁酸学说，每个学说都能从一定角度解释肝性脑病的发病机制，并指导临床治疗，但每个学说都不完善。

（一）氨中毒学说

临床研究证实，约80%的肝性脑病患者血液及脑脊液中氨水平升高，降血氨治疗有效，为氨中毒学说的确立提供了证据。其中，星形胶质细胞为神经元提供乳酸、α-酮戊二酸、谷氨酰胺及丙氨酸等营养物质，其功能异常直接影响神经元的功能与代谢。星形胶质细胞受损参与肝性脑病的发生发展过程是氨中毒学说的基础。

生理情况下，体内氨的产生和清除处于动态平衡，血氨浓度不超过59μmol/L。氨生成增多和/或清除不足，可使血氨水平升高，过量的氨通过血脑屏障进入脑内，作为神经毒素可诱发肝性脑病。

1. 血氨升高的原因

（1）氨清除不足：体内产生的氨，一般均在肝脏进入鸟氨酸循环，合成尿素而解毒，肝性脑病时血氨增高的主要原因是由于肝脏疾病时所致的鸟氨酸循环障碍。肝功能严重受损，肝细胞代谢障碍，供给鸟氨酸循环的ATP不足，鸟氨酸循环的酶系统受损严重，各种底物缺失等，导致氨在肝中合成尿素发生障碍，血氨升高。

（2）氨产生过多：血氨主要来源于肠道，主要途径如下。①肠道内的蛋白质经过消化产生氨基酸，在肠道细菌释放的氨基酸氧化酶的作用下产氨；②经尿素的肠-肝循环弥散入肠道的尿素，在细菌释放的尿素酶作用下亦可产氨。

肝脏功能严重障碍时，门静脉血流受阻，肠黏膜淤血、水肿，肠蠕动减弱以及胆汁分泌减少，使消化吸收功能降低，未经消化吸收的蛋白成分在肠道潴留；肠道细菌活跃，细菌释放大量的氨基酸氧化酶和尿素酶。当肝硬化晚期合并肾功能障碍，尿素经肾脏清除减少，弥散入肠道的尿素增加。如合并上消化道出血，肠道内增多的血液蛋白质经细菌分解产氨进一步增加。

此外，肝外因素亦可导致血氨升高。肝功能障碍患者伴有呼吸性碱中毒或者应用碳酸酐酶抑制剂时，肾小管管腔中H^+减少，NH_4^+生成减少，而NH_3弥散入血增加，血氨升高。肝性脑病患者昏迷前，出现明显的躁动不安、震颤等肌肉活动增强，肌肉中的腺苷酸分解代谢增强，产氨增多。

2. 氨对脑组织的毒性作用

血氨主要以NH_4^+形式存在，不易通过血脑屏障，当血浆pH增高时NH_3增多，可自由通过血脑屏障进入脑内。血氨水平升高和血脑屏障通透性增加是发生肝性脑病的主要影响因素。进入脑内的氨增多，可产生如下作用（图16-2）。

（1）干扰细胞能量代谢：脑内能量主要来源于葡萄糖的有氧氧化过程，进入脑内的氨增多，主要通过干扰葡萄糖的生物氧化，糖酵解增强，乳酸堆积，使ATP和磷酸肌酸水平降低，导致以下现象。①抑制丙酮酸脱氢酶（pyruvate dehydrogenase，PD）的活性，阻碍丙酮的氧化脱羧，使NADH和乙酰辅酶A生成减少，三羧酸循环过程停滞，ATP生成减少；②α-酮戊二酸经转氨基生成谷氨酸过程，消耗大量NADH，ATP产生减少；③大量的氨与谷氨酸结合生成谷氨酰胺，消耗了大量ATP。

此外，脑内氨增多可抑制细胞内能量代谢相关的酶，导致能量生成障碍；氨增多可导致线粒体内膜的膜通透转换孔开放，线粒体跨膜电位下降或消失，线粒体肿胀，能量代谢障碍及大量氧自由基生成等，均参与肝性脑病的发生发展。

（2）脑内神经递质改变：正常情况下，脑内兴奋性神经递质与抑制性神经递质保持平衡。在肝性脑病发生发展过程中，血氨水平升高直接影响脑内神经递质的水平及神经传递。

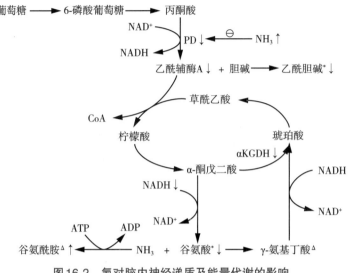

图 16-2　氨对脑内神经递质及能量代谢的影响

脑内氨水平升高，与谷氨酸结合生成谷氨酰胺增多，中枢兴奋性递质谷氨酸减少，同时乙酰胆碱等兴奋性神经递质减少；而谷氨酰胺、GABA 等抑制性神经递质活动增强，脑内神经递质平衡失调，导致中枢神经系统功能紊乱。

（3）抑制神经细胞膜：肝性脑病晚期，氨增高可干扰神经细胞膜 Na^+-K^+-ATP 酶，影响细胞内外 Na^+、K^+ 的分布。细胞膜对 NH_4^+ 的通透性高于 K^+，可与 K^+ 竞争入胞，进而使细胞外 K^+ 浓度升高。细胞内外 Na^+、K^+ 的分布异常直接影响膜电位、细胞兴奋性及传导等特性。

（二）假性神经递质学说

脑干网状结构中的神经递质种类较多，而去甲肾上腺素和多巴胺等为主要神经递质，在维持脑干网状结构上行激动系统的唤醒功能中具有重要作用。当这些正常的神经递质（称为"真性神经递质"）被结构相似、但生理效应极弱的物质（称为"假性神经递质"）所取代时，则使上行激动系统的功能活动减弱，大脑皮质由兴奋转入抑制状态，出现昏睡等情况。

1. 假性神经递质的来源

肝功能严重障碍或有门脉侧支循环时，肠道中芳香族氨基酸脱羧形成的苯乙胺和酪胺等经肝中的 MAO 降解清除减少，可由体循环通过血脑屏障进入脑组织，并在脑细胞非特异性 β-羟化酶的作用下羟化为苯乙醇胺和羟苯乙醇胺，其化学结构与去甲肾上腺素和多巴胺极为相似（图 16-3），但信息传递的功能甚弱，故称之为假性神经递质。

2. 假性神经递质的作用机制

脑内网状结构假性神经递质增多，竞争性地干扰正常（真性）神经递质的贮存、释放以及与受体的结合，致使网状结构上行激动系统功能失常，传至大脑皮质的兴奋冲动受阻，从而发生昏迷。

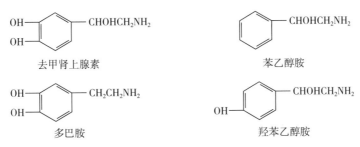

图16-3　正常及假性神经递质的结构

（三）血浆氨基酸失衡学说

肝功能障碍患者，血浆支链氨基酸（branched chain amino acids，BCAA）水平下降，芳香族氨基酸（aromatic amino acids，AAA）水平明显增加，BCAA与AAA比值可由正常时的3.0～3.5下降至0.6～1.2。而肝性脑病患者补充BCAA可缓解患者的神经精神症状，据此提出氨基酸失衡学说。

1. 血浆氨基酸失衡的主要原因

肝功能严重障碍时，肝细胞灭活胰高血糖素和胰岛素的功能减退，两者浓度均升高，胰高血糖素升高更为显著，体内蛋白质分解代谢增强，大量芳香族氨基酸由肌肉和肝蛋白质分解入血。芳香族氨基酸主要在肝脏降解，肝功能严重障碍，芳香族氨基酸的降解能力降低；且糖异生减弱导致芳香族氨基酸转变为糖的能力降低，血液中的芳香族氨基酸含量增高。与芳香族氨基酸不同，支链氨基酸主要在骨骼肌中代谢，胰岛素灭活减少可促进增强骨骼肌和脂肪组织对支链氨基酸的摄取和分解，血中支链氨基酸含量减少。

2. 血浆氨基酸失衡的毒性作用

生理情况下，芳香族氨基酸与支链氨基酸同属电中性氨基酸，经同一载体转运系统通过血脑屏障，被脑细胞摄取。血中芳香族氨基酸增多和支链氨基酸减少，使芳香族氨基酸，其中主要是苯丙氨酸、酪氨酸进入脑内增多。

进入脑内的苯丙氨酸和酪氨酸增多时，增多的苯丙氨酸既可抑制酪氨酸羟化酶的活性，使正常神经递质生成减少，又可在芳香族氨基酸脱羧酶作用下生成苯乙胺，进一步在β-羟化酶作用下生成苯乙醇胺；而增多的酪氨酸也可在芳香族氨基酸脱羧酶作用下生成酪胺，进一步在β-羟化酶在化酶作用下生成羟苯乙醇胺。由此可见，血中氨基酸失衡可使脑内产生大量假性神经递质，使正常神经递质的产生作用受到抑制。最终导致昏迷的发生。

血浆氨基酸失衡学说是假性神经递质学说的补充和发展。

（四）γ-氨基丁酸学说

γ-氨基丁酸（γ-animobutyric acid，GABA）属于抑制性神经递质，介导突触后及突触前神经抑制。肝功能障碍时，肝清除肠源性GABA的能力下降，血中GABA水平升高，同时血脑屏障对GABA的通透性增加、脑内GABA受体表达升高。GABA进入中枢神经系统，与突触后神经元的特异性GABA受体结合，Cl⁻通道开放、细胞外Cl⁻内流，神经元呈超极化状态，导致中枢神经系统功能抑制。

二、影响肝性脑病发生的因素

凡能增加体内毒性物质的生成和/或加重脑代谢、功能障碍的因素，都可成为肝性脑病的诱发因素。

1. 氨负荷增加

氨负荷过度是诱发肝性脑病最常见的原因。肝硬化患者常见的上消化道出血、氮质血症、碱中毒、便秘、感染等内源性负荷过重以及过量蛋白饮食、输血等外源性负荷过度，均可促进血氨增高而诱发肝性脑病。

2. 血脑屏障通透性增加

一些神经毒质正常时不能通过血脑屏障，血脑屏障通透性的增加，可使神经毒质入脑增多，参与肝性脑病的发病。血脑屏障通透性增加与TNF-α、IL-6等重组血脑屏障内皮细胞骨架有关，严重肝病患者合并的高碳酸血症、脂肪酸、饮酒等也可使血脑屏障通透性增加。

3. 脑的敏感性增高

严重肝病患者体内各种神经毒质增多，在毒性物质的作用下，脑对药物或氨等毒性物质的敏感性增高。使用镇痛、镇静、麻醉以及氯化铵等药物时，则易诱发肝性脑病。此外，感染、缺氧、电解质紊乱等也可增强脑对毒性物质的敏感性而诱发肝性脑病。

三、肝性脑病防治的病理生理基础

由于肝性脑病的发病机制复杂，应结合患者的具体情况，采取一些综合性治疗措施进行防治。

1. 去除和预防诱因

（1）减少氨负荷：①严格控制蛋白质的摄入量，减少组织蛋白质的分解；②避免粗糙质硬食物，防止上消化道大出血；③防止便秘，以减少肠道有毒物质吸收入血。

（2）慎用镇痛、镇静、麻醉等药物。

（3）注意预防因利尿、放腹水、低血钾等情况诱发肝性脑病。

（4）及时纠正碱中毒：因碱中毒可促进氨的生成与吸收，一旦出现应及时纠正。

2. 针对发病机制的治疗

（1）降低血氨：①口服乳果糖，降低肠道pH，减少产氨，利于氨的排出；②口服新霉素等抑制肠道细菌产氨；③应用谷氨酸或精氨酸降低血氨。

（2）应用左旋多巴，增加正常神经递质的生成与作用，取代或拮抗假性神经递质。

（3）应用以支链氨基酸为主的氨基酸混合液，纠正氨基酸失衡。

（4）应用苯二氮䓬受体阻断剂，拮抗GABA的毒性作用。

3. 其他治疗措施

（1）配合采取一些保护脑细胞功能、维持呼吸道通畅、防止脑水肿等措施。

（2）必要和可能的情况下，可考虑施行肝移植。

第五节 肝肾综合征

肝肾综合征（hepatorenal syndrome，HRS）是肝硬化失代偿期或急性重症肝炎时，继发于严重肝功能障碍的肾衰竭。

一、肝肾综合征的病因与类型

各种类型的肝硬化、重症病毒性肝炎、暴发性肝衰竭、肝癌、妊娠性急性脂肪肝等均可导致肝肾综合征。

肝肾综合征早期多为功能性肝肾综合征，一般并无器质性损害，临床表现为少尿、低钠尿、高渗尿、氮质血症等。临床处理得当，肝病病情得到改善则肾功能可恢复；但如果持续时间较长，可因肾小管缺血、缺氧，或由于并发消化道出血引起休克等原因，亦可发生急性肾小管坏死，成为器质性肝肾综合征。有些急性肝衰竭患者可能由于发生肠源性内毒素血症，可直接导致急性肾小管坏死，引起肝性器质性肾衰竭。

二、肝肾综合征的发病机制

肝肾综合征的发病机制较为复杂，主要与有效循环血量减少和血管活性物质导致肾血管收缩、肾血流减少有关。导致肾血管收缩的主要因素如下。

1. 肾交感神经张力增高

有效循环血量减少，提高心交感-肾上腺髓质系统的兴奋性，儿茶酚胺增多，使肾动脉收缩、肾血流减少，肾小球滤过率下降，发生肾衰竭。由于肾内血液重分布，流经皮质肾单位的血流量减少，肾小球滤过率降低。而近髓肾单位的血流量减少较少，肾小管重吸收功能可正常。

2. 肾素-血管紧张素-醛固酮系统激活

肾血流减少刺激肾小球颗粒细胞释放肾素增加，加之肝功能衰竭可使肾素灭活减少，肾素-血管紧张素-醛固酮系统激活。该系统激活，Ang II可导致肾血管收缩，肾小球滤过率降低；醛固酮促进钠水重吸收增加，使尿钠排出减少。

3. 其他血管活性物质参与

（1）激肽系统活动异常：肾内缓激肽等舒血管物质相对缺乏，使缩血管物质的效应明显增强。

（2）前列腺素、白三烯等代谢紊乱：PGs减少而TXA_2增多；LTs生成增多，而灭活和排泄减少。

（3）内皮素增多：源于生成增多，而非清除不足。

总之，重症肝病患者由于门脉高压导致外周血管床扩张，加之腹水等原因导致有效循环血量减少，进一步激活交感-肾上腺髓质系统、肾素-血管紧张素-醛固酮系统等，引起肾血管收缩、肾血流减少，肾小球滤过率下降，导致肝肾综合征的发生发展。

三、肝肾综合征防治的病理生理基础

肝肾综合征的防治，重在预防，积极治疗原发病，注意保护和改善肝功能。

治疗主要针对循环动力学改变及肾灌注不足，选用对全身血管具有较强收缩作用，而对肾血管影响较小的选择性血管收缩药，以调整全身血流分布，缓解肾血管收缩，改善肾血流，提高肾小球滤过率。

病情严重的患者应做透析，必要和可能的情况下，可考虑施行肝移植。

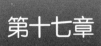

第十七章　肾功能障碍

教学目的和要求

1. 掌握急性肾衰竭的病因和发病机制。
2. 掌握急性肾衰竭机体主要变化及其发生机制。
3. 掌握慢性肾衰竭的发展过程。
4. 掌握慢性肾衰竭时机体主要功能代谢变化的发生机制。
5. 熟悉肾功能障碍的基本发病环节。
6. 了解尿毒症主要临床表现的发病机制。

　　肾脏是机体重要的生命器官，具有诸多生理功能：①排泄功能，排出体内代谢产物、药物和毒物；②调节功能，通过调节水、电解质和酸碱平衡，维持机体内环境稳定并调控血压；③内分泌功能：肾脏能合成和分泌肾素、促红细胞生成素（EPO）、前列腺素，活化 1,25-（OH）$_2$D$_3$，灭活甲状旁腺激素和胃泌素等，同时还是 ADH、ANP、醛固酮等激素的靶器官。因此，肾功能受损不仅导致排泄功能障碍，还可引起肾脏内分泌功能障碍和体内代谢紊乱。

　　各种原因使肾功能严重受损，导致泌尿功能障碍，代谢产物不能充分排出，机体出现水、电解质和酸碱平衡紊乱及内分泌功能异常的临床综合征，称为肾功能障碍（renal dysfunction）。肾功能障碍发展到严重阶段，出现肾衰竭（renal failure）而以尿毒症（uremia）告终。肾功能障碍与肾衰竭没有本质上的区别，只是程度上有所差别。前者是指肾脏功能发生障碍由轻到重的全过程；后者则是前者的晚期阶段。临床上两者往往通用。

　　本章将在简述肾功能障碍的病因和基本发病环节的基础上，着重介绍急性肾衰竭、慢性肾衰竭和尿毒症。

第一节　肾功能障碍的病因和基本发病环节

一、肾功能障碍的原因

肾功能不全的原因可分为两大类。

1. 原发性肾脏疾病

（1）肾小球疾病：急、慢性肾小球肾炎，肾病综合征等。

（2）肾小管疾病：肾小管性酸中毒、肾性尿崩症、肾性糖尿等。

（3）间质性肾炎：以肾间质炎症和肾小管损害为主，无原发性肾小球和肾血管损害。

（4）其他：肾脏血管病、肾脏肿瘤、肾结石、梗阻性肾病等。

2. 继发于全身性疾病的肾损害

（1）循环系统疾病：休克、血栓形成等使肾脏血液灌注减少。

（2）自身免疫性疾病和结缔组织疾病：红斑狼疮、类风湿关节炎。

（3）代谢性疾病：糖尿病肾病、肾淀粉样变性、高尿酸血症肾病等。

（4）血液病：白血病、多发性骨髓瘤、浆细胞疾病等。

（5）其他：心、肝、内分泌疾病及恶性肿瘤发展到一定阶段。

二、肾功能障碍的基本发病环节

肾小球滤过、肾小管和集合管的重吸收和分泌以及肾脏各种细胞的内分泌与生物代谢活动是肾脏发挥排泄与调节作用的基本环节。任何一个环节发生异常都可导致肾功能障碍，其基本发病环节主要包括以下3个方面。

1. 肾小球滤过功能障碍

生理情况下，成人双侧肾脏每日经滤过可形成180L的超滤液（125ml/min），其中99%经过重吸收回血。肾小球滤过膜具有机械屏障和电荷屏障，仅允许水和小分子物质自由通过，而没有血浆蛋白等大分子物质的丢失。肾小球滤过率（glomerular filtration rate，GFR）下降和/或肾小球滤过膜通透性改变，均可导致肾小球滤过功能障碍。

（1）肾血流量降低：动脉血压在80～160mmHg时，通过肾自身调节保持肾血流量和GFR不变。当休克、心力衰竭等使循环血量减少、动脉血压低于80mmHg，肾脏失去自身调节能力，肾血流量明显减少，GFR下降。

（2）有效滤过面积减少：肾缺血或中毒时，肾小球毛细血管内皮肿胀、足细胞足突结构变化、滤过膜上的窗孔及密度减少。此外，内、外源性活性因子释放可引起肾小球系膜细胞收缩，导致肾小球滤过膜面积减少，滤过系数降低，肾小球滤过率下降。

（3）肾小球有效滤过压下降：肾小球有效滤过压是原尿生成的动力，相当于肾小球毛细血管血压－（囊内压＋血浆胶体渗透压），其下降的主要原因有3种。①大量失血和严重脱水等引起全身动脉血压下降，肾小球毛细血管血压随之下降；②尿路梗阻、肾小管阻塞、肾间质水肿压迫肾小管时，肾小球囊内压升高；③血浆胶体渗透压本身的作用并不显著，当其降低会导致组织液生成增加，循环血量减少，进而通过肾素血管紧张素系统引起肾小球入球小动脉的收缩，导致肾小球毛细血管血压亦下降。

（4）肾小球滤过膜通透性改变：肾小球滤过膜由肾小球毛细血管内皮细胞、基底膜和肾小囊脏层上皮细胞（足细胞）有三层结构组成，通透性大小与滤过膜的结构和电荷屏障有关。炎症、损伤和免疫复合物可破坏滤过膜的完整性或降低其负电荷使通透性增加，是导致蛋白尿或血尿的主要原因。

2. 肾小管功能障碍

（1）近端小管重吸收障碍，可引起肾性糖尿、氨基酸尿、蛋白尿以及近端肾小管性酸中毒等。

（2）髓袢尿液浓缩功能障碍，出现多尿、低渗尿或等渗尿。

（3）远端小管和集合管的物质转运功能障碍，导致酸碱平衡障碍、钠钾代谢障碍、尿液浓缩功能障碍（多尿）。

3. 肾脏内分泌功能障碍

（1）肾素分泌增多：肾素的分泌受交感神经、致密斑细胞和入球小动脉的牵张感受器的调节。交感神经兴奋、低钠血症、肾动脉狭窄、脱水、全身平均动脉血压升高等情况下，均可导致肾素释放增多，肾素－血管紧张素－醛固酮系统活性增加，从而提高平均动脉血压和促进钠水潴留，参与了肾性高血压的发生发展过程。

（2）EPO合成减少：EPO是由肾脏合成的一种约34kD的糖蛋白，促进红系祖细胞的增殖与分化，并促进骨髓内网织红细胞释放入血，导致红细胞生成增多。慢性肾脏疾病患者，由于肾脏组织进行性破坏，EPO生成明显减少，导致红细胞生成减少，患者可出现肾性贫血。

（3）$1,25\text{-}(OH)_2\text{-}D_3$生成减少：肾脏是唯一存在$1\alpha\text{-}$羟化酶的器官。维生素$D_3$经肝脏$25\text{-}$羟化酶的作用形成$25\text{-}(OH)D_3$后，只有在肾脏$1\alpha\text{-}$羟化酶的作用下才能转化为具有活性的$1,25\text{-}(OH)_2\text{-}D_3$。$1,25\text{-}(OH)_2\text{-}D_3$能够促进小肠对钙、磷的吸收，加快钙、磷通过成骨细胞膜进入骨组织的速度，加强成骨细胞的活动，促进骨盐沉积和骨形成；当血钙降低时，它又促进骨间叶细胞向破骨细胞转化，动员骨钙入血以维持血钙稳态。肾脏发生器质性损害时，$1\alpha\text{-}$羟化酶表达减少，可使$1,25\text{-}(OH)_2\text{-}D_3$生成减少，从而诱发肾性骨营养不良。

（4）花生四烯酸代谢紊乱：肾脏功能障碍时，PGE_2和PGI_2合成不足，由于这两种PG具有强大的降压作用，因此被认为是肾性高血压的另一重要的发病环节。

（5）激肽释放酶－激肽系统（kallikrein-kinin-system，KKS）：活性降低、缓激肽（BK）生成减少，肾脏分泌的激肽释放酶可以催化激肽原生成激肽，后者可以对抗血管紧张素的作用，扩张小动脉促进血压下降，并促进前列腺素的释放。该系统活性下降，缓激肽生成减少，亦可促进高血压的发生。

（6）甲状旁腺激素（PTH）和胃泌素灭活减少。

一般而言，急性肾衰竭因来不及适应、代偿，代谢产物骤然堆积往往对患者造成严重后果。然而，如果处置得当，因肾尚未发生重大的器质性损伤，大多数急性肾衰竭通常是可逆的，与慢性肾衰竭的不可逆性进展明显不同。

第二节　急性肾衰竭

根据其发病的缓急和病程的长短，肾功能障碍（衰竭）可分为急性与慢性两种。

急性肾衰竭（acute renal failure，ARF）指由于各种原因使两肾的功能在短时间（数小时至数天）内急剧减退，引起代谢废物在体内潴留，水、电解质和酸碱平衡紊乱，出现氮质血症和代谢性酸中毒，并由此引发的机体内环境严重紊乱的临床综合征。

2005年9月，由国际肾脏病学会、美国肾脏病学会、美国肾脏病基金会及急诊医学专业来自全球多个国家的专家们共同组成了急性肾损伤的专家组，将以往所称的急性肾衰竭（ARF）更名为急性肾损伤（acute kidney injury，AKI）。

一、急性肾衰竭的分类

按照发病环节，急性肾衰竭分为肾前性、肾性和肾后性三大类（图17-1）。

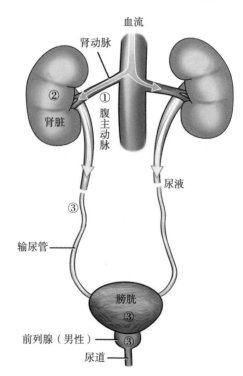

急性肾衰竭的病因

①肾前性
突然且严重的血压降低（休克）或严重创伤或疾病导致的肾脏血流骤然降低

②肾性
由炎症、毒素、药物、感染或持续的血流下降导致的肾脏直接损伤

③肾后性
由于前列腺肥大、肾脏结石、膀胱肿瘤或外伤导致尿液流动突然受阻

图17-1　急性肾衰竭的分类

1. 肾前性急性肾衰竭

指有效循环血量减少，肾灌注不足，导致肾小球滤过率降低而发生的ARF。常见于各型休克早期、心力衰竭、肾动脉栓塞或血栓形成，引起有效循环血量减少和肾血管强烈收缩，导致肾血流量不足，GFR显著下降，出现尿量减少和氮质血症等内环境紊乱。此时，肾组织并无器质性病变，具可逆性，为功能性肾衰竭。若缺血长时间持续，则可发展为器质性肾衰竭。

2. 肾性急性肾衰竭

由肾实质器质性病变引起的急性肾衰竭，亦称器质性肾衰竭，是临床上常见的危重病症。常见类型如下。

（1）急性肾小管坏死：急性肾小管坏死（acute tubular necrosis，ATN）是肾性ARF最常见的类型。常见病因为肾缺血和中毒。①肾缺血和再灌注损伤，肾缺血持续存在，或休克复苏后的再灌注损伤，均可引起ATN，属于功能性肾衰竭发展为器质性肾衰竭；②肾中毒，可引起ATN的肾毒素有抗生素、化学物质、重金属、造影剂等外源性物质，以及高浓度的内源性毒素，如血红蛋白（各种原因导致的溶血）、肌红蛋白（挤压综合征、过度运动引起的横纹肌溶解）等。

（2）肾小球、肾间质和肾血管疾病：急性肾小球肾炎、急性肾间质炎症、狼疮性肾病和肾小球毛细血管血栓形成等均可引起肾实质损伤，导致ARF。

3. 肾后性急性肾衰竭

肾以下尿路（从肾盏到尿路口）梗阻，梗阻上方的压力增高导致肾实质受压，肾功能下降，亦称梗阻性肾衰竭。常见于：①双侧输尿管结石、肿瘤或坏死组织引起的输尿管内梗阻；②肿瘤、粘连和纤维化导致的输尿管外梗阻；③前列腺肥大、盆腔肿瘤导致膀胱以下梗阻等。

需要注意的是，肾脏代偿功能强大，膀胱以上须双侧完全梗阻才发生肾衰竭。肾后性急性肾衰竭往往突然出现少尿或者无尿，早期为功能性肾衰竭，如梗阻情况及时解除，肾脏泌尿功能可迅速恢复，如无法及时解除梗阻则可能发展为器质性肾衰竭。

二、急性肾衰竭的临床经过

多数急性肾衰竭患者病程中出现少尿，为少尿型急性肾衰竭；也有一部分患者病程中尿量不减少，称为非少尿型急性肾衰竭。

（一）少尿型ARF

少尿型ARF病程包括少尿期、多尿期和恢复期三个阶段。

1. 少尿期

缺血、创伤、毒物等损害因素侵袭后1～2天内出现少尿甚至无尿，尿量显著减少至＜400ml/d，甚至＜150ml/d，还伴有严重的代谢产物蓄积，内环境严重紊乱。主要变化如下。

（1）高钾血症：ARF患者最危险变化，可引起心率减慢、心律不齐、室颤甚至心搏骤停，是 ARF 患者少尿期的首位死因。

（2）水中毒：肾排水能力下降或因治疗不当输注葡萄糖溶液过多等原因，患者出现稀释性低钠血症，因细胞外液低渗导致水向细胞内液转移，引起细胞肿胀，可致急性肺水肿、脑水肿和心力衰竭。

（3）代谢性酸中毒：肾脏排酸保碱能力下降，伴随酸性代谢产物（固定酸）形成增加。酸中毒可抑制心血管系统和中枢神经系统，影响体内多种酶的活性，并促进高钾血症的发生。

高血钾、水中毒和代谢性酸中毒构成 ARF 的"死亡三角"。

（4）氮质血症：血肌酐和尿素等氮源性代谢废物（非蛋白氮，nonprotein nitrogen，NPN）含量增高，有肾源性与非肾源性之分。ARF 时为肾源性氮质血症，主要由于肾脏排泄功能障碍和体内蛋白质分解增强。

少尿期是 ARF 最危险的阶段，平均持续 1～2 周，超过 1 个月常提示有广泛的肾实质损伤，预后较差。

2. 多尿期

尿量进行性增多是肾功能逐渐恢复的标志。尿量增加到＞400ml/d，标志患者已进入多尿期，尿量逐日增加，经 5～7 天达高峰，尿量可达 3000ml/d 或更多。少尿期体内蓄积的水分和尿素氮越多，多尿期尿量也越多。

多尿期出现多尿的机制：①肾血流量和肾小球滤过率功能逐渐恢复，而损伤的肾小管上皮细胞虽已开始再生修复，但其浓缩功能仍然低下，出现多尿；②原本潴留在血液中的尿素等物质从肾小球大量滤出，引起渗透性利尿；③肾间质水肿消退、肾小管内管型被冲走，缓解肾小管的压迫与阻塞。

多尿期平均持续 2～4 周。多尿期早期，因肾小管功能尚未完全恢复，GFR 仍然低于正常，因而氮质血症、高钾血症和代谢性酸中毒尚不能立即得到改善；多尿期后期，这些变化逐渐恢复正常，会因多尿导致脱水、低钾血症和低钠血症，故应注意补充水和电解质。

3. 恢复期

多尿期过后，肾功能显著改善，尿量逐渐正常。血尿素氮和血肌酐基本恢复到正常水平。

恢复期通常需要 3～12 个月的时间，甚至更久。一般而言，少尿期越长，恢复需要的时间也越长。部分患者可遗留不同程度的肾功能损害，一年后约 2/3 患者的 GFR 仍较正常低 20%～40%，肾小管浓缩功能及酸化功能也低于正常。

（二）非少尿型 ARF

非少尿型 ARF 患者在病程中不出现少（无）尿。虽然尿量持续在 400ml/d 以上，甚至可达 1000～2000ml/d，但仍有氮质血症并伴有代谢性酸中毒等内环境紊乱。

非少尿型 ARF 患者，GFR 的下降程度相对于肾小管损伤程度较轻。肾小管部分功能还存在，但浓缩功能障碍，因此尿量较多，尿钠含量较低，尿比重也较低。

非少尿型 ARF 病程相对较短、并发症少、预后较好，但因尿量不少，容易漏诊。非少尿型ARF如果忽视而漏诊或者治疗不当，可转变为少尿型，预后不良。

近年来，非少尿型ARF的发生有增多趋势，原因在于：①血、尿常规检查提高生化参数异常的检出率；②药物中毒性ARF的发病率升高，如氨基糖苷类抗生素肾中毒常引起少尿型ARF；③大剂量强效利尿药及肾血管扩张剂的预防性使用，使患者尿量并未减少；④危重患者的有效抢救与适当的支持疗法。

有些教科书中提出"少尿型与非少尿型ARF可以相互转化"，此观点值得商榷。非少尿型因漏诊、治疗不及时或治疗不当可以转变为少尿型；但少尿型肾衰竭既然病程中已经出现过少尿，虽经治疗尿量有所回升，只能认为是进入了多尿期，不能将其归入病程中不出现少（无）尿的非少尿型肾衰竭。

第三节 慢性肾衰竭

各种慢性肾脏疾病进行性、不可逆地破坏肾单位，使肾功能逐渐减退，在经过一段相对较长的发展过程后出现以代谢废物潴留，水、电解质和酸碱平衡紊乱以及某些内分泌功能异常为主要表现的综合征，称为慢性肾衰竭（chronic renal failure，CRF）。

以往我国引起慢性肾功能障碍主要病因为原发性肾脏疾病，以肾小球肾炎最常见；近年研究表明，由糖尿病肾病和高血压肾病引起是继发性肾脏疾病，已居慢性肾衰竭病因的首位。

一、慢性肾功能障碍的发展阶段

肾脏具有强大的代偿储备能力，引起CRF的各种疾病并非突然导致肾功能障碍，而是呈现一个缓慢而渐进的过程，根据肾功能受损程度的不同，将其分为四期（表17-1）。

1. 肾储备功能减退期（代偿期）

肾实质破坏尚不严重，肾脏能维持内环境稳定，无临床症状。当肾单位损伤不到一半时，肾功能仍可代偿，血液生化指标可无异常，但肾脏储备能力降低。在感染和水、钠、钾负荷突然增加时会出现内环境紊乱，可有乏力、轻度贫血等临床表现。

2. 肾功能不全期

肾单位损伤超过50%，肾功能降低不能维持内环境稳定，进入失代偿期。血清肌酐升高，血钙降低、血磷升高，并出现代谢性酸中毒。由于肾浓缩功能减退及健存肾单位内的渗透性利尿，患者可出现多尿、夜尿。此外，因肾脏分泌EPO减少，可引起贫血。

3. 肾衰竭期

肾单位进一步损伤，临床表现明显，有较重的氮质血症，患者出现严重贫血及尿毒症的部分中毒症状，尤其是胃肠道症状明显，如恶心、呕吐和腹泻等。此期水、电解质和酸碱平衡紊乱更趋严重。

4. 终末尿毒症期

患者内环境紊乱更加严重，有明显的水、电解质和酸碱平衡紊乱，并出现肾毒性脑病、多器官功能障碍以及多系统功能障碍等，要依靠透析才能改善患者症状和维持生命。

表 17-1　慢性肾功能障碍的发展阶段

发展阶段	内生肌酐清除率	氮质血症	主要临床表现
代偿期	肾储备功能减退期 正常值的30%以上	无	肾的排泄和调节功能尚可维持内环境稳定，临床无异常，但肾功能适应范围缩小
失代偿期	肾功能不全期 正常值的25%～30%	轻度或中度	可有酸中毒，多尿、夜尿，亦可有乏力、轻度贫血、食欲缺乏
	肾衰竭期 正常值的20%～25%	较重	夜尿多，贫血严重，酸中毒明显，钙磷代谢紊乱，水、电解质代谢紊乱
	终末尿毒症期 正常值的20%以下	严重	全身性严重中毒表现，继发性甲状旁腺功能亢进，明显水、电解质和酸碱平衡紊乱

二、慢性肾衰竭的发病机制

慢性肾衰竭患者无论病因如何，其肾功能慢性受损，一般是不可逆的，病情日趋加重，但其发病机制迄今不甚清楚，一般采用 Bricker 及其弟子 Brenner 提出的四种假说来解释。

1. 健存肾单位假说

健存肾单位假说（intact nephron hypothesis）由 Bricker 在 1960 年提出。

在慢性肾疾病时，很多肾单位不断遭受破坏而丧失其功能，残存的部分肾单位轻度受损或仍属正常，称之为健存肾单位（intact nephron）。在代偿期，健存肾单位代偿性肥大，通过增强其功能来进行代偿，维持内环境稳定。随着疾病的进展，健存肾单位日益减少以致无法代偿时，出现肾功能障碍的临床表现。

2. 矫枉失衡假说

矫枉失衡假说（trade-off hypothesis）由 Bricker 在 1970 年提出。

慢性肾脏疾病晚期，随着健存肾单位和肾小球滤过率的进行性减少，体内某些溶质（如磷）增多。作为机体的代偿性反应，可通过分泌某些体液因子（如甲状旁腺素，PTH）来促进这种溶质在单个肾单位的排泄。这种体液因子的适应性分泌增多虽然通过加强上述某种溶质的排泄而使其在体内的滞留得到"矫正"，但这种体液因子分泌增多会对机体其他一些功能产生不良影响（如 PTH 的溶骨作用），使内环境产生另外一些"失衡"。

3. 肾小球过度滤过假说

肾小球过度滤过假说（glomerular hyperfiltration hypothesis）由 Bricker 及 Brenner 在 1980 年提出。

部分肾单位功能丧失后，健存肾单位的肾小球毛细血管血压和血流量增加，从而导致单个健存肾单位的肾小球滤过率增多，形成肾小球高压力、高灌注和高滤过的三高状态。长期负荷过重会导致肾小球发生纤维化和硬化，因而促进肾功能不全的发生。

4. 肾小管-肾间质损害假说

肾小管-肾间质损害假说（renal tubulointerstitial damage hypothesis）由Brenner在1989年提出。

慢性肾脏疾病患者肾形态学研究表明，肾功能损害程度与慢性肾小管-间质的病理变化关系密切。残存肾单位的肾小管，尤其是近端肾小管，在慢性肾衰竭时发生代谢亢进，细胞内钙含量增多，自由基产生增多，导致肾小管和间质细胞的损伤。

肾小管-间质的纤维化均伴有肾小管的萎缩，因此，肾小管-间质的纤维化是慢性肾衰竭的主要原因。①间质的纤维化和肾小管萎缩可导致球后毛细血管的阻塞，毛细血管流量减少，肾小球滤过率降低；②肾小管萎缩导致无小管肾小球形成，血流不经滤过直接经静脉回流，使肾小球滤过率进一步下降。

三、慢性肾衰竭时机体功能变化

（一）机体内环境稳态失衡

1. 泌尿功能障碍

主要表现在尿的质与量的变化。

（1）尿量的变化：①夜尿增多，正常人白天尿量约占总尿量的2/3，CRI患者早期即有夜间排尿增加，甚至超过白天尿量；机制为平卧后肾血流量增加，导致原尿生成增多，肾小管对水的重吸收减少；②多尿，24小时尿量超过2000ml称为多尿；慢性肾衰竭早期，24小时尿量一般在2000～3000ml；主要机制为健存肾单位血流量增多，原尿生成增加，流经肾小管时流速增快，肾小管来不及充分重吸收；健存肾单位滤出的原尿中溶质含量代偿性增高，产生渗透性利尿；髓袢升支粗段主动重吸收Cl^-减少，髓质高渗环境形成障碍，尿液浓缩能力减退；③少尿，健存肾单位极度减少，尽管残存的单个肾单位生成尿液仍多，但每日终尿量可少于400ml。

（2）尿渗透压的变化：在早期CRF患者，肾浓缩能力减退而稀释功能正常，因而出现低渗尿；随着病情发展，肾浓缩和稀释功能均丧失，终尿的渗透压接近血浆晶体渗透压，为260～300mOsm/L，称为等渗尿。

（3）尿液成分的变化：①蛋白尿，很多肾疾病可使肾小球滤过膜电荷屏障破坏，通透性增强，致使肾小球滤出蛋白增多；或肾小球滤过功能正常，但因肾小管上皮细胞受损，使滤过的蛋白重吸收减少；或两者兼而有之；②血尿和脓尿，肾小球肾炎等慢性肾疾病，基底膜出现局灶性溶解破坏，通透性增高而导致血液中的红、白细胞从肾小球滤过，出现血尿和脓尿。

2. 氮质血症

CRF时，由于肾小球滤过下降导致含氮的代谢终产物，如尿素、尿酸、肌酐等在体内蓄积，血中非蛋白氮（non-protein nitrogen，NPN）含量增高（＞28.6mmol/L，相当于40mg/dl），称为氮质血症（azotemia）。

（1）血浆尿素氮（blood urea nitrogen，BUN）：在CRF早期，当肾小球滤过率减少到正常值的40%以前，BUN仍在正常范围内；当肾小球滤过率减少到正常值的20%以下时，血中BUN可高达71.4mmol/L（＞200mg/dl）。由此可见，BUN浓度的变化并不是反映肾功能改变的敏感指标。

（2）血浆肌酐（creatinine）：肌酐浓度主要取决于肌肉磷酸肌酸分解而产生的肌酐量和肾脏排出肌酐的功能，与外源性蛋白摄入无关。肌酐浓度的变化，只是在CRF晚期才明显升高。临床上必须同时测定血浆肌酐浓度和尿肌酐排泄率，根据计算的肌酐的清除率（creatinine clearance rate，尿中肌酐浓度×每分钟尿量/血浆肌酐浓度）反映肾小球滤过率。

（3）血浆尿酸氮（Blood uric acid nitrogen）：CRF时，血浆尿酸氮虽有一定程度升高，但升高的程度较尿素、肌酐为轻，这主要与肾远曲小管分泌尿酸（uric acid）增多和肠道尿酸分解增强有关。

3. 酸碱平衡紊乱

慢性肾衰竭早期，代谢性酸中毒的发生主要是由于肾小管上皮细胞NH_3生成障碍使H^+分泌减少所致。由于泌H^+减少，Na^+-H^+交换减少，$NaHCO_3$重吸收也减少。当肾小球滤过率降至正常人的20%以下时，体内酸性代谢产物如硫酸、磷酸和有机酸等排出减少，在体内积蓄。

4. 电解质代谢紊乱

（1）钠代谢障碍：CRF患者的肾为"失盐性肾"，尿钠含量很高，可能原因如下。①渗透性利尿，慢性肾衰竭伴有氮质血症，流经健存肾单位的原尿中溶质（主要为尿素）浓度较高，钠、水重吸收减少，大量的钠随尿排出；②体内甲基胍蓄积，可抑制肾小管对钠的重吸收减少。

CRF时的钠代谢障碍，一方面可以继发于水代谢障碍而表现为血钠过高或过低；另一方面肾脏对钠平衡的调节适应能力降低。如过分限制钠的摄入，可导致低钠血症；如钠摄入过多，超过健存肾单位对钠的代谢能力，可导致钠水潴留。

（2）钾代谢障碍：CRF早期，由于尿量不减少，血钾可长期维持正常水平。但长期使用排钾性利尿剂、食欲缺乏、呕吐、腹泻等还可导致低钾血症；CRF晚期，由于少尿、摄入富含钾的食物、输入库存血、酸中毒、感染等则可引起高钾血症。

（3）钙磷代谢障碍：表现为血磷增高、血钙降低。

1）血磷增高，尤以CRF晚期更为明显。这是因为：①CRF早期，由于肾小球滤过率下降，血磷暂时升高，由于钙磷乘积为一常数，血钙下降，刺激甲状旁腺激素（PTH）分泌，PTH可通过抑制肾小管对磷的重吸收，使磷排出增加，缓解血磷升高；②CRF晚期，由于肾小球滤过率极度下降，继发性PTH分泌增多已不能使磷充分排出，故血磷水平显著升高。PTH的增多又加强溶骨活动，骨磷释放增多，从而形成恶性循环，使血磷水平不断上升。

2）血钙降低，CRF时出现低血钙的原因是：①血磷升高，必然导致血钙降低，同时血磷过高时，肠道分泌磷酸根增多，可在肠内与食物中的钙结合形成不易溶解的磷酸钙，妨碍钙的吸收；②维生素D代谢障碍，肾实质破坏，25-（OH）-D$_3$羟化为1,25-（OH）$_2$-D$_3$功能障碍，肠道对钙的吸收因而减少；③体内某些毒性物质的滞留可使肠黏膜受损，钙的吸收因而减少；④血磷升高刺激甲状旁腺细胞分泌降钙素，抑制肠道对钙的吸收。

（4）镁代谢障碍：CRF患者的肾小球滤过率减少到30ml/min时，镁排出就可减少而导致高镁血症，表现为恶心、呕吐、全身乏力、血管扩张、中枢神经系统抑制等。当血镁浓度＞3mmol/L时，可导致反射消失、呼吸麻痹、神志昏迷和心跳停止。

（二）多系统并发症

1. 肾性高血压

因肾实质损害使肾血液循环障碍引起的高血压称为肾性高血压（renal hypertension），为继发性高血压中最常见的一种。其发生机制可能与下列因素有关。

（1）肾素－血管紧张素系统活性增加：血管收缩外周阻力升高，为肾素依赖性高血压（renin dependent hypertension），应用血管紧张素转化酶抑制剂能较好地控制高血压。

（2）钠水潴留：血容量增加、心排出量增加，为钠依赖性高血压（sodium dependent hypertension）。应用利尿剂、限钠治疗可收到较好的降压效果。

（3）肾分泌的抗高血压物质减少：激肽和PGE$_2$和PGI$_2$等降压物质，一方面可通过扩血管降低外周阻力，另一方面可增加肾血流量和抑制肾小管对钠、水的重吸收，减少血容量，使血压下降。在CRF时，肾单位大量破坏使其产生的降压物质减少，也是促进肾性高血压发生的原因之一。

2. 肾性贫血

CRF患者常伴贫血，且贫血程度与肾功能损害程度往往一致，肾性贫血（renal anemia）可能的发生机制为：①肾组织进行性破坏，EPO生成减少；②潴留的毒性物质损害红细胞膜，红细胞破坏增加；③CRF患者常食欲缺乏、腹泻和胃肠道出血，使铁、叶酸和蛋白质等吸收减少，丢失过多，以致造血原料；④血液中甲基胍等毒性物质对骨髓造血功能的抑制；⑤出血或出血倾向。

3. 出血

CRF患者常伴有出血倾向，出现皮下瘀斑、鼻黏膜出血、牙龈出血、胃肠道出血等。其主要原因可能是由于毒性物质在体内蓄积而引起的血小板功能异常，而不是血小板数量的减少。其原因可能与毒性物质抑制血小板第3因子释放及血小板黏附和聚集功能减退有关。

4. 肾性骨营养不良

CRF患者常并发肾性骨营养不良（renal osteodystrophy）包括囊性纤维性骨炎、儿童期的肾性佝偻病、成人的肾性软骨病、骨质疏松、骨硬化以及软组织钙化。其发生机制主要有：①由于血磷升高和血钙降低，继发性甲状旁腺功能亢进；②维生素D$_3$活化障碍；③酸中毒，动员骨盐缓冲，促进骨盐溶解；④铝积聚、中毒。

第四节　尿　毒　症

急、慢性肾衰竭终末期，由于代谢产物堆积、肾脏的分解代谢和内分泌调节失衡，内源性毒物在体内潴留，出现一系列自体中毒的临床表现，并呈进行性恶化，称为尿毒症（uremia），亦称"终末期肾病"（end-stage renal disease）。

一、尿毒症毒素

所谓尿毒症毒素（uremia toxin）指肾衰竭患者体液中浓度明显升高，并与尿毒症代谢紊乱或临床表现密切相关的某些物质。常见的尿毒症毒素如下。

1. 小分子尿毒素症毒素

小分子毒素，分子量小于500，如尿素、尿酸、胺类、酚类和胍类等。

（1）尿素和尿酸：①血中尿素浓度的持续增高，可引起头痛、食欲缺乏、恶心、呕吐、糖耐量降低和出血倾向等，参与尿毒症诸症状的发生；②尿毒症患者血浆中尿酸浓度显著增高时，并发心包炎的情况也增多。

（2）胺类和酚类：①胺类，包括精胺、精脒、尸胺和腐胺等，可引起食欲缺乏、恶心、呕吐和蛋白尿，促进红细胞溶解，抑制Na^+-K^+-ATP酶活性，增加微血管壁通透性，促进肺水肿和脑水肿的发生；②酚类化合物，是芳香族氨基酸在肠道细菌作用下产生，经肝脏解毒后，通过肠和肾脏排出。肾衰竭时，血中酚类含量增高。酚能促进溶血，抑制血小板聚集，并对中枢神经系统有抑制作用，可引起昏迷。

（3）胍类化合物：主要为甲基胍和胍基琥珀酸，是精氨酸的代谢产物，其中甲基胍毒性最强，为尿毒症主要毒性物质。

2. 中大分子尿毒素症毒素

中分子毒素，分子量500～5000，多为细胞和细菌的裂解产物等；大分子毒素，分子量大于5000，主要是血中浓度异常升高的某些激素，如PTH、生长激素等。

（1）甲状旁腺激素：几乎所有尿毒症患者都有继发性甲状旁腺功能亢进，PTH增多。目前认为PTH是引起尿毒症的主要毒素。尿毒症时出现的许多症状和体征都与PTH增加有关。PTH能引起：①肾性骨营养不良；②皮肤瘙痒，切除甲状旁腺后，可减轻；③刺激胃泌素、胃酸分泌，促进溃疡形成；④破坏血脑屏障，促进钙进入施万细胞或轴突，造成神经损害和尿毒症痴呆；⑤软组织坏死、高脂血症与贫血等。

（2）β_2-微球蛋白：肾功能减退患者血中β_2-微球蛋白（β_2-Microglobulin，β_2-M）增多，并以淀粉样蛋白原纤维的形式沉积在组织中，可引起腕管综合征、骨囊肿、破坏性脊椎关节病、渗出性关节炎和肩周炎等并发症。

（3）瘦素：尿毒症患者血中瘦素（leptin）水平明显升高，可能引起肾小球内皮细胞增生，肾小球硬化及蛋白尿，具有直接导致肾功能衰退的作用。

目前发现尿毒症毒素多达200余种，但尿毒症是一个复杂的病理过程，引起尿毒症代谢改变的特定尿毒症毒素尚不明确。尿毒症的发生可能是多因素综合作用的结果，多种毒性物质的积蓄是其发生的主要原因，而机体内环境紊乱则促进了尿毒症的发生。

二、尿毒症时机体的功能代谢变化

尿毒症患者，除泌尿功能障碍，水、电解质和酸碱平衡紊乱，以及贫血、出血、高血压等进一步加重外，还出现全身各系统的功能障碍和物质代谢紊乱（图17-2）。

（一）各系统功能障碍

1. 神经系统

（1）中枢神经系统功能障碍：不安、思维不集中、记忆力减退、失眠，严重者嗜睡甚至惊厥、昏迷，称为尿毒素症性脑病。

（2）周围神经系统病变：足部发麻，腱反射减弱或消失，甚至远侧肌肉麻痹。

2. 消化系统

患者最早出现和最突出的临床表现。早期表现为食欲缺乏，随后出现恶心、呕吐、腹泻、口腔黏膜溃疡，以及消化道出血等。

3. 心血管系统

主要包括尿毒症性心包炎、充血性心力衰竭和心肌病、高血压等，是尿毒症患者的主要死亡原因之一。

4. 呼吸系统

尿毒症患者伴有酸中毒，使呼吸加深加快；由于患者唾液中的尿素被细菌分解形成氨，故呼出的气体有氨味。严重的患者可出现肺水肿、纤维素性胸膜炎或肺钙化等病变。

5. 免疫系统

细胞免疫功能明显抑制，体液免疫反应正常或稍减弱。此改变有利（器官移植排异减轻）亦有弊（极易发生感染）。

6. 皮肤

皮肤瘙痒是尿毒症患者的常见症状。患者常患有皮肤色素沉着、尿素霜和皮炎。

（二）物质代谢紊乱

1. 糖代谢

糖耐量减低，提示有胰岛素拮抗物存在，表现为轻型糖尿病。

2. 蛋白质代谢

表现为负氮平衡和低蛋白血症，与尿蛋白丢失增加、食欲缺乏摄入减少、蛋白质合成减少而分解增加有关。

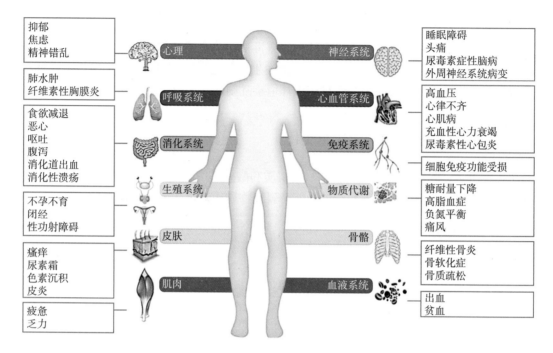

图 17-2　尿毒症时机体系统功能障碍

3．脂肪代谢

因胰岛素拮抗物使肝脏合成甘油三酯增加，患者常伴有高脂血症，主要为血清甘油三酯增高。

第五节　肾功能障碍防治的病理生理基础

肾功能障碍的防治应针对发生发展进程中的病理生理变化，根据患者病情的轻重缓急，采取适当的措施。有效的防治措施如下。

1．**积极治疗原发病、去除加重肾损伤的因素**

（1）尽早明确病因，采取相应措施，防止肾实质的破坏，保护肾功能。

（2）慎用对肾脏有损害的药物，中毒者尽早使用解毒剂。

（3）减轻肾负荷：控制感染，降低血压，治疗心力衰竭，及时纠正水、电解质和酸碱平衡紊乱。

2．**区分病情轻重缓急，施行针对性综合治疗**

（1）急性肾衰竭：起病急，发展快，肾前性肾衰肾组织并无器质性病变，具可逆性，为功能性肾衰竭。若缺血长时间持续，则可发展为器质性肾衰竭，及时采取积极有效的救治措施，至为重要。

1）对伴发功能性肾衰竭的休克患者，采取有效抗休克措施及时纠正低血压和低血容量，预防急性肾小管坏死。

2）不同病程时期的治疗：①少尿期，应严格控制入水量，供给足够的热量，限制蛋白质摄入，防治高血钾，纠正酸中毒；②多尿期，出现大量利尿2～3天后，要防止脱水，低钾血症和低钠血症的发生，根据病情及时补足。供给足够的热量和维生素，蛋白质可逐渐加量，以保证组织的修复；③恢复期，无需特殊治疗，应避免使用肾毒性药物，定期复查肾功能。

（2）慢性肾功能障碍：病程呈现一个缓慢而渐进的过程，根据肾功能受损程度的不同，治疗有不同侧重。

1）饮食控制和营养疗法：是CRF患者非透析治疗最基本、有效的措施。控制的关键是蛋白质的摄入量和成分，要求摄入优质低蛋白、高热量饮食，既要保证足够的能量供应，又要减少蛋白质分解。此外，还应控制磷、嘌呤和脂质的摄入。

2）防治并发症：CRF患者肾实质损伤进行性加重，病变不可逆，需注意防治并发症。①稳妥而有效地控制高血压，延缓肾功能恶化，减少心力衰竭和脑血管意外的发生。但需注意降压速度不能太快，以免肾灌注压下降、导致肾功能恶化；②一旦发生心力衰竭，针对心力衰竭的具体原因进行相应处理：限制水、钠摄入，应用利尿剂减轻心脏前负荷；应用血管扩张药降低心脏后负荷；纠正电解质与酸碱平衡紊乱，控制心律失常、增强心肌收缩力；纠正贫血，改善心肌供氧；施行血液净化，减轻肾毒素对心肌的损伤；③适当补充铁剂和叶酸，正确使用EPO，治疗肾性贫血；④治疗肾性骨营养不良，应限制食物中磷的摄入，控制钙、磷代谢失调；可服用维生素D；施行甲状旁腺次全切除等。

3. 透析疗法

临床可采用血液透析（hemodialysis）或腹膜透析（peritoneal dialysis）。

透析是抢救ARF最有力的措施，能有效地控制患者的氮质血症、高钾血症、水中毒和酸中毒，降低死亡率。通常在少尿期透析次数多，在多尿期可适当减少透析频次。

肾功能严重障碍的CRF患者透析疗法的目的是：清除体内过多的水分、尿毒症毒素和炎症介质；纠正高钾血症和代谢性酸中毒以稳定机体内环境；有助于液体、热量、蛋白质及其他营养物质的补充。

应该注意的是，透析虽然可部分替代肾的排泄功能，但不能替代肾的内分泌和代谢功能。

4. 肾移植

肾移植是治疗严重慢性肾衰竭和尿毒症最根本的方法，随着免疫抑制剂的应用，肾移植的存活率已有明显的提高。

第十八章 脑功能障碍

脑位于骨性颅腔内,既得到充分保护,又是颅内高压和脑疝形成的结构基础。

脑是体内能量代谢最活跃的器官,血流量与耗氧量大。葡萄糖是脑组织的主要能源,脑所需之能量几乎全部来自葡萄糖的氧化,但由于脑内氧及葡萄糖的贮存量很少,故需不断地从血液中摄取。多种损伤因素均可通过影响脑的能量代谢而导致脑的结构和功能异常。

脑是调控机体各系统、器官功能的中枢,参与学习、记忆、综合分析、意识等高级神经活动。脑功能障碍对人的精神、情感、行为、意识以及几乎所有脏器的功能都会产生不同程度的影响。

第一节 脑功能障碍的常见病因与表现特征

一、脑功能障碍的常见病因

多种损伤因素均可导致脑功能障碍。常见的有以下8种。

1. 血管性疾病

缺血性中风或出血性中风。

2. 外伤、肿瘤、感染

3. 代谢性疾病

尿毒症,肝性脑病,中毒,电解质和糖代谢异常(低钠血症、高钠血症、低血糖)。

4. 营养性疾病

维生素B_1缺乏,Wernicke-Korsakoff syndrome。

5. 退行性疾病

谷氨酸是中枢神经系统非常重要的神经递质之一，乙酰胆碱参与记忆的形成。多巴胺缺乏导致帕金森病（Parkinson disease，PD）。雌激素的缺乏促进脑萎缩。

6. 自身免疫性疾病

重症肌无力，机体产生乙酰胆碱受体抗体，若影响到呼吸肌，会危及生命；多发性硬化，机体自身免疫系统攻击神经纤维髓鞘。

7. 遗传性病变

如舞蹈症。

8. 其他

COPD或CAD等心肺系统功能异常所致病变。

二、脑功能障碍的表现特征

由于脑在解剖和功能的某些特殊性，其功能障碍的表现具有和肝、肾等其他实质性器官不同的一些特征。

1. 病变定位和功能障碍之间关系密切

例如，位于左大脑半球皮质的病变，可能有失语、失用、失读、失书、失算等临床表现；位于皮质下神经核团及其传导束的病变，可能出现相应的运动、感觉及锥体外系功能异常；位于海马区的病变可损伤学习与记忆；位于小脑的疾病可引起身体的平衡功能障碍或共济失调等。

2. 相同的病变发生在不同的部位，可出现不同的后果

例如，发生在额叶前皮质联络区的小梗死灶可不产生任何症状，但若发生在延髓则可导致死亡。

3. 成熟神经元无再生能力

一般认为，神经系统在老化过程中或受损伤后，神经细胞数量的减少基本不能从自身得到补充。神经细胞的慢性丢失将导致脑不同功能区萎缩，从而出现相应的功能障碍。然而，近年发现在成年脑中存在一些具有分化潜能的祖细胞，或许会动摇传统的认知。

4. 病程缓急常引起不同的后果

一般而言，急性脑功能不全常导致意识障碍，而慢性脑功能不全的后果则是认知功能的损伤。

由于脑的结构和功能极其复杂，故受损伤时的表现也千变万化，大脑损伤的最主要表现为意识或认知的异常，本章将从这两个方面讨论与脑功能障碍有关的病理生理学问题。

第二节 意识障碍

意识（consciousness）指人们对自身状态和客观环境的主观认识能力，包含两方面的内容，即觉醒状态和意识内容。前者指与睡眠呈周期性交替的清醒状态，能对自身和周围环境产生基本的反应，属皮质下中枢的功能；后者包括认知、情感、意志活动等高级神经活动，能对自身和周围环境作出理性的判断并产生复杂的反应，属大脑皮质的功能。意识的维持涉及大脑皮质及皮质下脑区的结构和功能完整。

意识障碍（conscious disturbance）是指不能正确认识自身状态和/或客观环境，不能对刺激做出反应的一种严重脑功能障碍。意识障碍通常同时包含有觉醒状态和意识内容两者的异常。

一、意识障碍的主要表现形式

由于意识包含有觉醒状态和意识内容两种成分，因此，意识障碍可有以觉醒状态异常为主的表现，亦可有以意识内容异常为主的表现，但更多的是两者兼而有之。由于意识障碍轻重程度的差异，使意识障碍的表现形式多种多样，但基本上可有以下几类。

1. 谵妄（delirium）

是一种以意识内容异常为主的急性精神错乱状态，常有睡眠-觉醒周期紊乱以及错觉、幻觉、兴奋性增高（如躁狂、攻击性行为等）为主的精神运动性改变。其表现在不同患者或同一患者不同时间可明显不同。

2. 精神错乱（confusion）

觉醒状态和意识内容两种成分皆出现异常，处于一种似睡似醒的状态，并常有睡眠-觉醒周期颠倒。

3. 昏迷（coma）

指觉醒状态、意识内容、随意运动持续（至少6小时）、完全丧失的极严重意识障碍，昏迷时出现病理反射，强烈的疼痛刺激偶可引出简单的防御性肢体运动，但不能使之觉醒。

4. 昏睡（stupor）

是仅次于昏迷的较严重意识障碍。觉醒水平、意识内容均降至最低水平，患者几无随意运动，但腱反射尚存，强烈疼痛刺激可使患者出现睁眼、眼球活动等反应，但很快又陷入昏睡状态。

值得注意的是，一些大脑皮质广泛损伤，而脑干自主功能尚完整的特殊病例可出现意识内容和觉醒状态分离的现象，患者可有自主睁眼、眼球无目的活动等反应，显示出患者觉醒机制仍保存，但无任何认知、情感和有意义的反应，无完整的意识内容成分。

二、意识障碍的病因和发病机制

意识障碍的病因多种多样，其发病机制极其复杂（图18-1），概括起来大致可分为以下几类。

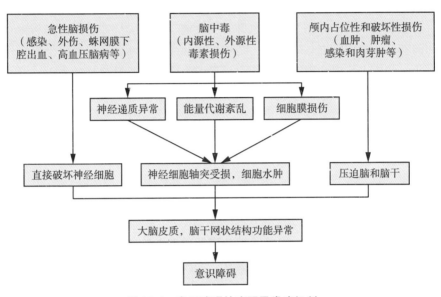

图18-1 意识障碍的病因及发病机制

1. 急性脑损伤

急性脑损伤常见于脑炎、脑膜炎、脑型疟疾等颅内弥漫性感染，脑震荡和脑挫裂伤等广泛性脑外伤，蛛网膜下腔出血以及高血压脑病等。

发病机制：①引起大脑两半球弥漫性炎症、水肿、坏死、血管扩张等反应，导致急性颅内压升高，后者可导致脑血管受压而使脑供血减少；②可使间脑、脑干受压下移，使脑干网状结构被挤压于小脑幕切迹与颅底所围成的狭窄孔中，从而导致上行网状激活系统功能受损，出现意识障碍。

2. 急性脑中毒

（1）内源性毒素：包括肝性脑病、尿毒症性脑病、肺性脑病、心源性昏迷、水与电解质及酸碱平衡紊乱产生的大量代谢性毒素（metabolic poisons），以及急性肺部感染、流行性出血热、疟疾、伤寒、中毒性痢疾产生的感染性毒素（infectious poisons）。

发病机制：①导致脑内神经递质异常，GABA含量异常增高（神经元呈超极化抑制）或降低（对中枢神经系统的抑制作用减弱），脑内5-HT异常升高（作为假性递质使儿茶酚胺能神经元神经传导受阻），神经递质谷氨酸的耗竭，丙酮酸合成乙酰胆碱减少在意识障碍中也可能发挥作用；②能量代谢异常，脑组织中高能磷酸酯，如三磷酸腺苷（ATP）和磷酸肌酸（PCr）含量急剧下降，使脑组织能量缺损；③神经细胞膜损伤，Na^+-K^+-ATP酶活性降低，能量代谢障碍，脑细胞膜通透性增加，脑细胞内 Na^+ 含量增高，导致脑水肿而出现严重意识障碍。

（2）外源性毒素：主要包括药物（苯二氮䓬类、巴比妥类等）、有机磷农药。选择性作用于某一类型突触而影响神经功能。应该指出的是，有些深度药物中毒的患者可出现与脑死亡极为相似的表现，故判断脑死亡必须排除药物过量中毒导致的昏迷。

3. 颅内占位性和破坏性损伤

颅内占位性病变常见于外伤性颅内血肿、脑肿瘤、颅内局灶性感染（如脑脓肿、硬膜外脓肿等）和肉芽肿（如血吸虫、隐球菌、结核）等；颅内破坏性病变多由于脑梗死、脑干梗死、脑出血等。颅内占位性和破坏性损伤引起意识障碍的主要机制是脑受压，特别是脑干网状结构受压，然而，破坏性损伤直接伤及脑干网状结构或引起大脑皮质广泛性梗死时也可直接造成意识障碍或昏迷。

此外，一些精神性疾病，如癔症（hysteria）、精神分裂症（schizophrenia）等，亦可通过影响脑干网状结构和大脑皮质的代谢和功能，导致不同程度的意识障碍。

三、意识障碍的主要危害

意识障碍、特别是意识丧失的患者通常会降低或失去各种自我保护反射和对外环境变动的适应能力，极易出现各种各样的继发性损害；若涉及各种生命中枢，往往导致各种生命功能的调控障碍，直接威胁患者的生命。

1. 呼吸功能障碍

呼吸功能障碍是昏迷患者极常见的一类损害。其主要的发生机制如下。

（1）呼吸中枢受压：各种颅内病变、弥漫性的脑损害常导致颅内压升高，进而引起压迫脑干、延髓或脑桥，导致昏迷。脑干受压常引起呼吸节律和深度的改变，导致通气不足，发生缺氧和 CO_2 潴留。若延髓受压，甚至呼吸停止。有的患者在昏迷早期因呼吸中枢受刺激，可出现过度换气，使 $PaCO_2$ 下降。

（2）肺部并发症：意识障碍患者会厌反射迟钝，咳嗽反射减弱，常因痰液、异物无法排出导致窒息；昏迷患者又常因治疗需要做气管插管、气管切开置管、吸痰管、吸氧管等各种气道侵入式操作，极易合并肺部感染。重症肺部感染不但导致呼吸功能障碍，其引起的高热、大量毒素的吸收、PaO_2 下降及 $PaCO_2$ 的升高等又将进一步加重意识障碍。

2. 循环系统功能障碍

引起意识障碍的许多原发病因可导致脑灌流不足，脑水肿、颅内压升高造成的脑循环障碍、血管活性因子失常导致的脑血管痉挛、继发性呼吸功能障碍引起的脑缺氧等，常引起继发性脑灌流不足，导致脑功能的进一步损害，加重意识障碍。

3. 消化系统功能障碍

昏迷患者吞咽障碍、不能主动进食，加上原发病引起的分解代谢增强，患者基本上处于负氮平衡，若无适当的营养支持，常可在短期内出现营养障碍。

4. 水、电解质代谢和酸碱平衡紊乱

意识障碍和昏迷患者丧失对自身需求或主动调节能力及使用脱水、利尿剂等可治疗措施的影响，可出现高钠、低钠血症，脱水、水肿、水中毒，高钾、低钾血症以及各种类型的酸碱平衡紊乱。继发性水、电解质和酸碱平衡紊乱又会进一步加重患者的意识障碍。

5. 其他

昏迷患者常由于脑的病变或中毒、代谢异常等因素出现抽搐，持续的抽搐可造成神经细胞和血脑屏障的严重损害，进一步加重意识障碍，并严重扰乱呼吸和循环功能。

此外，长期卧床可能导致压疮、肌肉萎缩、深静脉血栓等。

四、意识障碍防治的病理生理基础

意识障碍、特别是昏迷常是急性脑功能障碍的外在表现，脑干和/或大脑皮质功能的严重障碍，中枢神经系统对全身各系统、器官功能的调控能力严重受损，各种生命攸关的功能衰竭随时都可能发生。

昏迷是必须紧急应对的急症，其防治不但应有针对原发病的病因治疗，同时应非常注重防治生命功能衰竭的实时监测和紧急应对措施，以及保护脑功能、防止中枢神经系统进一步受损的防治措施。

1. 紧急应对措施

指在昏迷原因尚未确定之前的应急处理措施，以避免可能出现的各种生命功能的障碍和衰竭。如保持呼吸道的通畅，迅速建立输液通路以维护循环功能等。

2. 尽快明确诊断以对因治疗

及早的病因治疗是减少脑损害、挽救患者生命的根本措施。①多数中毒性病因引起者洗胃，并应用相应的拮抗药物，在早期尚未造成脑的实质性损害前，若能及时救治，预后通常较好；②颅内出血、血肿，相应的止血、降颅压等内外科处理；③急性脑梗死患者，若能在发病后6小时内进行有效的脑再灌注和脑保护等治疗措施，有可能最大限度减少细胞死亡，缩小梗死灶面积，降低致残率和病死率。

3. 生命指征、意识状态的监测

严密监控血压、呼吸、脉搏、体温、瞳孔等生命指征，以便及时应对各种紧急情况。而意识状态的细致观察对于中枢神经系统的受损程度、预后评估都极其重要，目前临床上已有对意识状态较为客观的计分评定表，可对意识障碍和昏迷作较准确的评定。

4. 脑保护措施

脑保护以及避免脑组织进一步受损的措施常在昏迷的治疗中占有非常重要的地位，如控制抽搐，减轻脑水肿、降低颅内压，改善脑代谢和脑血流等。

第三节　认知障碍

认知是机体认识和获取知识的智能加工过程，涉及学习、记忆、语言、思维、精神、情感等一系列随意、心理和社会行为。认知障碍（cognitive disorder）：是指与学习记忆以及思维判断有关的大脑高级智能加工过程出现异常，从而引起严重的学习记忆障碍，同时伴有失语或失认等改变的病理过程。由于大脑功能复杂，且认知障碍的不同类型互相关联，认知障碍是脑疾病诊断和治疗中最困难的问题。

一、认知障碍的主要表现形式

人脑所涉及的认知功能范畴极其广泛，认知障碍的表现形式也多种多样，这些表现可单独存在，但多相伴出现。

1. 学习、记忆障碍

学习、记忆是一种复杂的动态过程。记忆是处理、贮存和回忆讯息的能力，与学习和知觉相关。记忆过程包括感觉输入→感觉记忆→短时记忆→长时记忆→贮存讯息的回忆等过程。短时记忆涉及特定蛋白质的磷酸化和去磷酸化平衡，而长时记忆除特定蛋白质的磷酸化外，还涉及新蛋白质的合成。

大脑皮质不同部位受损伤时，可引起不同类型的记忆障碍，如颞叶海马区受损主要引起空间记忆障碍，蓝斑、杏仁核区受损主要引起情感记忆障碍等。

2. 失语

失语是由于脑损害所致的语言交流能力障碍。患者在意识清楚的前提下，无视觉及听觉障碍，亦无口咽喉肌肉运动障碍，由于优势大脑半球语言中枢病变导致语言表达或理解障碍。

3. 失认

患者在意识清楚且无视觉、听觉、触觉及意识障碍的情况下，不能通过特定感觉辨认以往熟悉的物体，但能通过其他感觉途径予以识别。

4. 失用

失用是指脑部疾病时患者并无任何运动麻痹、共济失调、肌张力障碍和感觉障碍，也无意识及智力障碍的情况下，患者丧失完成有目的的复杂活动能力。

5. 痴呆

慢性脑功能障碍产生的获得性和持续性智力障碍综合征，是认知障碍的最严重的表现形式。包括不同程度的学习记忆、语言、视觉空间功能障碍，人格异常和概括、计算、判断等其他认知能力的降低。患者常伴有行为和情感的异常，这些功能障碍导致患者日常生活、社会交往和工作能力的明显减退。

6. 其他精神、神经活动改变

患者常表现语多唠叨、情绪多变，焦虑、抑郁、欣快等精神、神经活动方面的异常改变。

二、认知障碍的病因和发病机制

认知是大脑皮质复杂高级功能的反映，任何直接或间接导致大脑皮质结构和功能慢性损伤的因素均可通过不同机制引起认知障碍。

（一）病因

直接或间接导致大脑皮质结构和功能慢性损伤，引起认知障碍的因素很多，可归纳如下。

1. 基因异常

染色体畸变或基因突变，参与老化相关的神经变性病，导致认知功能损伤。表18-1列举一些与认知障碍相关的染色体和基因异常。

表18-1　一些与认知障碍相关的染色体和基因异常

疾病/综合征	遗传缺陷	脑功能障碍
唐氏综合征	21号染色体三体异常	先天性智力障碍
脆性X综合征	X染色体基因突变或DNA甲基化异常	智力低下、语言行为异常
帕金森病	α突触蛋白（α-synuclein），parking和park3基因突变	运动和认知功能障碍
阿尔茨海默病	淀粉样前体蛋白（APP）、早老蛋白-1（PS1）、PS2、载脂蛋白E（ApoE）和α-巨球蛋白异常	认知功能障碍
额颞叶痴呆	微管相关蛋白Tau基因突变	痴呆

2. 代谢紊乱

（1）老化：慢性神经退行性变性，60岁后认知功能一般随年龄增长而下降。

（2）慢性缺血性脑损伤：导致神经元死亡。

（3）慢性代谢性或全身性疾病：导致神经细胞退行性变。

（4）外源性毒素：毒品成瘾、药物滥用、慢性酒精中毒等。

3. 脑外伤

脑外伤对学习记忆和智力有不同程度的影响。轻度外伤者可不出现症状；中度外伤者可失去知觉；重度者可导致学习记忆严重障碍，乃至智力丧失。

4. 精神、心理活动异常

不良的心理、社会因素，如负性生活事件、处境困难、惊恐、抑郁等均可成为认知障碍的诱因。对精神活动失调患者的脑成像研究发现，社会心理功能减退者的有关脑区的皮质萎缩。用电子显微镜观察并经图像分析发现，精神分裂症患者的有关脑区神经细胞数目减少，细胞体积变小。

5. 人文因素的影响

受教育程度、社会地位低下、经济生活状况较差与认知功能减退和痴呆的发生有一定关系。但在多因素分析中控制了年龄、性别、卒中史等较重要的因素后，社会经济因素的影响一般不再显著。此外，女性认知功能损害的发生率高于男性，这种差异与女性的受教育程度较低和慢性病患病率较高有关。

（二）发病机制

近年来，由于分子生物学、生物物理学、计算机科学、信息科学、脑功能成像等新兴学科和新技术的迅速发展，在细胞、分子水平研究脑功能活动领域取得突破性进展。逐步明晰神经元之间的联系及其功能活动主要依赖于突触，需要大量神经调节物质的参与，任何可能影响突触结构和功能的有害因素，均可通过不同途径引起认知或学习记忆障碍（图18-2）。

1. 神经调节分子及相关信号通路异常

（1）神经递质（neurotransmitter）及其受体异常。

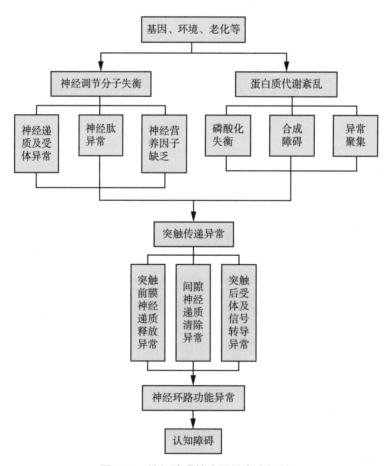

图18-2　认知障碍的病因及发病机制

1）多巴胺（dopamine）：研究发现，脑中多巴胺含量显著降低时可导致动物智能减退、行为情感异常、言语错乱等高级神经活动障碍。例如，在帕金森病（Parkinson disease，PD）患者黑质多巴胺能神经元减少，酪氨酸羟化酶和多巴脱羧酶活性及纹状体多巴胺递质含量明显下降。

2）去甲肾上腺素（norepinephrine，NE）：在脑内，NE通过α_1、α_2受体发挥调节作用。一般认为，脑中α_2受体激动与维持正常的认知功能有关，而α_1受体持续、过度激活可致认知异常。正常警醒状态，脑细胞含适量NE，α_2受体功能占优势，维持正常的认知功能。应激状态下产生大量去NE，α_1受体功能占优势，可能与长期处于应激状态更易出现认知障碍有关。

3）乙酰胆碱（acetyl choline，Ach）：神经细胞合成并释放的Ach通过M-受体和N-受体发挥调节作用。阿尔茨海默病（Alzheimer's disease，AD）患者在早期便有Meynert基底区胆碱能神经元减少，导致皮质胆碱乙酰转移酶活性和Ach含量显著降低，是AD患者记忆障碍的重要机制之一。

4）谷氨酸（glutamate）：在脑内，氨基酸类递质含量最高。其中，谷氨酸是不能透过血脑屏障的非必需氨基酸，在人大脑皮质中的含量为9 ～ 11µmol/g，比乙酰胆碱或单胺类递质的含量高10^3数量级。谷氨酸籍N-甲基-D-门冬氨酸（N-methyl-D-aspatate，NMDA）和非NMDA受体起作用。当谷氨酸能神经低下时，大脑皮质单胺活性增强，引起相应的认知功能异常。由于谷氨酸是哺乳动物脑内最重要的兴奋性神经递质，故当谷氨酸含量异常增高时，可引起"兴奋性毒性"损伤。

（2）神经肽异常：神经肽（neuropeptide）是生物体内的一类生物活性多肽，主要分布于神经组织。在脑内，神经肽与神经递质常共存同一神经细胞。神经肽的异常与认知障碍密切相关。有关报道如下。

1）PD患者脑苍白球和黑质中P物质水平下降30％～ 40％，在黑质中胆囊收缩素（cholecystokinin，CCK）下降30％，在丘脑下部和海马区神经降压肽（neurotensin，NT）含量也下降。

2）血管加压素（vasopressin，VP）、血管活性肠肽（vasoactive intestinal peptide，VIP）及其受体含量减少与记忆力减退相关，给脑外伤、慢性乙醇中毒及AD患者用VP可改善其记忆力减退。

3）促甲状腺素释放激素（thyrotropin releasing hormone，TRH）是第一个从丘脑下部分离出来的三肽激素，TRH可引起行为改变，如兴奋、精神欣快及情绪暴躁等。TRH既可以作为一种神经激素通过受体调节其他递质起作用，又可以作为一种神经递质直接起作用。腺垂体分泌的促肾上腺皮质激素（adrenocorticotropic hormone，ACTH）水平改变影响动物的学习记忆、动机行为等。多发性硬化（multiple sclerosis，MS）患者丘脑下部－垂体－肾上腺皮质（hypothalamus-pynear-adrenocorticode，HPA）轴功能紊乱与其反应迟钝、智力低下、重复语言等认知功能障碍相关。

4）性激素，根据绝经期女性AD的发病率高于男性，且经绝后接受雌激素替代疗法者的患病率降低，有学者提出性激素代谢紊乱也可能参与认知障碍的发病过程。

（3）神经营养因子缺乏：神经元和胶质细胞可合成、分泌大量的神经营养因子，如神经生长因子（neurogrowth factor，NGF）、脑源性神经营养因子（brain-derived neurotrophic factor，BDNF）和胶质源性神经营养因子（glia-derived neurotrophic factor，GDNF）等。这些神经营养因子对神经元的存活和神经元突起的生长具有重要作用。已发现在多种神经退行性疾病中均有神经营养因子含量的改变，例如，在PD患者黑质NGF、BDNF和GDNF的含量明显降低。

2. 蛋白质代谢紊乱

（1）蛋白质磷酸化失衡：导致学习记忆功能减退甚至丧失。一般情况下，蛋白质磷酸化失衡主要引起短期记忆缺失，如果神经细胞中长期蛋白质磷酸化失衡则可导致进行性记忆损伤。

（2）蛋白质合成障碍：成熟神经元是终末分化细胞，神经细胞的学习记忆功能无法通过神经元的再生而得到补充或完善，而是通过增加突触相关蛋白的合成，增加突触可塑性来维持好促进学习记忆功能。突触相关蛋白合成受阻可导致长期记忆缺失。

（3）蛋白质异常聚集：堵塞细胞内和细胞间的物质运输或转运，还可引起氧化应激、细胞器损伤、蛋白水解酶抑制、蛋白激酶和磷酸酯酶活性失衡，导致神经细胞慢性损伤、退行性变性，最终造成学习记忆功能障碍。

3. 突触-神经环路损伤

（1）突触可塑性降低：突触可塑性（synaptic plasticity）是指在外界刺激的作用下，突触的形态、功能发生适应性改变的特性，是学习和记忆的重要神经化学基础之一。突触可塑性降低是学习记忆障碍的早期病理表现。

突触功能的调节涉及突触前、突触间隙和突触后水平。①突触前，进入突触前膜的Ca^{2+}增加使兴奋性递质大量释放，可通过"兴奋性毒性"致使神经元死亡，导致学习记忆障碍。②突触间隙，神经递质清除异常可干扰突触信息传递。阿尔茨海默病的学习记忆障碍即与胆碱酯酶活性增高、突触间隙中的Ach过度降解、Ach水平降低有关。③突触后，信息传导异常与树突棘数量减少、结构萎缩，突触后膜受体数量减少，受体-配体亲和力降低等有关。

（2）神经环路功能异常：神经环路（neural cireuit）是脑内不同性质和功能的神经元通过不同形式在不同水平构成的复杂连接，多个神经环路在不同层次的连接则形成更为复杂的神经网络（neural network），通过兴奋性与抑制性活动的相互作用和整合，实现对高级功能的调控。

不同的神经环路似乎负责调节时空记忆、情感记忆和社会地位适应等特定功能。相应神经环路功能异常导致相应学习记忆功能障碍。

三、认知障碍防治的病理生理基础

1. 对症和神经保护性治疗

对有明显精神、神经症状，如抑郁、焦虑、睡眠障碍的患者可根据病情进行对症治疗。此外，针对认知障碍的病因和发病机制，不同的神经细胞保护剂，可广泛应用于不同疾病引起的认知障碍的治疗。

2. 恢复和维持神经递质正常水平

多种认知障碍与神经递质异常有关，例如，多巴胺能神经元损伤在PD的发病中占重要地位，各种针对提高多巴胺能神经功能的策略相继产生。此外，鉴于AD患者胆碱能神经元退化，利用胆碱酯酶抑制剂阻断神经细胞突触间隙乙酰胆碱的降解，以提高神经系统乙酰胆碱的含量是目前临床用于AD治疗的唯一有效策略。

3. 手术治疗

主要用于PD治疗，传统的手术疗法有苍白球切除术、丘脑切除术以及立体定位埋植脑刺激器等。近年建立以微电极定位、计算机开展为特点的立体定位损毁疗法，在晚期PD患者治疗中取得良好疗效。在细胞水平确定靶点，从而克服了个体在解剖和功能上的差异，使手术更加安全有效。

附录 A　教学参考书

［1］王建枝，钱睿哲. 病理生理学.［M］. 3版. 北京人民卫生出版社，2015.

［2］王庭槐. 生理学.［M］. 3版. 北京：人民卫生出版社，2015.

［3］葛均波，徐永健. 内科学.［M］. 8版. 北京：人民卫生出版社，2014.

［4］CAROL M. PORTH. Essentials of Pathophysiology. 4th edition. Alphen aan den Rijn：Wolters Kluwer Publishers. 2007.

［5］GARY D. HAMMER，STEPHEN J. McPhee. Pathophysiology of Disease：An introduce of clinical medicine. 8th edition. McGraw Hill/Medical. 2018.

［6］JOHN E. HALL. Guyton and Hall textbook of Medical Physiology. 13th edition. Philadelphia：Elsevier. 2016.

［7］AARON BERKOWITZ. Clinical pathophysiology—made ridiculously simple. 2nd edition. MedMaster. 2007.

附录B 中英文名词对照索引

中文	英文	页码
γ-氨基丁酸	γ-animobutyric acid，GABA	168
5-羟色胺	5-hydroxytryptamine，5-HT	99
ADH分泌不当综合征	syndrome of inappropriate ADH secretion，SIADH	22
CO_2麻醉	carbon dioxide narcosis	157
C-反应蛋白	C-reactive protein，CRP	60
LDL受体	LDL receptor，LDLR	120
LDL受体相关蛋白	LDL receptor related protein，LRP	120
pH反常	pH paradox	73
α_2纤溶酶抑制物	α_2-plasmin inhibitor，α_2-PI	84
α-黑色素细胞刺激素	α-melanocyte-stimulating hormone，α-MSH	67
β_2-微球蛋白	β_2-Microglobulin，β_2-M	179
β-内啡肽	β-endorphin	101
A		
阿尔茨海默病	Alzheimer's disease，AD	190
凹陷性水肿	pitting edema	20
B		
白三烯	leukotriene，LT	101
白细胞介素-1	interleukin-1，IL-1	66
白细胞介素-2	interleukin-2，IL-2	66
白细胞介素-6	interleukin-6，IL-6	66
白细胞介素-8	interleukin-8，IL-8	66
败血症	sepsis	101
败血症休克	septic shock	101
本胆烷醇酮	etiocholanolone	66
变态反应	allergy	7
标准碳酸氢盐	standard bicarbonate，SB	37
濒死期	agonal stage	11
丙酮酸脱氢酶	pyruvate dehydrogenase，PD	166
病理过程	pathological process	1
病理生理学	pathophysiology	1

续 表

中文	英文	页码
病理性死亡	pathological death	11
病理状态	pathological state	2
病因学	etiology	6
补体	complement	85
不均一性	heterogeneity	142
不完全康复	incomplete recovery	10
C		
肠源性发绀	enterogenous cyanosis	49
超极化阻滞	hyperpolarization block	26
超敏反应	hypersensitivity	7
超氧化物岐化酶	superoxide dismutase，SOD	74
超氧阴离子	superoxide anion，$O_2^- \cdot$	74
潮气量	tidal volume，VT	154
迟发双相型	delayed two-phase	107
创伤后精神障碍	post-traumatic stress disorder，PTSD	63
创伤性休克	traumatic shock	93
促红细胞生成素	erythropoetin，EPO	53，141
促甲状腺激素	thyroid-stimulating hormone，TSH	59
促甲状腺素释放激素	thyrotrophin releasing hormone，TRH	59，190
促肾上腺激素释放激素	adrenocorticotropic hormone，ACTH	190
促肾上腺皮质激素释放激素	corticotropin releasing hormone，CRH	67
促炎介质	proinflammatory mediators	101
D		
代偿性抗炎反应综合征	compensatory anti-inflammatory response syndrome，CARS	103
代谢功能障碍相关的脂肪性肝病	metabolic dysfunction-associated steatotic liver disease，MASLD	126
代谢性毒素	metabolic poisons	186
代谢性碱中毒	metabolic alkalosis	40
代谢性酸中毒	metabolic acidosis	38
丹吉尔病	Tangier disease	128
单纯型收缩期高血压	isolated systolic hypertension，ISH	130
单核巨噬细胞系统	mononuclear phagocyte system	85
单糖	monosaccharide，glycose	110
单线态氧	singlet oxygen，$^1O_2$	74

续　表

续　表

续　表

中文	英文	页码
高铁血红蛋白血症	methemoglobinemia	49
高血糖症	hyperglycemia	112
高血压脑病	hypertensive encephalopathy	134
高血压性脑出血	hypertensive brain hemorrhage	134
高胰岛素血症	hyperinsulinemia	132
高原肺水肿	high altitude pulmonary edema	52
高脂蛋白血症	hyperlipoproteinemia	124
高脂血症	hyperlipidemia	124
弓状核	arcuate nuucleus	67
功能基因组学	functional genome	3
功能性分流	functional shunt	153
功能性肾衰竭	functional renal failure	104
功能性无效腔	functional dead space，VDf	154
佝偻病	rickets	39
谷氨酸	glutamate	190
谷氨酸籍 N-甲基-D-门冬氨酸	N-methyl-D-aspatate，NMDA	190
谷胱甘肽过氧化物酶	glutathione peroxidase，GSH-PX	74
骨质软化	osteomalacia	39
固定酸	fixed acid	34
冠状动脉搭桥术/冠状动脉旁路移植术	coronary artery bypass grafting，CABG	72
国际病理生理学会	International Pathophysiological Society	4
过敏性休克	ahaphylactic shock	93
过热	hyperthermia	65
过氧化氢	hydrogen peroxide，H_2O_2	74
过氧化氢酶	catalase，CAT	74
过氧亚硝酸盐	peroxynitrite，$ONOO_2$	74
H		
核黄疸	kernicterus	164
后负荷	afterload	138
呼气性呼吸困难	expiratory dyspnea	151
呼吸爆发	respiratory burst	75
呼吸困难	dyspnea	147

续　表

中文	英文	页码
激肽原	kininogen	101
极低密度脂蛋白	very low density lipoprotein，VLDL	119
急进性高血压	accelerated hypertension	131
急性肺损伤	acute lung injury，ALI	105，154
急性呼吸窘迫综合征	acute respiratory distress syndrome，ARDS	105，154
急性期蛋白	acute phase protein，APP	60
急性期反应	acute phase response，APR	59
急性肾衰竭	acute renal failure，ARF	172
急性肾损伤	acute kidney injury，AKI	172
急性肾小管坏死	acute tubular necrosis，ATN	104，173
急性心力衰竭	acute heart failure	144
急性心因性反应	acute psychogenic reaction	63
疾病	disease	5
继发型MODS	secondary MODS	107
继发性高血压	secondary hypertension	130
继发性主动转运	secondary active transport	28
甲状旁腺素	parthormone，PTH	29
甲状腺素	thyroxine，T_4	59
碱剩余	base excess，BE	37
碱中毒	alkalosis	36
健存肾单位	intact nephron	176
健存肾单位假说	intact nephron hypothesis	176
健康	health	5
降钙素	calcitonin，CT	29
降钙素基因相关肽	calcitonin gene-related peptide，CGRP	101
交感－肾上腺髓质系统	sympatheticoadreno-medullary system	139
胶体渗透压	colloid osmotic pressure	15
胶质源性神经营养因子	glia-derived neurotrophic factor，GDNF	190
矫枉失衡假说	trade-off hypothesis	176
解剖分流	anatomic shunt	154
经皮腔内血管成形术	percutaneous transluminal angioplasty，PTA	72
晶体渗透压	crystalloid osmotic pressure	15
精氨酸加压素	arginine vasopressin，AVP	67

续 表

续 表

中文	英文	页码
磷脂	phospholipid, PL	82, 119
磷脂酰肌醇激酶3-激酶	phosphoinositol 3-kinase, PI3K	114
漏出液	transudate	21
卵泡刺激素	follicle-stimulating hormone, FSH	59
M		
慢性疲劳综合征	chronic fatigue syndrome, CFS	6
慢性肾衰竭	chronic renal failure, CRF	175
慢性心力衰竭	chronic heart failure	144
慢性阻塞性肺疾病	chronic obstructive pulmonary disease, COPD	138, 154, 155
毛细血管血压	capillary pressure	129
每搏排血量	stroke volume, SV	140, 146
弥漫性炎细胞活化	disseminated activation of inflammatory cell	107
弥散性血管内凝血	disseminated intravascular coagulation, DIC	86
弥散障碍	diffusion impairment	152
免疫缺陷病	immunodeficiency disease	7
膜联蛋白-1	annexin-1	102
膜联蛋白A1	annexin A1	67
N		
纳络酮	naloxone	101
钠依赖性高血压	sodium dependent hypertension	178
脑腹中隔区	ventral septal area, VSA	67
脑死亡	brain death	11
脑型氧中毒	cerebral oxygen introxication	56
脑血栓形成	cerebral thrbosis	134
脑源性神经营养因子	brain-derived neurotrophic factor, BDNF	190
内毒素	endotoxin	66, 79, 93, 105
内毒素休克	endotoxic shock	93
内分泌	endocrine	9
内分泌性高血压	endocrine hypertension	131
内环境稳定	homeostasis	7
内皮素	endothelin, ET	66, 100
内皮细胞蛋白C受体	endothelial protein C receptor, EPCR	83
内生致热原	endogenous pyrogen, EP	66

续　表

续 表

续　表

中文	英文	页码
受葡萄糖转运蛋白4	glucose transporter 4，GLUT4	114
受体操纵性钙通道	receptor operated calcium channel，ROCC	30
瘦素	leptin	179
舒张期高血压	diastolic hypertension	130
舒张性心力衰竭	diastolic heart failure	145
舒张压	diastolic pressure，DP	129
衰竭期	exhaustion stage	59
衰老	senescence	11
水中毒	water intoxication	22
水肿	edema	20
丝氨酸蛋白酶抑制物	serine protease inhibitors，serpins	84
无效腔样通气	dead space like ventilation	153
死亡	death	10
速发单相型	rapid single-phase	107
酸碱平衡	acid-base balance	34
酸碱平衡紊乱	acid-base disturbance	34
酸中毒	acidosis	36
	T	
糖尿病	diabetes mellitus，DM	112
糖原合酶激酶-3	glycogen synthase kinase-3，GSK-3	114
糖酯	sugar ester，SE	119
体热平衡	body heat equipoise	65
体外	in vitro	3
体外膜肺氧合	extra-corporeal membrane oygenation，ECMO	109
体液	body fluid	13
体液容量不足	body fluid volume deficit	18
通气－血流比例失调	ventilation-perfusion imbalance	153
透细胞液	transcellular fluid	14
突触可塑性	synaptic plasticity	191
脱水	dehydration	18
	W	
外源性凝血	extrinsic coagulation	82
外致热原	exogenous pyrogen	65

续　表

续　表

中文	英文	页码
硝酰基阴离子	nitroxyl anion，NO_2^-	74
小而密的LDL	small dense low-density lipoprotein，sdLDL	120
心房钠尿肽	atrial natriuretic peptide，ANP	100
心功能障碍	cardiac dysfunction	137
心肌顿抑	myocardial stunning	78
心肌改建	myocardial remodeling	141
心肌细胞肥大	myocyte hypertrophy	141
心肌抑制因子	myocardial depressant factor，MDF	103
心理应激	psychological stress	57
心力衰竭	heart failure	137
心排出量	cardiac output，CO	93，137，146
心身疾病	psychosomatic diseases	63
心身医学	psychosomatic medicine	63
心室的僵硬度	ventricular stiffness	143
心室肥厚	ventricular hypertrophy	140
心室舒张末期容积	ventricular end diastolic volume，VEDV	146
心室顺应性	ventricular compliance	143
心室重塑	ventricular remodeling	140，141
心外阻塞性休克	extracardic obstructive shock	94
心性水肿	cardiac edema	148
心性哮喘	cardiac asthma	147
心源性休克	cardiogenic shock	94，95
心脏紧张源性扩张	tonogenic dilation	140
心指数	cardiac index，CI	146
休克代偿期	compensatory stage of shock	96
休克进展期	progressive stage of shock	97
休克难治期	refractory stage of shock	98
休克细胞	shock cell	103
选择素	selectin	78
血管活性胺	vasoactive amines	99
血管活性肠肽	vasoactive intestinal peptide，VIP	100，190
血管加压素	vasopressin，VP	190
血管紧张素Ⅱ	angiotensin Ⅱ，Ang Ⅱ	100

续 表

续　表

中文	英文	页码
炎症瀑布反应	inflammatory cascade	107
盐水抵抗性碱中毒	saline-resistant alkalosis	41
盐水反应性碱中毒	saline-responsive alkalosis	41
眼型氧中毒	ocular oxygen introxication	56
氧爆发	oxygen burst	75
氧反常	oxygen paradox	73
氧合指数	oxygenation index，OI	150
氧债	oxygen debt	69
氧中毒	oxygen intoxication	56
氧自由基	oxygen free radical，OFR	74
夜间阵发性呼吸困难	paroxysmal nocturnal dyspnea	147
一氧化氮	nitric oxide，NO	67，102
一氧化碳中毒	carbon monoxide poisoning	49
胰岛素受体底物	insulin receptor substrate，IRS	114
胰岛素自身抗体	autoantibody to insulin，IAA	113
胰岛细胞抗体	islet cell antibody，ICA	113
胰高血糖素	glucagon	101
遗传易感性	genetic predisposition	6
乙酰胆碱	acetyl choline，Ach	190
意识	consciousness	184
意识障碍	conscious disturbance	184
癔症	hysteria	186
阴离子间隙	anion gap，AG	37
隐性水肿	recessive edema	20
应激	stress	57
应激蛋白	stress protein	60
应激反应	stress response	57
应激相关疾病	stress related diseases	63
应激性疾病	stress disease	57，62
应激性溃疡	stress ulcer	62，105
应激源	stressor	57
游离胆固醇	free cholesterol，FC	119
游离脂肪酸	free fatty acid，FFA	119

续　表

中文	英文	页码
有效循环血量	effective circulating volume	146
右心房压	right atrial pressure	146
右心室舒张末期压	right ventricular end diastolic pressure，RVEDP	146
右心衰竭	right heart failure	144
诱因或诱发因素	precipitating factor	7
淤血性缺氧	congestive hypoxia	50
鱼眼病	fish-eye disease，FED	128
原发型MODS	primary MODS	107
原发性高血压	essential hypertension	130
原发性醛固酮增多症	primary hyperaldosteronism	131
Z		
在体	in vivo	2
载脂蛋白	apoprotein，Apo	120
载脂蛋白E	ApoE	2
早产儿视网膜病变	retinopathy of prematurity，ROP	56
谵妄	delirium	184
真性分流	true shunt	154
整合素	integrin	78
脂多糖	lipopolysaccharide，LPS	66，93
脂皮质蛋白-1	lipocortin-1	67
脂性自由基	lipid free radical	74
脂氧素	lipoxin	102
脂质	lipid	119
植物人	vegetative patient	12
止血	hemostasis	81
致热源	pyrogen	65
中度心力衰竭	right heart failure	144
中国病理生理学会	Chinese Association of Pathophysiology，CAP	4
中间密度脂蛋白	intermediate density lipoprotein，IDL	119
中枢性呼吸衰竭	central respiratory failure	52
中心静脉压	central venous pressure，CVP	146
中杏仁核	medical amygdaloid neuleus，MAN	67
肿瘤坏死因子	tumor necrosis factor，TNF	66

续 表

中文	英文	页码
肿瘤坏死因子-α	tumor necrosis factor-α，TNFα	101
重度心力衰竭	whole heart failure	144
转归	prognosis	10
转基因动物	transgenic animal	2
自发性动物模型	spontaneous animal models	2
自发性高血压大鼠	spontaneous hypertension rat，SHR	2
自分泌	autocrine	9
自身免疫性疾病	autoimmune disease	7
自稳调节	homeostasis	5
自由基	free radical	74
综合征	syndrome	2
总胆固醇	total cholesterol，TC	122
阻塞性睡眠呼吸暂停低通气综合征	obstructive sleep apnea-hypopnea syndrome，OSAHS	48
阻塞性通气不足	obstructive hypoventilation	151
组胺	histamine	93，99
组织间液	interstitial fluid，ISF	14
组织培养	tissue culture	3
组织相容性抗原	histocompatibility antigen，HLA	113
组织型纤溶酶原激活物	tissue-type plasminogen activator，t-PA	84
组织性缺氧	histogenous hypoxia	50
组织因子	tissue factors，TF	81，101
组织因子途径抑制物	tissue factor pathway inhibitor，TFPI	84
组织中毒性缺氧	histotoxic hypoxia	50
左心房压	left atrial pressure	146
左心室舒张末期压	left ventricular end diastolic pressure，LVEDP	146
左心衰竭	left heart failure	144